MA CURE D'EAU

POUR

LA GUÉRISON DES MALADIES

ET

LA CONSERVATION DE LA SANTÉ

PAR

Séb. KNEIPP

CURÉ DE WŒRISHOFEN,

CAMÉRIER DU SAINT-PÈRE ET COMMANDEUR DE L'ORDRE DU SAINT-SÉPULCRE.

ÉDITION POPULAIRE.

Seule traduction française autorisée par l'auteur.

PARIS,
VICTOR RETAUX
LIBRAIRE-ÉDITEUR
82, rue Bonaparte, 82.

BRUXELLES,
SOCIÉTÉ BELGE DE LIBRAIRIE
Oscar Schepens, Directeur
16, rue Treurenberg, 16.

STRASBOURG,
IMPRIMERIE DE L'ALSACIEN
5, rue St-Léon, 5.
—
1897.

Allez vous laver sept fois dans le Jourdain, et votre chair sera guérie et deviendra pure.

(4. Reg. V, 10.)

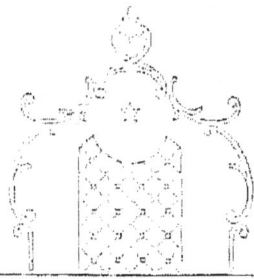

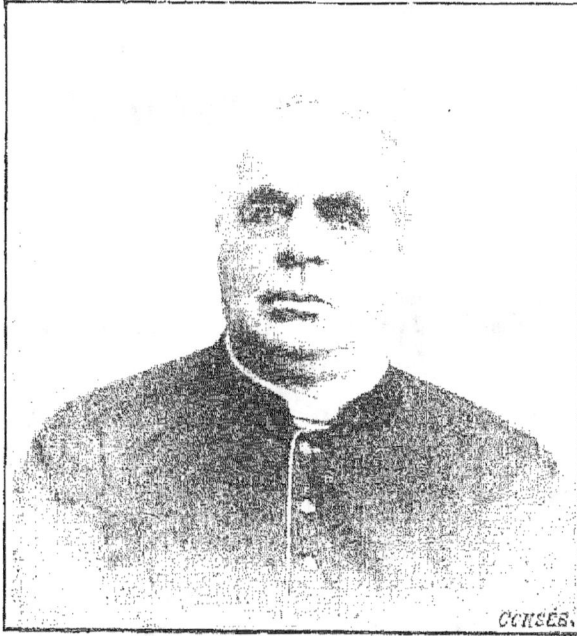

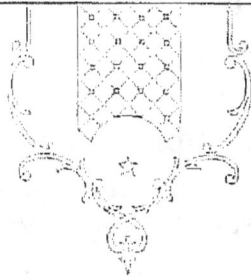

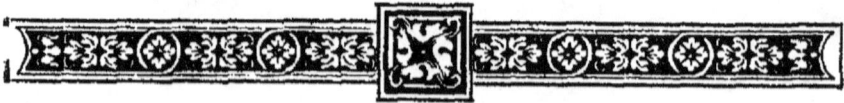

PRÉAMBULE DU TRADUCTEUR.

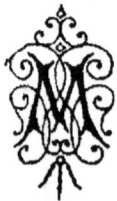

Mᵍʀ Kɴᴇɪᴘᴘ, né le 17 mai 1821, à Stephansried, petit hameau faisant partie de la paroisse d'Ottobeuren, en Bavière, s'est pieusement endormi dans le Seigneur, le 17 juin 1897, comme curé de Wœrishofen, diocèse d'Augsbourg.

Il est mort victime de son dévouement et de sa charité. Ne sachant se ménager, il voulait tout faire et servir tout le monde. Ce travail était au-dessus de ses forces, et depuis longtemps son entourage voyait avec anxiété la catastrophe approcher à grands pas.

Depuis une dizaine d'années le nom de Kɴᴇɪᴘᴘ retentit dans tous les pays, et tout le monde le prononce avec vénération : il a été un grand bienfaiteur de l'humanité et un grand réformateur social. Ses mérites seront appréciés par l'histoire.

Sans doute, Kɴᴇɪᴘᴘ n'a pas inventé l'hydrothérapie, mais il est l'auteur d'une méthode particulière, mise à la portée de tout le monde et de toutes les bourses. De plus, il était un vulgarisateur sans pareil : par ses livres, par ses conférences, par ses consultations il a répandu l'usage de l'hydrothérapie dans toutes les classes de la société.

Il va sans dire que le traitement par l'eau froide ne préserve pas de la mort; car il y a un proverbe qui dit: „*Il y a remède à tout, fors à la mort.*" Néanmoins il est constaté qu'un très grand nombre de malades, abandonnés par tous les médecins, ont été sauvés par le curé KNEIPP. Les résultats de ses applications d'eau ont été souvent surprenants, merveilleux. Une célébrité médicale disait de lui: „Je souhaite que tous les hommes civilisés fassent usage de cette nouvelle médication; car je considère M. l'abbé KNEIPP comme un génie et un médecin né.

Sa conviction était que, si le monde observait les principes qu'il ne cessait d'enseigner sur la manière de vivre, de se nourrir et de s'habiller, les haines sociales disparaîtraient et que les classes se rapprocheraient de beaucoup.

Même ceux qui ne partagent pas l'admiration générale pour le talent du curé de Wœrishofen, ceux-là même s'inclinent devant cet homme qui aurait pu faire une fortune colossale, mais qui a vécu et fait le bien simplement, avec un désintéressement admirable. Jamais, au moment même où des princes du sang, des rois de la finance, l'aristocratie des deux mondes se pressaient dans son humble cabinet, il ne s'est départi un instant de sa bonhomie affable et courtoise, de sa modestie et de son détachement, qui du premier coup lui gagnaient tous les cœurs et inspiraient à tous une confiance illimitée. Il n'a point cherché la gloire, la **gloire** est venue à lui.

Le premier et le principal ouvrage médical de KNEIPP est *Ma cure d'eau pour la guérison des maladies et la conservation de la santé*, traité d'hydrothérapie populaire, qui a paru (en allemand) vers la fin de l'année 1886. Rarement une publication a obtenu un succès aussi prompt et aussi universel. Ce succès, du reste, s'explique aisément par le mérite et l'opportunité de l'œuvre, qui, dans un style simple et compris de tout le monde, expose une méthode facile et admirable de guérir les maladies et de conserver la santé. Tout ce que l'auteur y a consigné par écrit, il l'avait essayé, expérimenté, pratiqué cent et mille fois depuis une quarantaine d'années.

Ce livre a des qualités si éminentes qu'il ne devrait faire défaut dans aucune bibliothèque, dans aucune famille: c'est un ami et un guide pour l'homme du peuple comme pour les médecins eux-mêmes. Le prix réduit de cette édition populaire le rend accessible à toutes les bourses.

KNEIPP était non seulement un médecin de l'âme, il guérissait aussi les maladies du corps. Cela fait que Wœrishofen, gros village bavarois, où il exerçait les fonctions de curé, est devenu une célèbre station balnéaire, fréquentée par toutes les classes de la société, par les riches et par les pauvres.

Naturellement les médecins ne sont pas restés étrangers à ce mouvement, à cette nouvelle évolution de la science médicale. Beaucoup d'entre eux se sont rendus à Wœrishofen, pour examiner par eux-mêmes le système KNEIPP et pour s'initier aux applications d'eau, telles que le maître les pratiquait. Et quel était le résultat de leurs études ?

Ils s'en allaient fonder des établissements hydrothérapiques et mettre en pratique ce qu'ils avaient
appris à Wœrishofen.

Le désir de KNEIPP était que Wœrishofen, ber-
ceau de sa méthode thérapeutique, restât le centre
du mouvement kneippien. Pour ce motif il a pris,
il y a cinq ans, le R. P. REILÉ pour son secrétaire
particulier. Ce disciple, qui connaît parfaitement la
nouvelle méthode, est maintenant son digne suc-
cesseur: de même qu'il possédait la confiance du
maître, il possède aussi celle des malades et de
tout Wœrishofen.

KNEIPP est mort trop tôt pour sa méthode; mais
son œuvre lui survivra. Ses disciples, à Wœrishofen
et ailleurs, continueront à répandre autour d'eux
le culte de l'hygiène et de l'hydrothérapie.

J. BECHTOLD.

AVANT-PROPOS DE L'AUTEUR.

~~~~~~

COMME prêtre je m'intéresse avant tout au salut des âmes: pour elles je vis et pour elles je veux mourir. Néanmoins, durant les quarante dernières années, les corps aussi, les corps sujets à la corruption, m'ont imposé du travail, des sacrifices, des soucis. Cette occupation, je ne l'ai jamais recherchée; au contraire, l'arrivée des malades m'a toujours été et m'est toujours (naturellement parlant) à charge. Tenté de me soustraire indistinctement à toutes les consultations, je ne cédais qu'en pensant à Celui qui est descendu du ciel pour guérir les maladies de chacun de nous, et aux promesses faites en faveur des cœurs généreux et du moindre verre d'eau (Matth. V, 7; Marc IX, 40). Cette tentation m'obsédait d'autant plus que mes honoraires ne consistaient ni dans le gain matériel, ni dans la gloire, ni dans la reconnaissance; au contraire, ce qui constituait ma récompense, c'était une perte de temps incalculable, parfois la calomnie et la persécution, souvent l'ingratitude, l'insulte et le mépris. Cela fut pour moi une preuve que je faisais bien; aussi me résignai-je volontiers à mon sort. Mais après ces mésaventures, on comprendra mon peu d'inclination à écrire, d'autant plus que l'âge me fait déjà sentir son poids et que mon corps et mon esprit inclinent vers le repos.

Les instances continuelles de mes amis, qui me représentaient que c'était mal agir que de laisser un jour enterrer avec mon corps les fruits de mon expérience; les sollicitations innombrables des personnes guéries; surtout les supplications de malades pauvres et abandonnés — voilà ce qui m'a décidé, malgré moi, à saisir la plume d'une main déjà défaillante.

J'ai consacré de tout temps mon attention et mes soins aux classes indigentes, aux malades délaissés et oubliés de la campagne. C'est à eux de préférence que je dédie mon livre. Pour ce motif j'ai proportionné mon style à leur intelligence, en m'exprimant d'une façon simple et claire, en évitant toute phraséologie savante et en parlant le langage de la conversation, au lieu de présenter un squelette sans suc et sans vie. En raison de ma bonne intention et du but charitable que je poursuis, l'on me pardonnera sans doute certaines redites et l'un ou l'autre récit quelque peu diffus.

Je n'avais nullement la pensée d'entrer en campagne contre quelque doctrine courante de la science ou d'attaquer, en quoi que ce soit, l'érudition et la réputation d'une personnalité quelconque.

Je sais fort bien qu'il ne sied qu'à un homme de l'art de faire un livre de ce genre; je suis néanmoins convaincu que les hommes de la science verront avec intérêt un profane publier le résultat de sa longue expérience. C'est d'ailleurs avec reconnaissance que je serai toujours prêt à entendre raison, à accepter tout conseil loyal, à tenir compte des observations amicales; mais, dussé-je passer pour un savetier et un charlatan, je ne ferai nul cas de la critique aisée et du blâme superficiel. inspirés par l'esprit de parti.

Mon vœu le plus cher a toujours été de trouver un médecin qui voulût, à ma place, se charger de ce travail qui m'est un fardeau, et je désire très sincèrement qu'enfin les hommes de l'art veuillent, sur une plus vaste échelle, étudier sérieusement et mettre en pratique la méthode hydrothérapique. Que mon travail d'amateur ne soit pour eux qu'un humble auxiliaire, je le veux bien. Je puis, au reste, leur certifier que, malgré mes manières rudes et répugnantes, le bâtiment le plus vaste n'eût pas suffi à loger tous les malades et tous les souffrants qui m'arrivaient: ils se comptent par milliers et par dizaines de milliers. Je serais riche, très riche, si j'avais voulu accepter une partie seulement des honoraires qui m'étaient offerts pour ma peine. Bien des patients venaient me dire: „Je vous donnerai 100 francs, 200 francs, si vous me rendez la santé.“ Le malade cherche du secours là où il en trouve, et il paie volontiers celui qui le guérit; que cette guérison s'effectue par le moyen des drogues ou par le moyen de l'eau, peu lui importe.

Des célébrités médicales ont courageusement commencé à appliquer l'hydrothérapie, et ils ont eu de grands succès. Mais leurs connaissances et leurs conseils sont, le plus souvent, descendus avec eux dans la tombe. Puisse enfin à l'aurore succéder un jour serein et durable!

J'assume la responsabilité de chaque nom que je

cite ou que je laisse deviner dans mon livre, et je n'hésiterai pas, si on le désire, à le livrer à la publicité. Certaines expressions peut-être trop dures, on voudra bien les mettre sur le compte de mon tempérament un peu rude et âpre. J'ai vieilli avec ce tempérament, et il m'est difficile, à mon âge, de le renier et de m'en séparer.

Que la bénédiction de Dieu repose sur ce livre et l'accompagne dans sa pérégrination!

Si un jour les amis de l'hydrothérapie apprennent que j'ai fait voyage pour l'éternité, ils voudront bien être assez complaisants pour me faire arriver, moyennant un bon *Pater*, un jet d'eau réfrigérant dans le purgatoire, où le médecin par excellence guérit et épure par le feu la pauvre âme pour la vie éternelle.*

Wœrishofen, le 1er octobre 1886.

SÉB. KNEIPP.

---

* Mgr KNEIPP est pieusement décédé à Wœrishofen, après une longue maladie, le 17 juin 1897.

INTRODUCTION.

Vous ne trouverez jamais une ressemblance absolument parfaite entre deux feuilles du même arbre, bien moins encore entre la vie de deux hommes. Aussi bien, si chacun pouvait écrire son histoire, il y aurait autant de portraits différents que d'êtres humains. Les voies de notre vie sont complexes; elles vont se coupant et se croisant en tous sens, comme les couloirs d'un labyrinthe. C'est là souvent l'apparence, jamais la réalité: le flambeau de la foi, éclairant cet obscur pêle-mêle d'un rayon lumineux, nous fait voir que ces chemins si enchevêtrés ont tous une sage destination, et qu'ils courent tous vers un but prévu et arrêté dès le principe par la sagesse du Créateur. Les voies de la Providence sont admirables.

Quand, vers la fin de ma longue carrière, je jette un regard en arrière, j'aperçois les sentiers si compliqués de ma vie: comme ils serpentent parfois sur le bord de l'abîme et débouchent finalement, contre toute attente, sur la hauteur ensoleillée de la vocation sainte! J'ai tout lieu de bénir l'action sage et miséricordieuse de la Providence, d'autant plus que ces mêmes voies qui, de l'avis des hommes, devaient fatalement me conduire à la mort, m'ont fait découvrir, pour moi et pour beaucoup d'autres, une nouvelle source de vie.

J'avais vingt et un ans passés*, lorsque, muni de

---

* SÉBASTIEN KNEIPP est né le 17 mai 1821 à Stéfansried, petit hameau faisant partie de la paroisse d'Ottobeuren, en Souabe (Bavière).

mon livret d'ouvrier, je quittai la maison paternelle. Ce livret me désignait comme tisserand; mais, depuis mon enfance, une autre vocation se révélait au fond de mon cœur. C'est avec une douleur indicible dans l'âme et avec le désir de réaliser mon cher idéal que j'avais attendu bien longtemps le jour de ce départ: je voulais devenir prêtre. Je partis donc, non, comme on le désirait, pour faire jouer la navette; mais, errant d'un endroit à l'autre, je cherchais quelqu'un qui voulût bien m'aider à faire mes études. Le prélat Mathias Merklé (mort en 1881), alors vicaire à Grœnenbach, s'occupa de moi, me donna des leçons pendant deux ans et me prépara avec tant de zèle, qu'après ces deux années je fus reçu au collège. Le travail me parut difficile et sans espoir de succès. Après cinq ans de dures privations et de grands efforts j'étais brisé de corps et d'âme. Un jour mon père vint me chercher en ville, et les oreilles me tintent encore des paroles que l'hôtelier, chez qui nous étions descendus, lui adressa: „Mon cher tisserand, dit-il, pour le coup c'est la dernière fois que vous cherchez votre collégien!" Un médecin militaire, très estimé alors, passait pour un grand philanthrope et un généreux ami des malades pauvres. Dans l'avant-dernière année de collège, il me fit quatre-vingt-dix visites et plus de cent pendant la dernière année; mais devant cette langueur toujours croissante tous les efforts de sa science et de son infatigable charité demeurèrent stériles. Moi-même je n'avais plus d'espoir; résigné et calme, j'attendais la fin.

Pour me distraire, je feuilletais volontiers les livres. Le hasard (j'emploie ce mot très usité, mais très vague et vide de sens, car il n'y a pas de hasard), le hasard donc me fit trouver une brochure sans apparence. Je l'ouvre: c'est un traité d'hydrothérapie. Je parcours le livre dans tous les sens; j'y vois des choses incroyables. Un trait de lumière me traverse l'esprit: Si tu y trouvais ton cas? Je feuillette encore, et je trouve: oui, c'est cela, c'est mon cas, c'est frappé au plus juste! Quelle joie et quelle consolation! De nouvelles espérances ravivèrent mon corps et mon âme. Le petit livre fut d'abord le brin de paille auquel je me cramponnai, pour devenir bientôt la canne qui soutient le malade; aujourd'hui c'est la planche de salut qu'une Providence pleine de miséricorde m'a envoyée à point, au moment de l'extrême détresse.

Cette brochure, qui traite de la vertu curative de l'eau fraîche, est sortie de la plume d'un médecin*; le traitement lui-même est rude et sévère dans la plupart de ses applications. Je l'essayai pendant trois mois, puis six mois. Je n'en ressentis aucune sérieuse amélioration, mais non plus le moindre inconvénient. C'était encourageant. Vint l'hiver de 1849; je me trouvais de nouveau à Dillingen. Deux ou trois fois par semaine je gagnais un endroit solitaire et me baignais quelques instants dans les eaux du Danube; pressé pour y aller, je me pressais encore davantage au retour pour rentrer au plus tôt dans une chambre chauffée. Ce traitement au froid, s'il ne me fit aucun tort, ne me fit guère de bien, je le croyais du moins. En 1850 j'entrai au Georgianum de Munich et j'y fis la connaissance d'un étudiant pauvre, plus malade encore que moi; le médecin de l'établissement lui refusait le certificat de bonne santé, sans lequel on n'est pas ordonné prêtre; car, comme disait le médecin, ses jours étaient comptés. Dès lors, j'avais un cher collègue; je l'initiai au secret de mon petit livre, et ce fut à qui de nous deux le mettrait le plus souvent en pratique. Bientôt mon ami obtint du médecin le certificat tant désiré; il vit encore à l'heure qu'il est. Moi-même je me sentais de jour en jour plus fort, je devins prêtre et voilà quarante ans passés que je me trouve dans cette sainte carrière. Mes amis, un peu flatteurs sans doute, me disent qu'à présent encore ils admirent la grande force de ma voix et la vigueur de mon corps. L'eau m'a toujours été une amie éprouvée; on ne saurait donc

---

* J. S. HAHN, premier hydropathe allemand (1696—1773).

m'en vouloir si moi, à mon tour, je lui garde une amitié fidèle.

Qui a passé par le malheur, sait apprécier le malheur d'autrui.

Les malades ne sont pas tous également malheureux : ceux qui ont les ressources nécessaires pour se procurer la santé, se résignent aisément à souffrir quelques jours. Dans les premières années j'ai renvoyé moi-même et fait renvoyer des centaines et des milliers de pareils malades. Bien autrement à plaindre est le malade pauvre et abandonné, condamné par les médecins et ne donnant plus aucune prise aux remèdes et aux médicaments. Un grand nombre de ces malades sont mes amis; car je n'ai jamais osé renvoyer ces pauvres délaissés. Je serais cruel, sans conscience, un ingrat, si je leur fermais la porte, en les privant des moyens qui m'ont guéri et sauvé moi-même.

Le grand nombre des patients et l'extrême variété de leurs maux me stimulèrent à enrichir mon expérience et à perfectionner ma méthode de guérir par l'eau.

Mon premier professeur fut la brochure déjà citée, et je lui sais grand gré de ses précieux conseils. Mais ses procédés ne tardèrent pas à me paraître trop violents pour la nature humaine. C'est une cure de cheval, disait-on avec humeur; aujourd'hui encore bien des gens, se moquant de ce qu'ils ignorent entièrement ou à peu près, se donnent le relief de crier à la duperie et au charlatanisme, dès qu'on leur parle de l'eau. Je veux bien l'avouer, dans son imperfection primitive la méthode de l'eau avait des pratiques plus appropriées aux muscles et aux os puissants d'un cheval qu'aux nerfs délicats et à la chaire tendre qui habillent le squelette humain.

Voici un trait de la vie du P. de Ravignan, prédicateur célèbre, qui prêchait avec un zèle apostolique à Paris, à Londres et en beaucoup d'autres grandes villes. Son mal, une affection de gorge, empirait tous les jours à force de travail et devint bientôt un mal chronique; le larynx n'était plus qu'une plaie, la voix éteinte, l'organe épuisé. Deux années entières (1846—1848) se passèrent dans l'inaction et la souffrance. Le séjour dans diverses stations balnéaires, un changement d'air dans le Midi, tout fut inutile. Au mois de juin 1848 le Père vint se faire traiter par le docteur K. R... à sa maison de campagne située dans la vallée de B... Un matin, après la messe, au moment où les hôtes de la maison étaient réunis, le docteur vint leur annoncer d'un air inquiet que le P. de Ravignan était plus souffrant et ne viendrait pas au déjeuner. Sur cela il disparut,... se rendit auprès du malade: „Levez-vous et suivez-moi," lui dit-il. — „Mais, où allez-vous me conduire?" — „Je vais vous jeter à l'eau!" — „A l'eau! avec cette fièvre, avec cette toux! reprit le Père. Eh bien, soit! je suis entre vos mains et je vous dois obéissance." — Il s'agissait d'une douche à forte percussion, moyen violent mais efficace, dit le biographe. Le succès fut évident: dès le dîner, le médecin vint ramener en triomphe son patient, qui, muet au matin, racontait au soir l'histoire de sa guérison...

Moi aussi j'appelle cela une espèce de cure de cheval, et, malgré le succès, je n'en voudrais ni pour moi, ni pour d'autres.

Je dois dire que je suis bien loin d'approuver tous les procédés usités dans nos établissements hydrothérapiques; même souvent je suis obligé de les désapprouver absolument. On va trop loin, on est trop exclusif. On met tout au même taux et, à mon avis, on ne tient pas assez compte de la diversité des malades, du degré de leur faiblesse, de l'intensité du mal, de l'étendue de ses ravages etc... Ce qui fait le maître, c'est précisément la variété des procédés, l'art d'approprier le *même* traitement à chaque individu en particulier. Je voyais arriver de divers établissements de santé des malades qui se répandaient en plaintes amères: „Je n'y tiens plus, on m'a littéralement abîmé!" Cela ne devrait pas être. Un jour une personne bien

portante vint me dire qu'elle avait gâté sa santé en se
lavant le matin. „Comment avez-vous fait ?“ lui demandai-je. — „Je tenais pendant un quart d'heure la
tête sous le jet glacial d'une fontaine.“ Est-ce bien
étonnant si on peut se gâter complètement de cette
façon ? Nous rions d'une pareille folie ; mais combien
de gens, chez qui l'on devrait supposer qu'ils font
un emploi plus raisonnable de l'eau, ont agi tout aussi
follement et même plus follement encore, inspirant
ainsi à leurs patients une invincible horreur de l'eau.
Je pourrais citer des exemples frappants à l'appui.

Mettez-vous en garde contre toute application
d'eau trop forte et trop fréquente ; l'élément d'ailleurs si salutaire deviendrait nuisible, la confiance
du patient ferait place à la crainte et à la frayeur.

Durant trente ans j'ai cherché et tout expérimenté sur moi-même. Trois fois, je l'avoue franchement, je me vis obligé de changer de méthode, de
détendre l'arc, d'être beaucoup moins sévère, de
me modérer et de me modérer encore. Aujourd'hui,
et depuis dix-sept ans, j'ai un principe bien arrêté,
appuyé sur de nombreuses guérisons : *On opère le
plus efficacement et le plus sûrement avec l'eau,
quand on en fait l'emploi le plus simple, le plus
facile et le plus inoffensif.*

Les formes sous lesquelles j'utilise l'eau comme
moyen de guérison sont exposées dans la première
partie de ce livre, partie qui traite des divers usages
de l'eau, et dans la troisième partie, qui traite des
maladies en détail.

Dans la seconde partie (dont on voudra bien lire
l'introduction) j'ai composé, surtout pour les gens
de la campagne, une petite pharmacie, dont les éléments, comme les applications d'eau, doivent exercer
dans l'organisme la triple fonction de résolvant, de
dépuratif et de réconfortant.

Chaque fois qu'un étranger vient me consulter,
je commence par le questionner, pour ne pas agir
trop vite et à mon préjudice.

Ce livre enfin doit une réponse succincte aux
questions suivantes :

1º Qu'est-ce que la maladie et quelle est la source commune de toutes les maladies ?

L'organisme humain est une des œuvres les plus belles de la main du Créateur. Un petit membre s'ajuste à un grand membre, chaque partie est exactement calculée et rentre dans le tout harmonieux, formant une admirable unité. L'enchaînement et le travail des organes internes est plus merveilleux encore. Le médecin ou le naturaliste le plus incrédule, *même n'eût-il pas encore découvert une âme sous la lancette ou le scalpel*, ne saurait se défendre de la plus profonde et de la plus légitime admiration devant l'inimitable structure du corps humain. Tout l'intérieur et tout l'extérieur de l'homme redisent ce cantique: „Que tout mon être et tout ce qui est en moi chante les louanges du Seigneur!" — Cette harmonie, cet ordre parfait qu'on appelle *la santé,* est sujet à toutes sortes de troubles et de dérangements, qu'on appelle *maladies.* Maladies internes, maladies externes, voilà le pain quotidien que la plupart des hommes sont obligés de goûter de gré ou de force.

Toutes ces maladies, quel que soit leur nom, ont leur principe, leur origine, leur racine, leur germe dans le sang, c'est-à-dire dans la circulation troublée du sang ou dans l'altération du sang par suite de la présence d'éléments étrangers et nuisibles. Semblables à des canaux d'irrigation bien établis, les artères portent leur sève rouge et vivifiante à travers tout le corps, nourrissant et fécondant chaque partie et chaque organe en proportion de ses besoins. L'ordre réside dans le juste milieu: la marche irrégulière du sang (trop lente ou trop rapide) et la présence d'éléments étrangers dans le sang, voilà ce qui trouble la paix, engendre la discorde, substitue la maladie à la santé.

2° De quelle manière s'effectue la guérison ?

Le bon chasseur reconnaît la bête à ses traces
dans la neige ; il suit la piste, s'il veut chasser le
cerf, le chamois ou le renard. Un médecin habile
trouve bien vite le siège, l'origine et l'étendue du
mal. Les symptômes lui indiquent la nature de la
maladie, et celle-ci détermine les remèdes. C'est
bien simple, dira-t-on. Oui et non. Voici quelqu'un
qui a les oreilles gelées, je sais de suite que c'est
le fait du froid ; en voilà un autre assis près d'une
meule en mouvement ; si tout à coup quelques
doigts écrasés lui arrachent des cris de douleur,
je n'irai pas lui demander où il a mal. La chose
n'est plus aussi simple lorsqu'il est question d'un
vulgaire mal de tête, surtout de maux d'estomac,
de nerfs, de cœur etc., dont les causes peuvent être
multiples et provenir des maladies d'organes voisins.
Un brin de paille arrêterait le pendule de la plus
grande horloge. De même la moindre bagatelle peut
jeter l'âme dans la plus poignante inquiétude. Trouver
la bagatelle de suite, l'art est à ce prix. Cette recherche est quelquefois très compliquée et donne
lieu à toutes sortes d'erreurs. On en trouvera des
exemples dans la troisième partie de ce livre.

Un coup de pied ou un coup de hache appliqué
à un petit chêne fait trembler le tronc, les branches
et toutes les feuilles. Quelle erreur, si je me disais :
La feuille tremble, donc elle a dû être touchée par
quelque chose ! Non, c'est le tronc qui a tremblé
et qui fait trembler ainsi chaque branche et chaque
feuille. Les nerfs sont comme les branches du corps
humain. Un tel souffre des nerfs, ses nerfs sont
attaqués. Qu'est-ce que cela signifie ? L'organisme
tout entier a reçu un coup, a été lésé ; c'est pourquoi les nerfs se mettent à trembler.

Coupez délicatement dans une toile d'araignée un
fil allant du centre à la circonférence ; aussitôt
toute la toile se ratatine, et, à la place de ces
merveilleux rectangles et triangles tracés comme

au compas, vous n'aurez plus que des figures informes. Quelle folie, si je raisonnais ainsi : Voilà une toile bien entortillée, l'araignée a dû s'oublier et commettre des fautes considérables au tissage de ce filet ! Tendez de nouveau le petit fil, et tout sera dans un ordre admirable, comme auparavant. L'art consiste à chercher et à retrouver cet unique petit fil. Mais s'empêtrer dans le tissu, c'est le détruire entièrement. La morale de cet exemple est abandonnée à chacun ; moi je conclus en répondant directement à notre question : *Quelle simplicité, quelle facilité, et même quelle sécurité contre toute erreur dans l'œuvre de la guérison pour qui sait chercher la source de toute maladie dans quelque perturbation du sang ! L'œuvre de la guérison ne peut avoir que ce double but : ou bien rendre à la circulation du sang son mouvement normal et régulier, ou bien dégager le sang de tous les mauvais éléments qui l'altèrent et le corrompent.* En dehors de cela il n'y a rien à faire, sauf le soin de rendre à l'organisme sa vigueur.

3° Comment l'eau produit-elle la guérison ?

L'eau enlève rapidement la tache d'encre à la main, et elle lave la blessure sanglante. Quand en été, après une journée d'un fatigant travail, vous vous lavez avec de l'eau fraîche la figure couverte de sueur et de poussière, vous vous sentez revivre ; cette lotion vous rafraîchit, vous réconforte, vous soulage. Une mère voit la tête de son enfant couverte de crasse et de croûtes durcies ; elle prendra de l'eau chaude ou même de la lessive pour faire disparaître ces superfluités.

Résoudre, éliminer, réconforter, voilà trois propriétés de l'eau qui nous suffisent. Nous posons donc ce principe :

L'eau, en particulier notre méthode de l'appliquer, *guérit toutes les maladies qui en somme sont guérissables ;* car toutes nos applications d'eau

tendent à extirper les racines de la maladie, parce
qu'elles sont aptes :

1° à résoudre les principes morbifiques du sang;

2° à éliminer ce qui a été résous;

*3° à rendre au sang ainsi purifié une circu-
lation régulière;*

*4° à fortifier enfin et à raviver l'organisme
affaibli.*

4° D'où vient la délicatesse de la génération actuelle et l'étonnante prédisposition à toutes les maladies possibles, dont quelques-unes n'étaient jadis pas même connues de nom ?

Bien des gens me dispenseraient de soulever
cette question. Cependant j'y attache une grande
importance, et je n'hésite pas à dire que ces fâcheux inconvénients proviennent *du défaut d'endurcissement corporel.* La mollesse de nos con-
temporains va très loin. La délicatesse, la débilité,
l'appauvrissement du sang, les affections de nerfs,
les maladies de cœur et d'estomac forment presque
la règle, tandis que la vigueur et la santé sont devenues l'exception. On est très sensible à toute
variation de la température; on ne passe pas d'une
saison à l'autre sans rhume de cerveau, sans catarrhe; même le froid de la rue et la chaleur de
la chambre ne se succèdent pas impunément etc...
C'était bien autre chose il y a cinquante ou soixante
ans; où allons-nous, si, d'après les plaintes de tous
les hommes réfléchis, la longévité et les forces
physiques baissent avec une rapidité effrayante, si
la langueur commence déjà à l'âge où la force
vitale est encore à se développer? Il est grandement
temps d'aviser.

Afin de remédier tant soit peu à un pareil état
de choses, j'ajouterai aux applications hydrothérapiques *quelques moyens propres à endurcir la
peau, tout le corps en général et certaines parties
du corps en particulier, sans offrir le moindre*

danger. Ces moyens ont été adoptés par un grand nombre de personnes de toutes conditions; on en riait d'abord, mais on a fini par se rendre à l'évidence du succès. *Vivant sequentes !*

Il y aurait des chapitres tout aussi importants à écrire sur la nourriture, le vêtement et l'aération. Nous en parlerons une autre fois.* Je le sais bien, mes opinions personnelles seront vivement attaquées. Je les maintiens quand même, car elles sont le fruit d'une très longue expérience. Ce ne sont pas des champignons qui ont poussé dans le cerveau pendant la nuit; ce sont, au contraire, des fruits de choix, durs et acerbes au goût du préjugé, mais savoureux au goût du bon sens.

Mon grand principe sur *l'alimentation*, je ne veux que l'indiquer ici; une nourriture ordinaire, sèche, simple, fortifiante, peu épicée, sans recherche, et une boisson non frelatée, celle que le bon Dieu fait jaillir de toutes les sources, voilà ce qui, pris avec mesure, vaut le mieux pour le corps humain. Je ne suis pas un puritain, et j'accorde volontiers un verre de bière ou de vin, mais je suis loin d'y ajouter l'importance qu'on se plaît à y trouver généralement. Au point de vue médical, par exemple après une maladie, ces boissons peuvent jouer un rôle parfois; mais, dans l'état de bonne santé, je donne une haute préférence aux fruits.

Le meilleur *habillement* est celui que nous tissons, que nous faisons nous-mêmes. Ce principe de nos ancêtres est aussi le mien. Je vois surtout un grand inconvénient dans cette inégale distribution des vêtements sur le corps humain, particulièrement en hiver. Sur la tête un bonnet de fourrure, le cou serré par une forte cravate et enveloppé dans un long cache-nez de laine; les épaules couvertes trois ou quatre fois; le pardessus ou même le col de fourrure quand on sort; seuls les pieds, ces pauvres délaissés, n'ont toujours, en hiver comme en

---

* L'auteur traite ces questions dans l'ouvrage *Vivez ainsi*.

été, que les chaussettes ou les bas, les souliers ou les bottes. Quel est le résultat de cette partialité insensée? L'épaisse enveloppe qui recouvre le haut du corps est comme une pompe aspirante qui fait monter l'eau, le sang et la chaleur, tandis que les parties inférieures restent pauvres de chaleur et de sang; c'est ce qui explique bien des maux de tête, les congestions, la dilatation des veines de la tête et mille autres infirmités. En outre, je suis contre les habits de laine en contact immédiat avec le corps; j'aime bien mieux la toile sèche et solide de lin ou de chanvre, qui n'amollit pas la peau, mais qui lui procure de bonnes frictions. Le tissu épais, velu et graisseux de la laine en contact avec la peau absorbe les humeurs et la chaleur, et à ce titre il contribue beaucoup à la terrible anémie de notre pauvre et misérable génération. Le système de laine en vogue n'arrêtera pas le mal. Ceux qui sont jeunes pourront survivre au système et constater la vérité de ce que je viens de dire.

J'arrive à *l'aération*. Le poisson qui vit dans l'eau de source, surtout la truite des hautes vallées, a notre préférence; le poisson de rivière est moins estimé; nous nous départons facilement du poisson des marais au goût répugnant. Il y a aussi l'atmosphère des marais. L'aspirer, c'est infecter le poumon. L'air aspiré pour la troisième fois est un poison, suivant un médecin distingué. Si on le comprenait bien, surtout si on s'appliquait à mettre dans la chambre d'habitation et en particulier dans les chambres à coucher un air aussi pur, aussi frais et aussi oxygéné que possible, on s'épargnerait bien des maladies. L'air est vicié principalement par la respiration. Nous savons très bien qu'un ou deux grains d'encens jetés sur le feu suffisent pour embaumer toute une chambre; mais nous savons aussi qu'il ne faut que quinze à vingt bouffées d'un cigare ou d'une pipe pour remplir une grande salle de l'odeur de tabac. Une bagatelle, un rien suffit parfois pour corrompre l'air pur d'une manière ou de l'autre, agréable ou désagréable. Est-ce que la respiration ne ressemble pas à une pareille fumée ?

Combien de fois aspirons et respirons-nous l'air en une minute, en une heure, le jour, la nuit! Combien l'air pur doit-il s'altérer, quoique nous ne le remarquions pas! Et si je n'aère pas, c'est-à-dire si je ne renouvelle pas cette atmosphère chargée d'acide carbonique (gaz nuisible), quels miasmes malfaisants vont pénétrer dans mes poumons! Les suites n'en peuvent être que funestes.

De même que la respiration et l'évaporation, une trop grande *chaleur* aussi, surtout dans les chambres, exerce une action préjudiciable sur l'air pur et sain, qu'elle rend nuisible à la vie, en lui enlevant son élément vital, l'oxygène. Il suffit de 12 à 14 degrés Réaumur; 15 degrés ne doivent jamais être dépassés.

Il faut donc avoir soin de bien aérer tous les appartements habités le jour ou la nuit; il faut le faire tous les jours, sans y manquer jamais, dans une mesure qui ne moleste personne et qui profite à la santé de tous. Avant tout il est nécessaire d'aérer les lits.

J'ai dit maintenant tout ce qui m'a semblé devoir être dit dans cette introduction. C'est assez pour donner une idée de l'étranger qui vient frapper à votre porte. A vous de l'introduire en ami ou de le renvoyer sans l'avoir entendu. Mais quel que soit l'accueil qu'on me fera, je me garderai bien de récriminer.

PREMIÈRE PARTIE.

APPLICATIONS D'EAU.

> *Aquæ omnes... laudent nomen Domini!*
>
> Que toutes les eaux bénissent le nom du Seigneur!
>
> (Ps. CXLVIII, 4.)

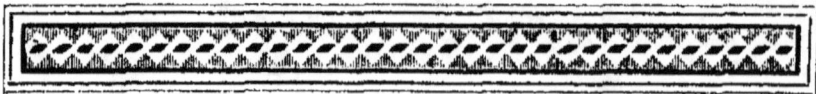

CHAPITRE Ier.

NOTIONS GÉNÉRALES.

Dans la première partie du livre j'explique les diverses applications d'eau, telles que je les pratique. Je dis donc que l'eau s'emploie : 1º en compresses, 2º en bains, 3º en vapeurs, 4º en affusions, 5º en lotions, 6º en emmaillotements, 7º en boisson.

Les divisions et les subdivisions de chacune de ces applications se trouvent indiquées au cours des chapitres. Les dénominations et les procédés moins connus seront expliqués en temps et lieu.

En raison de leur nature, toutes les maladies prennent naissance dans les perturbations du sang, causées soit par une circulation irrégulière et défectueuse, soit par la présence d'éléments étrangers et morbifiques. Basée sur ce principe, ma méthode a le triple but de *résoudre* les substances morbides, de les *éliminer* du corps humain et de *fortifier* l'organisme.

La *résolution* se fait en général par tous les bains de vapeur et par le bain chaud entier aux herbes ; tous les emmaillotements, en partie les affusions et les compresses, servent à *éliminer* ; enfin tous les bains froids, toutes les affusions, en partie les lotions, et puis tous les moyens d'endurcir le corps, ont le but de *fortifier* l'organisme.

Je ne veux pas entrer ici dans les détails, pour ne pas occasionner des malentendus.

Toute maladie ayant sa source dans les perturbations du sang, la nécessité s'impose, pour toute
guérison, d'employer l'eau dans ses trois fonctions,
c'est-à-dire dans les différentes applications qui,
plus ou moins, servent à résoudre, à éliminer, à
fortifier. En outre, ce n'est pas la partie malade
seule, soit la tête, soit le pied ou la main, qui doit
être traitée, mais le corps tout entier, puisque le
sang malade circule dans tout le corps ; sans doute
les meilleurs soins seront réservés à la partie souffrante. On aurait bien tort d'agir autrement dans
ces deux points si importants. Bien des exemples
viendront, dans la troisième partie, justifier mon
assertion.

Pour celui qui emploie l'eau suivant ma pensée
et mon désir, l'application ne sera jamais le but ;
c'est-à-dire il ne la pratiquera pas pour son seul et
unique plaisir, il ne s'abandonnera pas à la manie
de multiplier à tort et à travers bains de vapeur,
affusions, maillots. Un homme intelligent n'y verra
qu'un moyen d'arriver au but, et il sera heureux
d'y arriver par l'application d'eau la plus légère
possible ; car il ne vise qu'à rompre les chaînes de
la maladie et à seconder les efforts de la nature,
afin de rendre à celle-ci la liberté et l'indépendance
nécessaires à son travail régulier. Ce but atteint,
la main secourable doit se retirer.

Cette observation est importante, mais sa mise
en pratique est plus importante encore. Rien n'est
plus propre à jeter le discrédit sur l'eau employée
comme remède, que son usage indiscret et immo-
déré, déraisonnable, dur et sévère. Il y en a qui
prétendent connaître à fond l'hydrothérapie, et qui
pourtant, par leurs interminables enveloppements
et leurs terribles bains de vapeur, effarouchent tout
malade ; eh bien ! ce sont ceux-là, ceux-là seuls,
qui font le plus grand mal, un mal presque irré-
parable. Je n'appelle pas cela utiliser l'eau dans
un but médical ; c'est, au contraire, faire honte à
l'eau.

Si l'on connaît bien l'action de l'eau et la grande

diversité de ses applications, on est en possession
d'un moyen de guérison qui ne sera jamais sur-
passé par aucun autre. Nul remède n'a des effets
plus variés que l'eau. Dans la création, elle commence par être un atome invisible d'air et de vapeur, puis elle se convertit en gouttes et finit par
devenir l'océan qui couvre la plus grande partie
du globe. C'est là un signe indicateur pour tout
hydropathe ; chaque application de l'eau, à l'état
de liquide ou de vapeur, est susceptible d'une
énorme variété de forme et d'intensité, et, par
conséquent, dans chaque cas particulier, ce n'est
pas au patient de s'accommoder aux maillots, aux
bains de vapeur etc..., mais à l'application d'eau
de se conformer aux besoins du patient.

C'est aux choix des applications qu'on reconnaît
le maître. Celui-ci, sans que cela paraisse, cherchera
à connaître exactement l'état du malade. Un premier coup d'œil lui découvrira les affections secondaires ou accessoires, qui surgissent, comme des
champignons vénéneux, du siège de la maladie. En
règle générale, elles lui feront connaître bien vite
le foyer et la nature de l'affection principale. On
demande et on examine quels progrès la maladie
a déjà faits, quels ravages elle a déjà exercés.
Puis on regarde le malade lui-même, pour savoir
s'il est vieux ou jeune, faible ou fort, maigre ou
replet, anémique, nerveux etc.... Tous ces détails
et d'autres encore vous donnent l'image exacte de
de son état pathologique, et alors seulement on
songe aux remèdes, qu'on appliquera suivant le
principe : *Plus vous procédez avec douceur et ménagement, plus les résultats seront heureux.*

Ajoutons encore quelques observations concernant les applications d'eau en général.

Aucun traitement par l'eau ne saurait être nuisible, pourvu qu'on suive les règles prescrites.

La plupart des traitements s'effectuent moyennant l'eau froide, telle qu'on la puise à la fontaine,
à la source ou à la rivière. Dans tous les cas où
l'on ne prescrit pas formellement l'eau chaude, c'est

toujours de l'eau froide qu'il s'agit. En cela, je me tiens au principe expérimental : *Plus l'eau est froide, mieux elle vaut.* En hiver, je mélange même de la neige avec l'eau destinée aux affusions des personnes bien portantes. Ne me reprochez pas de la rudesse, songez plutôt à la durée si minime de mes applications d'eau froide. Quiconque ose faire un essai aura jeu gagné, et il déposera tous ses préjugés. Néanmoins je ne suis pas inexorable.

Aux personnes qui débutent dans l'hydrothérapie, à celles qui sont faibles par suite du jeune ou du grand âge, aux vieillards, aux malades qui ont horreur du froid, qui ne possèdent que peu de chaleur animale, qui sont anémiques ou nerveux — à toutes ces personnes je permets volontiers l'emploi de l'eau tiède au début du traitement et, surtout en hiver, un local chauffé (14 ou 15° R.) pour recevoir les bains et les affusions. Ce n'est pas avec le vinaigre,. mais avec le miel qu'on prend les mouches.

Pour chaque application d'eau chaude j'indique explicitement le degré de chaleur voulu suivant les divisions du thermomètre de Réaumur (désigné par R.), la durée du traitement etc....

Quant au traitement par l'eau froide (expliqué plus au long dans la troisième partie), voici en peu de mots quelques indications relatives à la conduite à tenir avant, pendant et après l'application.

Il ne faut jamais, quand on est sous l'impression du froid ou d'un frisson quelconque, employer l'eau froide, si cela n'est pas expressément permis dans le cas donné ; et quand on l'emploie, il faut le faire le plus vite possible (mais sans peur et sans précipitation), ne point perdre de temps en déposant et en reprenant ses vêtements. On les noue et boutonne seulement quand le corps tout entier sera convenablement couvert. Le bain froid entier, pour citer un exemple, ne doit pas durer au delà de 4 à 5 minutes, y compris le temps qu'il faut pour se déshabiller, se baigner et se rhabiller. Il est bon d'avoir en cela quelque pratique. Quand dans un traitement il est dit „1 minute“, cela exprime la plus courte durée; quand il est dit „2 à 3 minutes“, le froid doit agir avec plus de force, mais pas plus longtemps*.

Après une application d'eau froide, quelle qu'elle soit, il ne faut jamais essuyer le corps, excepté la tête et les mains (ces dernières pour ne pas mouiller les habits). On recouvre immédiatement le corps mouillé de la chemise sèche et des autres effets d'habillement, pour le soustraire complètement et en toute hâte à l'air extérieur. Cette manière de faire paraît singulière à beaucoup de personnes, puisqu'elles s'imaginent que de cette façon on reste mouillé toute la journée. Qu'elles fassent donc un essai, avant de porter leur jugement. Elles sentiront bientôt pourquoi l'on fait bien de ne pas s'essuyer. Essuyer c'est frotter, ce qui ne peut se faire d'une manière égale sur tous les points; de là une chaleur inégale sur la surface cutanée, circonstance moins importante chez les personnes bien portantes que chez les personnes malades et faibles. Ne pas s'essuyer, c'est amener rapidement une chaleur naturelle très régulière et uniforme. C'est comme si l'on projetait de l'eau dans le feu: la chaleur propre du corps utilise l'eau qui adhère à la surface extérieure, pour provoquer promptement une chaleur plus intense. Encore une fois, faites-en l'expérience.

Par contre j'ordonne strictement qu'après chaque application d'eau on se donne du mouvement (en se promenant ou en travaillant), jusqu'à ce que toutes les parties du corps soient complètement séchées et revenues à la chaleur normale. Le mouvement sera d'abord plus actif, puis, à mesure que la chaleur revient, plus lent. Chacun sentira lui-même quand la chaleur normale est revenue et quand le mouvement pourra cesser. Les personnes qui s'échauffent vite et transpirent facilement de-

---

* Aux personnes de la campagne, qui ne sont pas en possession d'une montre, je conseille toujours de compter deux *Pater* pour une minute.

vront, au début, marcher lentement et prolonger la promenade, mais ne jamais s'asseoir, pas même dans une chambre chaude, tant qu'elles sont échauffées ou couvertes de moiteur. Un catarrhe en serait la suite inévitable.

La règle générale, qui peut compter pour tout le monde, est que le mouvement à la suite d'une application d'eau dure au moins un quart d'heure; peu importe comment on le passe (marchant, travaillant etc...).

Quand il s'agit d'employer des fomentations qui exigent le lit, comme les compresses et les maillots, la prescription marque expressément cette circonstance; il en est de même pour tout ce qui est particulier à chaque opération. Si quelqu'un s'endort durant l'application, il faut le laisser dormir tranquillement, lors même que le temps prescrit serait écoulé. La nature elle-même lui servira d'horloge à réveil.

S'agit-il d'employer du linge, c'est toujours une toile grossière et solide que je prescris. Si les gens simples et pauvres n'ont que du coutil usé, qu'un vieux sac fait de toile de chanvre, ils n'y perdront rien. Pour les lotions du corps, qui reviennent souvent, l'on peut se servir très bien d'un morceau de grosse toile de chanvre ou de lin.

Pour les raisons indiquées dans l'introduction, je n'approuve pas l'usage préconisé des chemises de laine ou de flanelle. L'étoffe de laine, par contre, me sert à entourer, par exemple, les maillots froids: elle développe promptement une chaleur abondante, et sous ce rapport rien ne l'emporte sur elle. Pour le même motif je recommande, dans ces sortes d'applications, le lit de plumes comme couverture.

Les frictions, qui consistent à frotter, à brosser ou à exercer une autre action violente sur la peau, ne trouvent point de place dans ma méthode. Leur premier but, celui de réchauffer, est atteint chez moi, d'une manière plus égale et plus uniforme, par le fait de ne pas s'essuyer, tandis que le second but, celui d'ouvrir les pores et de stimuler la peau, est rempli par la chemise de grosse toile, et cela avec l'avantage que celle-ci n'agit pas durant quelques minutes, comme la brosse, mais jour et nuit, sans efforts et sans perte de temps. Quand de fois à autres je parle d'ablution énergique, j'entends simplement une ablution rapide de toute la partie malade, qui est à traiter. L'essentiel n'est pas d'être frotté, mais d'être mouillé.

Encore un point. Le traitement appliqué le soir, avant le coucher, ne convient pas à la plupart des personnes, puisqu'il les excite et qu'il chasse le sommeil prêt à s'approcher ; chez d'autres, au contraire, une douce application d'eau dans la soirée procure un sommeil tranquille. Je ne recommande donc pas en général cette manière de faire, mais je conseille à chacun d'agir en cela suivant ses goûts et suivant son expérience, puisqu'il a, lui seul, à en supporter les suites.

Quant aux connaissances requises pour chaque application en particulier, je renvoie à toute la première partie de ce livre, et pour le traitement des malades je renvoie à la troisième partie. C'est là aussi qu'on trouvera quelles applications constituent un traitement complet et indépendant, et lesquelles ne forment qu'un traitement partiel, auquel il faut ajouter d'autres applications, puis également quelles applications (bains de vapeur) exigent de la circonspection.

Je termine cette partie générale en exprimant le vœu que les applications d'eau réconfortent beaucoup de personnes bien portantes et guérissent beaucoup de malades.

Je vais maintenant énumérer les moyens d'endurcir le corps, et traiter ensuite, en détail, la question des applications d'eau que ma méthode met en usage et qui sont les compresses, les bains ordinaires, les bains de vapeur, les affusions, les lotions, les maillots et l'eau prise en boisson.

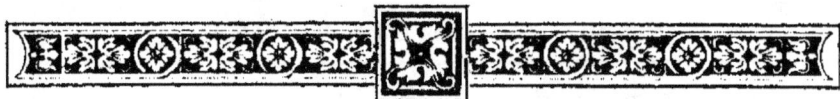

CHAPITRE II.

MOYENS DE S'ENDURCIR.

~~~~~~

Comme moyens d'endurcir le corps nommons : 1º la promenade nu-pieds, 2º la promenade dans l'herbe humide, 3º la promenade sur les dalles mouillées, 4º la promenade dans la neige nouvellement tombée, 5º la promenade dans l'eau froide, 6º le bain froid des bras et des jambes, 7º l'affusion des genoux (avec ou sans l'affusion supérieure).

1º ALLER NU-PIEDS, voilà le moyen d'endurcissement le plus naturel et le plus simple.

Cela peut se faire de diverses manières, suivant l'âge et la condition des personnes.

Les petits enfants, abandonnés encore aux soins d'autrui, mis dans leurs maillots, retenus dans la chambre ou portés sur les bras de leurs bonnes, ne doivent, autant que possible, jamais avoir de chaussure. Puissé-je à tous les parents, surtout aux mères trop soucieuses, inculquer ce précepte comme règle fixe et invariable! Les parents, imbus de préjugés à cet égard, devraient avoir pitié de leurs mignons et leur procurer au moins une chaussure telle que l'air puisse pénétrer jusqu'à la peau.

Une fois que les enfants peuvent marcher, ils savent déjà se tirer d'affaire. Sans égards pour personne, ils jettent les souliers et les bas, qui gênent leurs pieds, surtout au printemps, et ils se sentent heureux de pouvoir le faire dans leurs ébats. Parfois ils blessent l'un ou l'autre orteil, ce qui ne les empêche pas de marcher de nouveau pieds nus. Les enfants suivent en cela l'instinct de la nature, sentiment que nous autres, à notre âge, nous éprouverions aussi, si l'éducation et l'étiquette, qui nous enlèvent le naturel en voulant tout jeter dans un même moule, ne nous avaient pas privés, sous plus d'un rapport, du sens commun.

Les enfants des pauvres sont rarement troublés dans leur bonheur, bonheur que ne partagent pas au même degré les enfants des riches et des gens de condition ; et, certes, le sentiment est le même chez les uns comme chez les autres. J'ai observé un jour les fils d'un employé supérieur : sitôt qu'ils se crurent hors de la portée des yeux d'Argus de leur rigide papa, voilà que leurs fines pantoufles et leurs bas bigarrés volèrent par-dessus une haie, et les garçons de sauter nu-pieds et de s'ébattre dans un pré d'une luxuriante verdure. Leur maman, une femme de bon sens, ne vit pas cela de mauvais œil ; mais le père, remarquant ses princes dans cette tenue inconvenante, ne manquait jamais de leur faire une longue mercuriale et un sermon plus long encore sur l'éducation et le sentiment d'honneur, en rapport avec le rang et la dignité. Les chéris en avaient chaque fois le cœur tellement touché qu'ils se hâtaient, le jour suivant, de folâtrer plus joyeusement encore dans la même herbe. Encore une fois, laissez aux enfants, que cette éducation vicieuse du monde n'a pas encore atteints, leur plaisir et leur bonheur.

Les parents plus intelligents, qui voudraient bien permettre tout cela à leurs enfants, mais qui, demeurant en ville, n'ont pas à leur disposition un jardin ou une pelouse, pourront leur accorder, de temps à autre, une promenade pieds nus dans une chambre, dans un corridor etc.... Les pieds, non moins que les mains et le visage, sont heureux de respirer quelquefois librement, de se délecter à l'air frais, de se mouvoir dans leur élément.

Les adultes des classes indigentes, surtout à la campagne, n'ont pas besoin d'encouragement à cet égard ; ils vont souvent nu-pieds et n'envient point au riche citadin ses chaussures mieux conformées, vernies ou chamarrées, qui sont un tourment perpétuel pour les pieds. Bien sots les gens de la campagne qui imitent les façons de ceux de la ville et qui se gênent de faire comme leurs semblables ! Ils sont punis par leur vanité même. Les vieilles modes sont les meilleures : tenez aux bonnes traditions du passé. Au temps de ma jeunesse, tout le monde à la campagne allait nu-pieds : petits et grands, père et mère, frère et sœur. Le chemin de l'école et de l'église était long ; les parents nous donnaient un morceau de pain et quelques pommes pour le voyage, de même aussi des bas et des souliers pour chausser les pieds. Mais cette chaussure pendillait aux bras ou aux épaules jusqu'au moment où l'on entrait à l'école ou à l'église, non seulement en été, mais aussi dans la saison plus rigoureuse. Quand au commencement du printemps la neige, dans les montagnes de mon pays, faisait mine de se retirer, nos pieds nus avaient hâte d'imprimer leurs traces dans la terre imbibée d'eau, et nous nous sentions contents, joyeux et bien portants.

Les personnes adultes des villes, surtout les personnes de haute volée, ne peuvent pas faire ces exercices-là, c'est clair. Quand, dans leurs préjugés, elles sont arrivées au point qu'elles craignent de gagner un rhumatisme, un catarrhe, un mal de gorge ou autre chose de ce genre, sitôt qu'en déposant ou en reprenant les habits elles viennent à toucher un peu de leurs pieds le plancher du salon, au lieu de se tenir sur un tapis chaud et moelleux, alors je ne les inquiète nullement. Si néanmoins l'un ou l'autre voulait faire quelque chose pour s'aguerrir, qu'est-ce qui l'empêchera, le soir avant le coucher ou le matin après le lever, de faire une promenade de ce genre pendant 10, 15 ou 30 minutes ? Pour que la transition subite ne soit pas trop sensible, on pourrait, les premières fois, mettre les bas ; plus tard on irait pieds nus, et plus tard encore on tremperait, avant la promenade en chambre, les pieds jusqu'au-dessus de la cheville dans l'eau froide pendant quelques instants.

Avec de la bonne volonté et le désir sincère de conserver sa santé, tout le monde, même les gens de qualité et les fonctionnaires les plus occupés trouveront assez de temps pour se rendre ce service.

Un prêtre de ma connaissance allait chaque année, pendant plusieurs jours, voir un bon ami, propriétaire d'un grand jardin. La promenade du matin se faisait régulièrement dans ce jardin, dont l'herbe humectée par la rosée délectait les pieds nus et le corps, tandis que l'esprit était occupé à la récitation du bréviaire. Bien souvent ce prêtre louait, en ma présence, les excellents effets de la promenade à pieds nus.

Je connais toute une série de personnes d'un rang élevé qui, pour affermir leur santé, ne dédaignèrent pas un conseil d'ami et qui, durant la belle saison, essayèrent de marcher nu-pieds dans leurs promenades matinales à travers la forêt ou dans un pré isolé.

L'un de ces hommes, dont le nombre est relativement encore restreint, m'avoua un jour qu'il avait passé rarement une semaine de l'année sans être molesté par l'un ou l'autre petit rhume, mais que cette promenade si simple l'avait pour toujours débarrassé de cette sensibilité.

J'ajoute ici un mot tout spécial pour les mères de famille. Je serai court, puisque j'ai dessein de publier un petit traité pratique sur la manière de soigner et de conserver la santé. * Les mères sont en première ligne — car leur concours est indispensable — appelées à élever une génération vigoureuse et à détruire les habitudes de mollesse,

---

* Ce traité a paru sous le titre *Vivez ainsi ou l'art de vivre en bonne santé et de guérir les maladies.*

l'affaiblissement, l'anémie, la nervosité, toutes ces infirmités qui abrègent la vie et qui font tant de mal à la société humaine. Ce but pourrait être atteint par l'endurcissement, par un sage endurcissement de l'enfant dès l'âge le plus tendre. L'air, la nourriture et le vêtement sont des choses tout aussi nécessaires à l'enfant qu'au vieillard, et elles constituent le terrain de l'endurcissement. Plus l'air aspiré par l'enfant est pur, plus le sang devient bon. Pour habituer vite la chétive créature à l'air frais, les mères feraient bien, après le bain chaud de chaque jour, de lui donner une ablution froide ou de la plonger, pendant 2 ou 3 secondes, dans l'eau fraîche ou attiédie par le soleil. L'eau chaude rend mou, tandis que la lotion froide réconforte, endurcit et favorise le développement régulier de l'organisme. La sensibilité pleureuse du commencement disparaîtra à la troisième ou quatrième opération. Cet endurcissement garantit les petits enfants des refroidissements si fréquents et de leurs suites, en même temps qu'il épargne aux mères tous ces soins minutieux pour les emmitoufler dans la laine et autres étoffes lourdes, qui empêchent l'accès de l'air et qui font horreur à tout homme sensé. C'est en ce point qu'on se rend coupable des plus grandes fautes contre les petites santés. Les tendres corps sont serrés dans ces fourreaux de laine comme dans un étau : ils gémissent sous la charge de toutes ces enveloppes et couvertures ; la petite tête est tellement enfoncée qu'elle n'entend et ne voit plus rien ; le cou, qu'on devrait chercher à endurcir avant tout le reste, est tellement entouré qu'il se trouve complètement soustrait à l'air extérieur. Quand déjà le bijou repose sur les bras de la bonne pour aller se promener, la maman ne cesse de tout ajuster, de tout fermer hermétiquement, pour que rien, absolument rien, ne manque. Dans ces conditions, où la plus légère trace d'un endurcissement rationnel est effacée, vous étonnerez-vous que tous les ans la diphtérie, le croup etc... fassent de si nombreuses victimes parmi ces êtres chétifs que le moindre souffle du vent rend malades, qu'il y ait des enfants débiles ou scrofuleux dans tant de familles, que les mères se lamentent journellement sur l'état maladif, étique ou spasmodique de leurs fils, surtout de leurs filles? Que de défectuosités ou maladies modernes qu'on ignorait jadis! Et puis, qui pourrait compter les infirmités morales, ces fausses fleurs et fruits pourris d'un corps qui, dès avant son développement normal et sa croissance complète, est déjà atteint d'une maladie de langueur? *Mens sana in corpore sano,* un esprit sain ne demeure que dans un corps sain. L'endurcissement aussi hâtif que possible est la condition essentielle du déploiement d'une santé durable. Ah! puissent toutes les mères comprendre leur mission et leur responsabilité en ce point et ne manquer aucune occasion de puiser les bons conseils aux bonnes sources!

2º MARCHER DANS L'HERBE MOUILLÉE, voilà une variété très efficace de la promenade nu-pieds, peu importe que l'herbe soit mouillée par la rosée, par la pluie ou par l'arrosement. Dans la troisième partie vous rencontrerez bien souvent cet exercice propre à endurcir le corps, qui n'empêche aucune autre application et que je ne puis assez recommander à tout le monde, aux vieux et aux jeunes, aux malades et aux personnes bien portantes.

Le succès sera d'autant meilleur que l'herbe sera plus mouillée, l'exercice plus prolongé et plus souvent réitéré. En règle générale, cet exercice peut durer depuis un jusqu'à trois quarts d'heure.

La marche terminée, on n'essuie pas les pieds, on en enlève seulement tout ce qui y adhère indûment, comme les brins d'herbe ou le sable, et on les munit *in statu quo,* c'est-à-dire mouillés, d'une chaussure sèche. La promenade nu-pieds dans l'herbe est suivie d'une promenade à pieds chaussés sur un chemin sec, couvert de sable ou de pierres: au commencement on marche un peu

vite, plus tard on reprend son allure ordinaire.
Cette marche cessera sitôt que les pieds seront
séchés et réchauffés, ce qui ne prend pas plus
d'un quart d'heure.

J'attire l'attention sur le mot *chaussure sèche*
et je demande instamment que jamais, après la
marche dans l'herbe, on ne se serve de bas humides. Les suites se feraient bientôt sentir dans la
tête et la gorge; cela s'appellerait démolir, au lieu
d'édifier. Il n'est pas inutile de rappeler aux jeunes
étourdis qu'il est prudent de ne pas jeter les bas
et les souliers dans l'herbe mouillée, mais de les
déposer dans un endroit sec, où ils pourront les reprendre pour réchauffer les pieds froids et mouillés.
Cet exercice, comme du reste toute promenade
nu-pieds, peut être entrepris lors même que les
pieds sont froids.

3° LA PROMENADE SUR LES DALLES MOUILLÉES produit un effet à peu près semblable à celui de la
promenade dans l'herbe mouillée. Toute maison et
maisonnette a quelque part, soit au rez-de-chaussée
ou dans un étage, soit à la buanderie ou au fournil,
un endroit dallé ou pavé; cela suffit pour notre
promenade nu-pieds sur les pierres mouillées. Dans
un long corridor dallé on va et vient d'un pas
rapide; mais si l'on n'a que quatre ou cinq dalles
à sa disposition, l'on fera du mouvement sur place,
à la manière du garçon de ferme qui, en certaines
contrées, foule la vendange, ou de l'apprenti-bou-
langer, qui des pieds pétrit la pâte. L'essentiel est
que les pierres soient mouillées et qu'on ne se
tienne pas tranquille : il faut accélérer le pas. Pour
mouiller les dalles, on se sert d'un arrosoir ou d'une
cruche, et l'on répand une traînée d'eau assez notable, qu'on élargira ensuite en la foulant. Si les
pierres séchaient trop vite, on les arroserait une
seconde ou même une troisième fois. L'eau la plus
froide est la meilleure.

Dans les cas où cet exercice est employé comme

moyen thérapeutique, sa durée sera de 3 à 15 minutes, se réglant d'après l'état plus ou moins faible ou anémique du malade : en général, 3 à 5 minutes devront suffire. Comme moyen d'endurcissement pour les personnes bien portantes, il peut durer une demi-heure et au-delà, sans inconvénient. Je le recommande à tous ceux qui veulent s'aguerrir sérieusement. Puisse la nature la plus faible et la plus sensible ne pas se laisser rebuter !

Quiconque est sujet aux pieds froids, aux maux de gorge, aux catarrhes, à la congestion et au mal de tête qui en provient, n'a qu'à se promener souvent sur les dalles arrosées ; il fera bien de mêler un peu de vinaigre à l'eau d'arrosage.

Quant à la manière de couvrir les pieds et de faire du mouvement, il faut suivre les mêmes règles que pour la promenade dans l'herbe mouillée. L'un et l'autre de ces exercices peuvent être entrepris lors même que les pieds sont froids.

4º LA PROMENADE DANS LA NEIGE NOUVELLEMENT TOMBÉE a plus d'effet que les deux exercices précédents. Nous faisons remarquer formellement qu'il s'agit de la neige fraîchement ou récemment tombée, de la neige qui se pelotonne et qui s'attache aux pieds, nullement de la neige compacte, durcie, congelée, qui produit un froid trop sensible et qui ne vaut rien. En outre, il ne faut jamais se livrer à cet exercice quand il fait un vent glacial, mais plutôt quand la neige fond au soleil printanier. L'exercice dure, en règle générale, 3 ou 4 minutes. Je connais beaucoup d'hommes qui en ont obtenu les meilleurs résultats, en le continuant une demi-heure, une heure ou même une heure et demie : ils avaient à faire des efforts dans les premiers moments pour se surmonter ; plus tard ils ne sentaient plus aucune trace de malaise ou de froid extraordinaire. Mais, remarquez-le bien, il ne faut jamais se tenir tranquille, il faut absolument marcher.

Il arrive parfois que des orteils trop délicats, non habitués à l'air extérieur, ne supportent pas le froid de la neige, qui leur donne la fièvre, par suite de laquelle ils deviennent secs et chauds, brûlent et enflent. Ne vous effrayez pas, cela n'a aucune importance, et la guérison s'opère vite, si vous trempez souvent dans l'eau de neige les pieds à l'état sec ou que vous les frottiez légèrement avec de la neige.

Le tour de neige peut, en automne, être remplacé par une promenade dans l'herbe couverte de frimas. Dans ce cas, la sensation du froid est plus forte, puisqu'à cette époque le corps est encore un peu habitué à la chaleur de l'été. En hiver, au lieu de faire un tour de neige, l'on peut se promener sur les dalles arrosées d'eau de neige. Pour l'habillement et le mouvement, suivez les règles qui concernent les exercices précédents.

Des sottises, des folies — on l'entend dire souvent — que ces exercices d'endurcissement, dont on peut gagner refroidissements, rhumatismes, maux de gorge, catarrhes etc...!! — Mais si vous faisiez un essai! Surmontez-vous un peu, et vous vous convaincrez bientôt que vos préjugés n'ont pas de fondement et que le terrible tour de neige a de grands avantages, sans avoir aucun inconvénient.*

J'ai connu dans le temps la femme d'un employé supérieur. Cette mère, d'un caractère énergique, faisait grand cas de l'endurcissement de ses enfants: elle ne leur donnait jamais de mets friands et ne tolérait aucune plainte sur le mauvais temps, le froid, la chaleur etc... Quand la première neige tombait, elle leur promettait une beurrée ou une autre friandise de ce genre, à condition qu'ils voulussent

---

* Je connais beaucoup de médecins qui approuvent de tout point cet exercice, pourvu qu'il soit fait avec un peu de prudence. Quant aux autres, qui sont disposés à me reprocher de la rudesse, je leur rappelle l'emploi bien plus rude de la glace.

faire une partie de neige à pieds nus. Elle fit ainsi de longues années, et ses enfants devinrent des modèles de santé et de vigueur. Ils furent, leur vie durant, reconnaissants de cette éducation rien moins que molle. Cette mère a rempli parfaitement sa mission.

C'est là le tour de neige pour les personnes bien portantes. Voici maintenant deux cas qui montrent avec quel succès on peut y recourir également dans les infirmités.

Une personne souffrait pendant l'hiver, durant de longues années déjà, d'engelures qui crevaient, suppuraient, causaient de vives douleurs. Sur mon conseil elle se mit, quand la première neige tomba, à faire un tour de neige et le répéta souvent : elle demeura parfaitement quitte des gênantes engelures.

Récemment une fille de dix-sept ans vint me trouver en se plaignant d'un violent mal de dents. Si vous vouliez aller, lui dis-je, nu-pieds dans la neige fraîchement tombée, rien que pendant cinq minutes, votre mal passerait bientôt. Elle écouta, alla au jardin, revint contente au bout de dix minutes en s'écriant que toutes les douleurs avaient complètement disparu.

Remarquez toutefois que jamais la promenade dans la neige ne peut se faire, si le corps tout entier n'est pas chaud. Quiconque est sous l'impression du froid, doit rétablir d'abord, par le travail ou le mouvement, la chaleur de son corps au degré ordinaire. Les personnes qui transpirent aux pieds, qui ont des plaies ouvertes aux pieds, qui souffrent d'engelures crevées ou suppurantes, ne doivent naturellement jamais se promener dans la neige jusqu'à ce que la guérison soit effectuée d'une autre manière (cf. pédiluve et bain de vapeur des pieds).

5° PROMENADE DANS L'EAU. Quoi de plus simple que de marcher dans l'eau à la hauteur des mollets ? Et pourtant cet exercice est un moyen d'endur-

cissement, qui agit sur tout le corps, fortifie toute
la nature; il agit favorablement sur les reins et sur
la sécrétion de l'urine, en prévenant bien des infirmités qui ont leur origine dans les reins, la vessie
et le bas-ventre; il étend son heureuse influence
sur la poitrine, facilite la respiration et éconduit
les gaz de l'estomac; enfin il guérit spécialement
les maux de tête, les étourdissements etc...

On peut faire usage de ce moyen d'endurcisse-

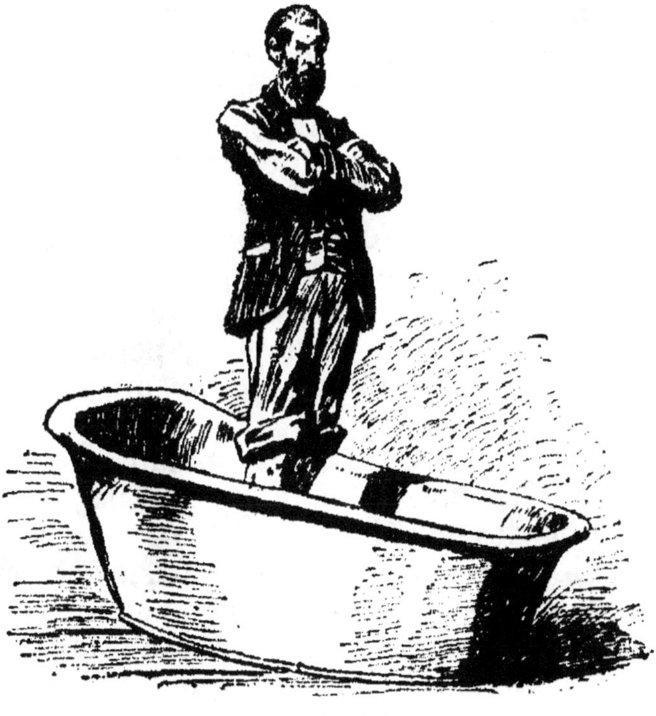

Fig. 1.

ment en se tenant dans une cuve ou une baignoire,
dans laquelle on a versé de l'eau jusqu'au niveau
de la cheville, en faisant du mouvement sur place.
On obtient plus d'effet en remplissant d'eau jusqu'à
la hauteur des mollets ou même jusqu'au-dessus
des genoux.

Quant à la durée, on commence par une minute,
pour aller plus tard jusqu'à cinq et six minutes.
Plus l'eau est froide, mieux cela vaut. Après cette
application il faut se donner du mouvement jusqu'à

entier dessèchement, en hiver dans la chambre chaude, à l'air libre en été. En hiver on met volontiers de la neige dans l'eau. Les personnes débiles peuvent se servir au début d'eau peu froide, pour passer plus tard à l'eau plus froide et finalement à l'eau toute froide.

***

6° UN EXCELLENT MOYEN D'AGUERRIR LES EXTRÉMITÉS, JAMBES ET BRAS, est le suivant: L'on se tient debout dans l'eau jusqu'aux genoux ou jusqu'au-dessus des genoux, pendant une minute, pas davantage. Quand les pieds sont de nouveau chaussés, l'on découvre les bras jusqu'aux épaules, pour les plonger également dans l'eau pendant une minute. Il vaut mieux faire les deux applications en même temps, ce qui est facile pour qui possède une baignoire un peu grande. L'opération peut aussi être effectuée de telle manière que les pieds se trouvent dans un vase particulier, pendant que les bras et les mains s'enfoncent dans un cuvier placé sur un escabeau.

C'est à la suite de certaines maladies que j'aime à employer ce moyen, pour activer la circulation du sang dans les extrémités.

Plonger les bras seuls dans l'eau, c'est très bon pour ceux qui sont sujets aux engelures et aux mains froides; mais après l'immersion il faut essuyer les mains (non les bras), pour que l'air froid n'occasionne pas des gerçures.

Cette opération exige que le corps possède le degré ordinaire de chaleur, qu'il n'éprouve aucune sensation de froid. Cependant si les pieds ne sont froids que jusqu'à la cheville (non jusqu'au-dessus des mollets) ou si les bras ne sont froids que jusqu'au coude, ce n'est pas une raison de renoncer à l'opération.

***

7° Comme dernier moyen d'endurcir l'organisme, je cite L'AFFUSION DES GENOUX. Voyez son mode d'application à l'article des affusions. C'est l'amie intime des pieds, dans lesquels elle attire un sang plus abondant.* Je me contente de faire remarquer ici que, si je prescris l'affusion des genoux comme moyen d'endurcissement aux personnes bien portantes, j'en augmente l'intensité, ce qui s'obtient en laissant tomber l'eau d'une plus grande hauteur ou en la mélangeant, dans la saison d'hiver, avec de la neige et de la glace.

L'opération ne peut avoir lieu que si le corps est chaud, s'il n'est pas sous l'impression du froid. Les pieds froids jusqu'à la cheville ne l'empêchent pas. L'affusion des genoux seule, c'est-à-dire non accompagnée d'aucune autre application, ne doit pas être pratiquée trop longtemps (pas au-delà de trois à quatre jours). Quiconque y a recours plus longtemps, doit l'employer alternativement avec l'affusion supérieure ou avec l'immersion des bras (voir ci-dessus n° 6), l'une le matin, l'autre l'après-midi.

Les moyens d'endurcissement cités peuvent suffire. On peut les employer en toute saison, été et hiver. Durant la saison froide on abrège un peu l'application proprement dite, pour prolonger davantage la promenade qui suit. On fait bien de ne pas inaugurer les exercices d'endurcissement pendant la saison rigoureuse, surtout quand il s'agit de personnes anémiques, qui ont peu de chaleur interne et qui, par le régime de la laine, se sont rendues trop délicates et sensibles. Ce n'est pas à dire que j'y voie un danger; ce que je crains, c'est qu'on fasse perdre à quelqu'un l'envie de pratiquer une chose excessivement bonne.

Les personnes maladives et les personnes bien

---

* Un homme distingué avait perdu les ongles de ses pieds; ils étaient remplacés par une chaire molle. Les affusions suffirent pour stimuler tellement le sang qu'il accorda de nouveau aux ongles ce qui leur revenait de droit: ils poussèrent et devinrent durs comme auparavant.

portantes peuvent, sans rien risquer, user de toutes les applications, à condition toutefois qu'elles suivent exactement les règles tracées. Les suites fâcheuses, s'il y en a, ne sont jamais à attribuer à l'application elle-même, mais à une imprudence plus ou moins considérable. C'est avec de grands succès que j'ai appliqué les exercices nos 1, 2, 3 et 6 sur des phtisiques, dont le mal avait déjà fait des progrès sensibles.

Les gens auxquels s'adresse mon livre en première ligne n'ont pas besoin d'être encouragés à s'endurcir. Leurs occupations journalières occasionnent par elles-mêmes, tous les jours, et même plusieurs fois par jour, l'un ou l'autre des exercices d'endurcissement que j'ai cités, outre un grand nombre d'autres dont il n'est pas question ici. Qu'ils persévèrent tranquillement et n'envient pas le sort de ceux qui semblent être plus heureux. Ce sont des illusions très souvent, la plupart du temps de grandes illusions.

Quant à ceux de mes lecteurs qui n'ont jamais entendu parler de ces choses-là, je les invite à en faire un essai, avant qu'ils les condamnent. Si l'essai réussit dans mon sens, je me sentirai heureux, non pas à cause de moi, mais à cause de l'importance de la chose elle-même. Il s'élève, dans la vie, bien des tempêtes contre la santé de l'homme. Heureux celui dont la santé a poussé de profondes racines et s'est affermie au moyen de l'endurcissement !

CHAPITRE III.

LES COMPRESSES.

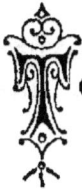

Tout le monde sait en quoi consiste la fomentation connue sous le nom de compresse. C'est une application réfrigérante locale, un linge imbibé d'eau froide et appliqué sur une partie du corps. On distingue plusieurs variétés de compresses.

1° La compresse supérieure.

On plie un grand morceau de grosse toile (celle dont on fait les paillasses est la meilleure) en 3, 4, 6, 8, 10 dans le sens de la longueur, de manière qu'il reste assez long et assez large pour couvrir le devant du corps, depuis le cou jusqu'au bas de l'abdomen. A droite et à gauche il ne doit pas être comme coupé, il doit pendre des deux côtés. Ce linge ainsi préparé, on le trempe dans l'eau froide (en hiver on peut se servir d'eau chaude), puis on le tord fortement et on l'applique au malade couché sur le lit. Puis on applique dessus une couverture de laine ou un linge plié en deux ou en trois, pour bien envelopper l'épithème humide et empêcher tout accès de l'air; enfin l'on recouvre le tout d'un bon édredon. Autour du cou j'applique en outre, règle générale, un linge ou un molleton, pour que l'air ne puisse absolument pas pénétrer. Il faut avoir soin de bien couvrir, puisqu'un refroidissement pourrait se produire sans cela.

La compresse est maintenue trois quarts d'heure ou une heure. S'agit-il de continuer l'application, qui dans ce cas doit agir comme réfrigérant, il faut renouveler le topique devenu chaud, c'est-à-dire tremper derechef le linge dans l'eau.

Sitôt que le temps prescrit est écoulé, on se débarrasse de tout, on s'habille et on se donne du mouvement, ou bien l'on reste encore un certain temps au lit.

La compresse supérieure sert spécialement à expulser les gaz retenus dans l'estomac et dans l'abdomen.

Cette opération, de même que les suivantes, exige que le corps soit en possession de sa chaleur naturelle.

2° La compresse inférieure.

A la compresse supérieure correspond la compresse inférieure, qui, dans le cas où les deux applications ont lieu successivement, précède l'autre.

Remarquez que la compresse inférieure aussi doit être prise au lit : à cet effet, on étend un linge sur le drap de lit, pour ne pas le mouiller, puis sur le linge une couverture de laine, dans le sens de la largeur.

Ensuite on met sur la couverture de laine, dans le sens de la longueur, la toile écrue, trempée, tordue et pliée 3 ou 4 fois, de manière qu'elle aille depuis la dernière vertèbre du cou jusqu'au bas de la colonne épinière. Alors on se couche dessus, on prend la couverture des deux côtés pour s'en envelopper soigneusement, enfin on se couvre bien chaudement de l'édredon. La compresse inférieure est maintenue trois quarts d'heure ; si la durée doit être prolongée, on retrempera le topique, qui, de même que la compresse supérieure, ne doit servir que de réfrigératif. La conduite à tenir après l'application est la même que celle qui est prescrite après la compresse supérieure.

La compresse inférieure est un bon moyen de fortifier la colonne et la moelle épinière, soulageant les douleurs dans le dos et rendant d'excellents services contre les coups de sang. J'ai connu beaucoup de cas de coups de sang, dans lesquels deux compresses inférieures, employées le même jour, ont enlevé tout le mal.

Dans les engorgements du sang et dans la chaleur fébrile la compresse inférieure agit de même très favorablement.

Dans les cas de maladie en particulier, je dirai quand et comment il faut en faire usage.

3° La compresse inférieure et la compresse supérieure simultanées.

De même que les deux compresses précitées s'appliquent successivement, on peut aussi les employer simultanément.

On prépare la compresse inférieure, comme cela est marqué au n° 2, puis la compresse supérieure, qu'on dépose à côté du lit. Ensuite on se déshabille, on s'étend sur la compresse inférieure, on applique la compresse supérieure et on se couvre du lit comme il est dit plus haut. Y a-t-il une personne de service, elle veillera à ce que tout soit bien couvert, pour que l'air frais n'ait aucun accès. Dans ces deux applications simultanées, il importe que la couverture étendue, dans le sens de la largeur, sous le topique inférieur, soit assez grande pour entourer et envelopper, à peu près en forme de bande, les deux topiques humides.

La durée de l'application est de trois quarts d'heure au moins, d'une heure au plus.

Les deux compresses simultanées rendent d'excellents services dans les fièvres intenses, les flatuosités, les congestions, l'hypocondrie etc...

Il y en a qui se moquent peut-être de cette opération; mais cela ne doit pas vous rebuter. Faites-la, lors même qu'elle est pénible; elle vous épargnera de l'or.

4° La compresse abdominale.

Le patient est couché sur son lit. On trempe un linge, plié en 4 ou en 6, dans l'eau froide et on le tord (pour qu'il ne dégoutte pas); puis on l'applique sur le bas-ventre (en remontant jusqu'à la région gastrique) et on recouvre soigneusement de la couverture de laine et de l'édredon (lit de plumes). La durée de l'application est de trois quarts d'heure à deux heures. Quand on va jusqu'à deux heures, il faut retremper la compresse après la première heure.

Cette compresse rend de bons services dans les douleurs gastriques, dans les crampes, et quand il s'agit de détourner le sang de la poitrine et du cœur.

Bien souvent, pour mouiller la compresse, on emploie du vinaigre en place de l'eau, ou bien une décoction de fleurs de foin, de prêle, de paille d'avoine etc..., comme je le redis souvent dans la troisième partie.

Pour ménager le vinaigre, je trempe un linge plié en deux dans un liquide moitié eau moitié vinaigre, et je l'applique, puis je mets par-dessus un autre linge mouillé dans l'eau pure et plié en 3 ou en 4. Se couvrir comme il est dit ci-dessus.

5° Glace, saignées, sangsues, ventouses.

L'on m'a souvent demandé quelles règles je suivais pour les saignées, l'application de la glace, des sangsues etc... Je vais les tracer ici en peu de mots.

Si, en signe de réconciliation, vous froncez les sourcils et offrez le poing à votre ennemi, vous aurez moins de succès que si, de bonne humeur et avec un regard bienveillant, vous lui présentez une main amicale. Ce tableau me semble bien placé là où il s'agit d'une application d'eau ou de glace. De tout temps j'ai compté les applications de glace, notamment sur les parties nobles (tête, yeux, oreilles etc...), parmi les pratiques les plus rudes et les plus violentes qu'on puisse employer. Au lieu d'aider la nature à reprendre son travail, elle l'oblige à faire une chose qui ne restera pas impunie. La glace enfermée dans un linge ou dans une vessie est et restera toujours étrangère à mon laboratoire.

Figurez-vous ce contraste : à l'intérieur du corps un feu ardent, à l'extérieur un monceau de glace, entre les deux le membre souffrant et délicat, travaillé par l'un et par l'autre. C'est toujours avec anxiété que j'attendais le résultat de ce travail, et le plus souvent l'évènement a justifié mon anxiété.

Je connais un homme qui, pendant toute une année, de jour et de nuit, sans aucune interruption, avait à supporter des applications de glace sur un pied. Certes, ce serait un miracle si ce glaçon n'avait pas emporté toute fièvre, en même temps que la chaleur nécessaire à la nature ! Mais de la guérison du pied, il n'y avait pas trace.

Cependant, répliquera-t-on, dans beaucoup de cas c'était bon à quelque chose. Il est possible que le mal n'ait pu résister aux moyens violents. Mais quelles en sont les suites ? Un nombre incalculable de personnes me sont arrivées ici avec une perte partielle de la vue, une surdité plus ou moins prononcée, un rhumatisme surtout au cuir chevelu, une grande sensibilité à la tête etc... D'où cela venait-il ? „Oui, me répondait-on, c'est la funeste vessie à glace qui a fait tout le mal ; j'en souffre déjà depuis tant et tant d'années." La plupart de ces malheureux en souffriront jusqu'à la fin de leur vie.

Encore une fois, je condamne toute application de glace, et je prétends que l'eau, employée suivant mes prescriptions, est à même d'arrêter et d'éteindre le feu le plus ardent, dans quelque membre du corps qu'il sévisse. L'incendie ne pouvant pas être éteint par l'eau, la glace ne l'éteindra pas non plus. On le comprend aisément.

Je dis que l'eau, appliquée suivant les règles, procure du soulagement ; mais par là je n'entends

pas que, par exemple, dans une inflammation intérieure ou extérieure de la tête, il faille multiplier
à l'excès les maillots, les compresses etc..., là où
d'autres mettent de la glace. Cent vessies à glace
et cent compresses n'arrêteront pas l'afflux du sang
à la partie enflammée; elles augmenteront, au contraire, l'intensité de la chaleur. Il faut chercher à
détourner le sang, à le distribuer; en d'autres
termes, il faut, outre les applications sur la partie
malade, en faire sur le corps tout entier. Cet ennemi, qu'il soit par exemple à l'extérieur ou à
l'intérieur de la tête, je l'attaquerais tout d'abord
aux pieds du patient, et peu à peu je le poursui-
vrais par tout le corps.

D'ailleurs, à moi aussi la glace rend d'excellents
services, mais indirectement: elle rafraîchit l'eau
en été, quand celle-ci va devenir tiède.

Quelle est ma manière de voir sur les saignées
et les sangsues, sur toute méthode de soustraire
du sang?

Il y a cinquante, quarante, trente ans, on ren-
contrait rarement une femme qui ne se fît saigner
deux, trois ou quatre fois chaque année; les jours
de demi-fête et, cela va de soi, les signes astrono-
miques de bon augure étaient marqués en rouge
ou en bleu dans l'almanach, dès le jour de l'an.
Les médecins de la campagne et autres, les baigneurs et les barbiers appelaient leur propre travail une boucherie. Les couvents même avaient
une époque fixe pour la saignée, marquée d'avance
comme les jours de jeûne. Avant l'opération sanglante on se souhaitait bonne chance et après coup
on se félicitait mutuellement. Cela n'était pas une
bagatelle. Un ecclésiastique de ces temps-là assu-
rait qu'il s'était, trente-deux ans durant, fait saigner
quatre fois par an et que chaque saignée lui avait
coûté 8 onces de sang, ce qui fait $8 \times 4 \times 32 = 1024$
onces de sang !

A côté de la saignée on avait les sangsues, les
ventouses etc... Tout cela était bien organisé

pour tout le monde, jeunes et vieux, grands et petits, hommes et femmes.

Comme les temps changent! Cette manière de faire passait longtemps pour le *unum necessarium*, pour l'unique et nécessaire moyen de rester en bonne santé. Qu'en pense-t-on aujourd'hui? On se moque de ce préjugé, de cette science des anciens qui s'imaginaient qu'un homme quelconque peut avoir trop de sang. Un médecin-littérateur de pays étranger et disciple d'une école nouvelle me disait, il y a environ deux ans, qu'il n'avait jamais vu de sangsues. Beaucoup de médecins attribuent l'anémie de notre époque aux funestes pratiques du passé, aux abus de la saignée. Ils n'ont peut-être pas tort; mais de là ne provient pas tout le mal.

Voici ma conviction: Dans l'organisme humain tout concorde merveilleusement, la partie avec la partie et chaque partie avec le tout, si bien qu'on est obligé de voir dans la constitution du corps de l'homme une œuvre d'art unique, dont l'idée n'a pu exister que dans une intelligence infinie et dont la réalisation n'a été possible qu'à la toute-puissance du Créateur. Le même ordre, la même mesure, la même harmonie se trouvent entre l'absorption et la consommation des substances nécessaires à l'entretien et à la conservation du corps, pourvu que l'homme libre et raisonnable use sagement des dons de Dieu, ne renverse point l'ordre par l'abus des bienfaits d'en-haut, ne porte pas le désaccord dans l'harmonie. S'il en est ainsi, je ne comprends pas comment la formation du sang, la plus importante de toutes les fonctions de l'organisme, devrait s'effectuer sans ordre, sans nombre et sans mesure, c'est-à-dire d'une manière déréglée et démesurée.

Chaque enfant — je me représente ainsi la chose — reçoit de sa mère, au moment de la naissance, une certaine quantité de substances propres à la formation du sang; peu importe la dénomination qu'on donne à ces substances, sans lesquelles toute sanguification est impossible. Si ces substances disparaissent, la sanguification s'arrête, la vie com-

mence à languir et la mort finit par se présenter.
Or, toute déperdition de sang, quelle se fasse soit
par une blessure ou une saignée, soit par des sangsues ou des ventouses, fait disparaître une partie
plus ou moins grande de ces substances vitales,
condition essentielle de la sanguification. Toute
soustraction de sang abrège donc la vie, puisque
c'est dans le sang que réside la vie.

L'on réplique : Rien ne marche plus vite que la
formation du sang; perdre du sang, gagner du
sang, c'est presque tout un.

La formation du sang s'opère avec une rapidité
merveilleuse, je l'admets volontiers. Mais pardonnez-
moi un argument tiré de l'expérience, qui intéresse
certainement mes lecteurs de la campagne. Comment font les paysans qui veulent engraisser rapidement un animal? Ils lui enlèvent par la saignée
une grande portion de sang. En peu de temps un
sang nouveau et abondant se sera formé, tandis
que l'animal prospère et gagne extraordinairement
en graisse. Au bout de 3 ou 4 semaines on opère
une nouvelle saignée, puis on nourrit de nouveau
d'une manière copieuse et substantielle. Le succès
est splendide, et l'animal, même s'il est vieux, aura
à l'abattoir un sang aussi abondant et aussi beau
que s'il était tout jeune. Mais examinez de près ce
sang artificiel, et vous trouverez qu'il est aqueux,
fade, sans force vitale. L'animal n'a pas de vigueur
et est incapable de rien supporter, de rien travailler, et s'il n'est pas abattu à bref délai, il suc-
combera à l'hydropisie.

En est-il autrement chez l'homme? Quiconque a
atteint la soixantaine et possède un peu d'expérience, sait très bien combien la saignée excessive
des parents avait de l'influence sur les capacités,
les talents et la durée de la vie de leurs enfants.
Cet homme cité plus haut, qui perdait tant et tant
d'onces de sang, mourut d'hydropisie à l'âge le plus
beau. Et si une femme — je cite des faits — devient
faible et malade à la suite de 300 ou 400 saignées,
sa postérité ne doit-elle pas avoir une santé débile,

des dispositions aux crampes et d'autres infirmités ?

J'accorde naturellement qu'il peut y avoir des cas — mais qui seront toujours des exceptions — où, à défaut d'autres moyens à effet immédiat, la saignée écarte un danger momentané. En dehors de cela, je demande à tout homme raisonnable : Vaut-il mieux se laisser couper et enlever le fil de la vie, morceau par morceau, plutôt que de distribuer le sang par une application rationnelle de l'eau, si bien que les plus pléthoriques n'aient jamais trop de sang ? J'indique souvent, en temps et lieu, comment et par quelles applications cette distribution du sang doit être effectuée.

On dit habituellement que, dans les dangers imminents d'apoplexie, la saignée est la seule planche de salut. Eh bien ! je me souviens que, à la suite d'un coup d'apoplexie, un premier médecin opéra vite une saignée, tandis qu'un second médecin déclara nettement que cette saignée amènerait sûrement la mort, ce qui arriva effectivement. Ce n'est point la richesse ou l'abondance du sang, comme les gens s'imaginent, mais bien l'anémie qui, en règle générale, provoque les coups d'apoplexie. Mourir d'un coup d'apoplexie signifie ordinairement mourir faute de sang. Quand le sang s'épuise, la vie s'éteint ; quand l'huile de la lampe est consumée, la mèche cesse de brûler.

Lisez dans la troisième partie quels bons services peut rendre l'eau dans les cas d'apoplexie. Ici je dirai seulement que justement mon prédécesseur dans cette paroisse eut trois attaques d'apoplexie, et qu'au troisième coup le médecin le déclara perdu, sans espoir de guérison. Or, c'est l'eau qui le sauva non seulement pour le moment, mais le conserva encore plusieurs années à sa paroisse.

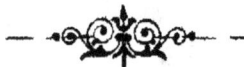

CHAPITRE IV.

LES BAINS ORDINAIRES.

~~~~~~

Dans cette partie de mon travail, je traiterai des bains de pieds, des demi-bains, des bains de siège, des bains généraux et des bains partiels.

1° BAINS DE PIEDS.

Je distingue les bains de pieds à eau froide et les bains de pieds à eau chaude.

A. Bain de pieds froid.

Le bain de pieds froid consiste à immerger, pendant une à trois minutes, les pieds dans l'eau froide jusqu'aux mollets ou jusque par-dessus les mollets.

Dans les maladies, le bain de pieds froid sert principalement à détourner le sang de la tête et de la poitrine. Généralement on le combine avec d'autres applications; parfois on l'emploie dans les cas où le malade, pour une raison ou pour une autre, ne supporte pas les bains entiers ou les demi-bains.

Chez les personnes bien portantes, le bain de pieds froid a un effet double: il repose et réconforte les membres. Il est à conseiller aux gens de la campagne, particulièrement en été, quand après une journée laborieuse ils ont des insomnies. Il délivre de la lassitude et procure un doux et paisible sommeil.

B. Bain de pieds chaud.

Le bain de pieds chaud s'emploie de différentes manières.

a) Avec l'eau chauffée à 25° ou 26° R. on mélange une poignée de sel et une quantité double de cendres de bois, on agite convenablement et on immerge les pieds pendant 10 à 15 minutes.

Quelquefois — il faut que ce soit formellement ordonné — j'administre cette sorte de bain à une température de 30° R., mais en le faisant suivre d'un bain de pieds froid durant 30 secondes seulement.

Ce pédiluve rend d'excellents services dans tous les cas où, par suite d'un état faible et maladif, d'un manque de chaleur propre etc..., les moyens rigoureux et froids ne peuvent pas facilement être employés : c'est quand il se produit peu ou pas de réaction, c'est-à-dire quand l'eau froide développe trop peu de calorique à cause du manque de sang.

Les pédiluves chauds conviennent aux personnes faibles, anémiques, nerveuses, très jeunes ou très âgées, principalement aux femmes, et ils sont bien efficaces dans les troubles de la circulation du sang, les congestions, les maux de tête et de gorge, les crampes etc...

Ils font affluer le sang aux pieds et ont un effet sédatif.

Je ne les conseille pas aux personnes qui transpirent beaucoup aux pieds.

Nos campagnards connaissent très bien l'usage des pédiluves chauds, dont l'efficacité est beaucoup utilisée.

*b) Le bain de pieds aux fleurs de foin** a un effet très salutaire. — On verse de l'eau bouillante

---

* On appelle fleurs de foin tout ce qui tombe du foin et du regain : semences, fleurs, feuilles. On peut se servir aussi du foin et du regain dans le même but.

sur un petit tablier plein de fleurs de foin (3 ou même 5 poignées); puis on recouvre le vase et on laisse refroidir jusqu'à la température agréable de 25 à 26° R.

Il importe peu, pour faire usage de l'infusion, que les fleurs de foin restent dans le liquide ou qu'on les en retire. Les gens ordinaires laissent le tout ensemble, ce qui est plus simple et ne fait point perdre de temps.

Ces bains de pieds ont une action résolutive, éliminatrice et confortante; on les emploie avantageusement pour les pieds malades, la transpiration aux pieds, les plaies ouvertes, les contusions de tout genre (causées par une percussion, un heurt, une chute, que le sang ait coulé ou qu'il soit resté dans l'épaisseur de la peau), les tumeurs, la goutte aux pieds, la cartilaginification aux orteils, la pourriture entre les orteils, les abcès aux ongles, les lésions produites par des souliers trop petits, etc... En somme, on peut dire : Ces pédiluves sont utiles aux pieds dont les humeurs sont malsaines et disposées à se corrompre, plutôt que saines et fraîches.

Un homme souffrait horriblement de la goutte aux pieds, les douleurs lui arrachaient des cris. Un de ces pédiluves, suivi d'un emmaillotement des pieds (le linge ayant été trempé dans l'infusion), le délivra de ses terribles douleurs dans l'espace d'une heure.

c) Le bain de pieds à la paille d'avoine. — On fait bouillir pendant une demi-heure de la paille d'avoine dans une chaudière et on utilise la décoction pour le bain de pieds à une température de 25 à 26° R. La durée de ce pédiluve est de 20 à 30 minutes.

D'après mon expérience, rien ne surpasse ces pédiluves pour tous les cas où il s'agit de résoudre une induration quelconque aux pieds. C'est ainsi qu'ils rendent service contre les cartilaginifications, les tubérosités etc..., suites de la goutte, de l'arthrite, de la podagre ; contre les cors aux pieds, les ongles incarnés et putrides, les ampoules causées par une marche forcée. On peut traiter par ce pédiluve même les pieds qui ont des ulcères purulents, et les orteils blessés par une sueur trop âcre.

Un homme coupa un cor à son pied. Les orteils s'enflammèrent, la plaie de nature douteuse fit songer à un empoisonnement du sang. Trois pédiluves à la paille d'avoine par jour et autant de maillots, trempés dans la décoction et enveloppant le pied jusqu'au-dessus de la cheville, guérirent le membre dans l'espace de quatre jours.

Un malade était exposé à perdre tous les orteils d'un de ses pieds, qui s'en allaient en putréfaction. Des tumeurs d'un teint livide firent craindre un empoisonnement du sang. Les pédiluves et les maillots amenèrent la guérison en peu de temps.

Dans bien des cas je prescris pour les susdits bains de pieds, comme je le fais pour les bains généraux à eau chaude, la triple alternative. Voir plus loin le passage qui s'y rapporte. Ici comme là on finit toujours par l'application froide. Néanmoins le premier genre de bains de pieds à eau chaude mêlée de sel et de cendres (25 à 26°) fait toujours exception; car il a pour but d'attirer d'une manière intense le sang dans les extrémités inférieures et de le distribuer dans ces membres. Si, par conséquent, on le faisait suivre d'un bain froid comme application finale, le sang serait de nouveau chassé vers le haut, et il ne redescendrait plus avec autant d'abondance que la première fois, où il avait été attiré par l'eau chaude mêlée de sel et de cendres. De cette façon, l'effet voulu serait manqué. Le bain de pieds chaud avec sel et cendres n'est donc jamais suivi d'un bain froid. (Voir p. 48.)

d) Je vais citer encore une sorte de bain de pieds qui est de nature moins liquide que solide. Si vous avez l'occasion d'en profiter, ne la négligez pas. Souvent, très souvent je l'ai employé avec beaucoup de succès.

Mettez dans un baquet de la *drêche* encore chaude (orge avec laquelle on a fait de la bière). Les pieds s'y plongent facilement et s'y trouvent très bien. Ce bain peut durer de 15 à 30 minutes, et son efficacité est remarquable dans les cas de rhumatisme, de goutte ou d'autres infirmités de ce genre. — Si, en place de la drêche, on prend du *marc* de raisins, l'action n'en sera que plus puissante. S'asseoir dans et sur le marc de raisins est une pratique connue dans les vignobles et donnant des résultats très favorables.

Voici encore une remarque qui concerne les bains de pieds en général : les personnes qui ont des varices ne doivent faire remonter leur pédiluve que jusqu'à l'origine des mollets, jamais plus haut, et ne pas augmenter la température au delà de 25° R.

Je ne prends et ne prescris jamais des bains de pieds à eau simplement chauffée, sans aucune addition médicamenteuse.

2° DEMI-BAINS.

En général, je comprends sous cette dénomination les bains localisés qui immergent le corps tout au plus jusqu'au milieu du ventre, jusqu'à la région de l'estomac ; très souvent ils restent à une hauteur moindre. Il me fallait un moyen terme entre le bain général et le bain de pieds, et cette application intermédiaire, je la désigne sous le nom de demi-bain.

Le mode opératoire est triple :

1° *Se tenir debout dans l'eau* remontant au-dessus des mollets ou au-dessus des genoux ;

2° *S'agenouiller dans l'eau* de manière que les jambes et les cuisses soient immergées ;

3° *S'asseoir dans l'eau*. Ce troisième mode seul mérite proprement le nom de demi-bain : le niveau de l'eau s'élève jusqu'à la région ombilicale.

Ces trois modes opératoires, pour lesquels on prend toujours de l'eau froide, comptent parmi les meilleurs moyens de s'endurcir. Ils conviennent par

conséquent aux personnes en bon état de santé
qui veulent devenir plus fortes encore, aux personnes faibles qui désirent s'aguerrir, aux convalescents qui cherchent à récupérer leurs forces et
une santé parfaite. Dans les cas de maladie il faut
que l'emploi du demi-bain soit formellement prescrit; autrement on ne doit pas en faire usage,
puisqu'il pourrait faire du tort.

Le demi-bain, soit pour les personnes bien portantes, soit pour les malades, est toujours un traitement partiel, c'est-à-dire il est combiné avec d'autres applications, et sa durée varie entre 30 secondes et 3 minutes.

Les deux premiers modes (se tenir debout dans
l'eau et s'agenouiller dans l'eau) m'ont toujours
rendu, au commencement du traitement hydrothérapique, beaucoup de services chez les sujets qui,
pour une raison ou pour une autre, avaient complètement perdu leurs forces. Je n'entre pas dans
les détails; je remarque seulement qu'il y a beaucoup de personnes qui, au début, ne supportent
pas la pression d'un bain général. Ne passez pas
cette circonstance avec un dédaigneux sourire. Volontiers je vous citerais, non pas plusieurs, mais
des centaines d'exemples vivants et frappants des
personnes les plus diverses d'âge et de condition.
Ce sont justement ces personnes-là qui (à cause de
leur débilité) m'ont donné l'idée de ces deux modes
d'application; leur état exigeait ce traitement dis-
cret, modéré et plein d'égards, pendant de longues
semaines, jusqu'à ce qu'elles fussent en état de
supporter davantage.

Aux deux premiers modes opératoires on associe
ordinairement un autre moyen d'endurcissement,
qui consiste à immerger les bras jusqu'aux épaules
(cf. moyens de s'endurcir). Cette opération constitue
un traitement entier (consistant en deux applications partielles) qui fortifie la nature et que j'emploie spécialement contre les pieds froids.

Le troisième mode d'opération, le demi-bain proprement dit, mérite toute notre attention; je le

recommande chaudement à toutes les personnes
bien portantes. Les infirmités qui ont leur siège
dans le bas-ventre — il y en a une multitude, et
leur cause remonte toujours au manque d'endurcissement, aux habitudes de mollesse — sont dé-
truites dans leur germe ou, quand elles existent
déjà, disparaissent par cette application. Ces demi-
bains ont une action confortante sur le bas-ventre,
conservent et augmentent les forces. Des milliers
de personnes portent une ou deux et même trois
ceintures et autre chose encore. Est-ce que ces
ceintures enlèvent le mal? Au contraire, elles l'ag-
gravent souvent, elles amollissent et débilitent la
pauvre nature. Essayez-donc lentement, mais réso-
lument notre demi-bain! Les plaintes au sujet
d'hémorroïdes, de coliques gazeuses, d'hypocondrie,
d'hystérie etc... diminueraient bientôt; car ce sont
des infirmités qui, dans l'abdomen malade et débilité, exercent une action funeste sur l'imagination.

Quant aux personnes bien portantes, je leur conseille de se laver le haut du corps à l'heure du
lever, et de prendre notre demi-bain dans l'après-
midi ou la soirée. N'ont-elles pas le temps de se
laver ainsi le matin, eh bien! qu'elles fassent alors
cette lotion (de la poitrine et du dos) au moment
où ils prennent le demi-bain.

Quelques exemples vont éclaircir l'usage à faire
de nos trois applications dans les cas de maladie.

Un jeune homme se trouvait tellement affaibli
par le typhus qu'il était incapable de faire n'importe quel travail. Durant une certaine période de
temps il s'agenouilla tous les deux ou trois jours
dans l'eau froide, chaque fois pendant 1 minute
d'abord, plus tard pendant 2 ou 3 minutes. Il se
rétablit peu à peu et devint fort comme auparavant.

Quelqu'un souffrait de violentes congestions provenant, comme c'est fréquemment le cas, du bas-
ventre. Il se lava énergiquement, le premier jour,
le haut du corps; le deuxième jour, il s'agenouilla
dans l'eau. Il poursuivit cette opération alternative

pendant un certain temps et fut délivré de son infirmité.

Les maux d'estomac, provenant de flatulence ou de gaz retenus, disparaissent par le même moyen.

Un effet tout spécifique de notre demi-bain, c'est l'expulsion des gaz, qui, après les maladies, comptent parmi les inconvénients qui molestent le plus.

3° BAINS DE SIÈGE.

Les bains de siège sont à eau froide ou à eau chaude.

A. Bains de siège à eau froide.

Les bains de siège sont administrés dans des appareils spéciaux (fig. 2) ou, à leur défaut, dans des cuveaux en bois, en fer-blanc ou en zinc,

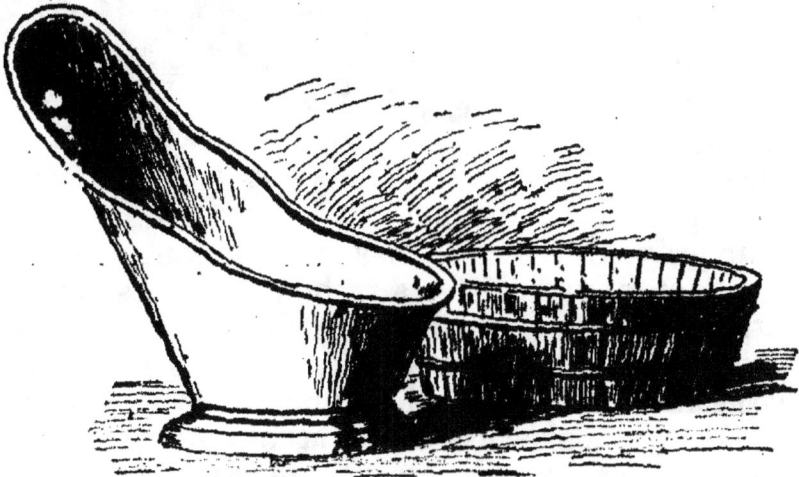

Fig. 2.   Fig. 3.

larges, mais peu élevés (fig. 3), dans lesquels on met une quantité d'eau suffisante pour que le niveau monte au quart ou au cinquième de la hauteur. Mis à nu, on se place dans la baignoire, comme sur une chaise, de manière à immerger le corps jusqu'à la région des reins, ainsi que la partie supérieure des cuisses. Le reste des cuisses, les jambes et les pieds restent en dehors de l'eau (fig. 4). Avec quelque pratique il n'est pas nécessaire de se déshabiller complètement. La durée de ce bain est d'une demi-minute à trois minutes.

Ces bains de siège froids comptent, avec les demi-bains, parmi les applications hydrothérapiques les plus importantes et les plus efficaces, spécialement pour le bas-ventre. Ils ont une grande efficacité pour l'expulsion des gaz, facilitent la digestion laborieuse, de même que les selles, règlent la circulation du sang et fortifient l'organisme ; par conséquent on ne peut pas assez les recommander dans la chlorose, les pertes de sang, les affections les plus délicates des organes abdominaux. Personne n'a lieu de craindre cette application froide, qui ne dure qu'une ou deux minutes : bien ordonnée, elle ne peut jamais faire de mal.

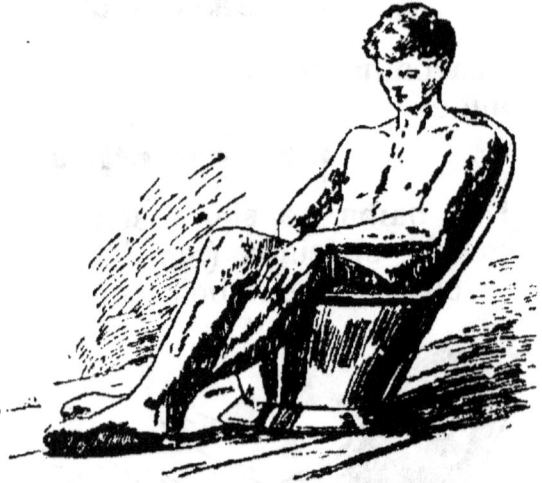

Fig. 4.

Pour prévenir les refroidissements, pour s'aguerrir au froid et pour résister aux changements de température souvent si nuisibles, on fait bien de prendre fréquemment des bains de siège, en se levant pendant la nuit. On se réveille à une heure quelconque, on se lève, on s'assied dans la baignoire, et sans s'essuyer on se remet au lit. Je ne dis pas qu'il faille répéter cette opération trop souvent, parce que, en attirant trop le sang dans les parties anales, elle pourrait favoriser les hémorroïdes. Il suffit de la faire 2 ou 3 fois par semaine.

Si le sommeil doux et paisible vous fuit dès le début de la nuit ou que vous vous réveilliez pendant la nuit sans pouvoir vous rendormir, en un mot, si vous avez des insomnies, ne manquez pas d'avoir recours au bain de siège froid. Une

séance d'une ou de deux minutes calme les nerfs
et procure un repos agréable.

Longtemps un malade ne pouvait dormir qu'une
ou deux heures : il se tournait et se retournait
dans son lit, s'arrêtant à toutes sortes de pensées
et finissant par se trouver dans une surexcitation
impossible. Les bains de siège lui amenèrent l'hôte
ardemment désiré : le repos.

Si le matin vous avez la tête lourde et embar-
rassée ou si au lever vous êtes plus fatigué qu'au
coucher, alors n'hésitez plus : prenez un bain de
siège.

Je recommande aussi très chaudement le bain
de siège froid à toutes les personnes bien portantes.

B. Bains de siège à eau chaude.

Pour les bains de siège chauds je ne me sers
jamais d'eau pure : j'y mêle toujours soit de la prêle,
soit de la paille d'avoine, soit des fleurs de foin.

La préparation de ces trois bains se fait de la
même manière : on répand de l'eau en ébullition
sur la plante et on laisse le mélange mitonner un
certain temps. Puis on écarte le vase du feu, on
laisse refroidir jusqu'à 24 ou 26°, rarement à 30° R.;
enfin on verse le tout, herbe et décoction, dans
une baignoire et on s'assied dedans pendant 15 minutes. Comme ce serait dommage de jeter ensuite
la décoction, je l'utilise pour deux autres bains,
dont l'un se prend 3 ou 4 heures plus tard, et le
troisième une heure après le second, mais ces deux
derniers dans la décoction refroidie, chacun pendant 1 ou 2 minutes.

Je permets ces bains de siège aux herbes tout
au plus 2 ou 3 fois par semaine, le plus souvent
alternativement avec des bains froids ; je les emploie surtout pour la guérison d'affections invétérées, telles que les hémorroïdes externes, les fistules à l'anus, les maladies du cæcum etc...

Une hernie n'empêche pas d'utiliser ces sortes
de bains.

a) Le *bain de siège à la prêle* rend de précieux services dans l'état convulsif et rhumatismal des reins et de la vessie, dans l'infirmité de la gravelle et de la pierre, dans les embarras des voies urinaires.

b) Le *bain de siège à la paille d'avoine* est un excellent bain pour toutes les affections de la goutte.

c) Le *bain de siège aux fleurs de foin* a une action plus générale, et, à défaut de prêle et de paille d'avoine, on l'emploie, sans doute avec moins de profit, dans toutes les affections abdominales citées plus haut. Il m'a toujours rendu de bons services comme agent résolutif des engorgements du bas-ventre, dans le traitement des tumeurs extérieures, de l'herpès circinal *(zona)*, des constipations, des hémorroïdes, des affections convulsives et de la colique venteuse.

4° BAINS GÉNÉRAUX.

Les bains généraux, appelés aussi bains entiers ou bains complets, se divisent également en bains froids et en bains chauds, et rendent service aux malades et aux personnes bien portantes.

A. Le bain froid

se prend de deux manières : ou bien on immerge (debout ou couché) le corps entier dans l'eau froide, ou bien, pour éviter la pression de l'eau sur les poumons (ce qui, du reste, n'offre jamais de danger), on entre dans l'eau jusqu'aux aisselles, de manière que la pointe des poumons reste libre, pendant qu'on se lave lestement le haut du corps avec la main ou avec une serviette de grosse toile.

La durée du bain froid général est d'une demi-minute au minimum, de 3 minutes au maximum.

C'est là ma manière de voir, sur laquelle je reviendrai encore plusieurs fois. Ici je vous fais seulement observer que, il y a vingt ans, j'étais d'un avis différent : je prescrivais des bains de plus longue durée, et j'étais dans la persuasion que les établissements d'hydrothérapie ne s'écartaient pas beaucoup de la meilleure méthode.

Une longue expérience et la pratique journalière sur moi et sur d'autres ont modifié mes idées et m'ont appris d'une manière irrévocable que, dans les bains à eau froide, le vrai et juste principe est le suivant : *Plus la durée du bain froid est courte, plus son action est bonne* Celui qui reste une minute dans le bain froid général, agit plus sagement que celui qui y reste cinq minutes.

Je condamne absolument tout bain de ce genre, s'il dure plus de trois minutes, que ce soit des malades ou des personnes bien portantes qui en usent.

Cette conviction, que des faits innombrables ont produite et confirmée, explique pourquoi j'ai des idées particulières sur la méthode dure et rigoureuse de certains établissements hydrothérapiques et sur la manière imprudente de se baigner en été.

A propos de ce dernier point, il y a des gens qui se baignent une ou même deux fois par jour pendant une demi-heure. Je ne veux point parler des bons nageurs, qui s'agitent beaucoup et qui, au sortir de l'eau, se nourrissent bien. Une nature robuste supplée promptement ce que le bain lui a soustrait. Mais les personnes qui ne savent se remuer dans l'eau et qui, durant une demi-heure, se traînent dans la rivière comme des tortues, ces personnes non seulement n'en retirent aucun profit (l'ablution de la peau leur aurait coûté moins cher); mais un pareil bain, surtout s'il est répété souvent, leur nuit beaucoup, parce qu'il énerve et fatigue. Au lieu de faire du bien à l'organisme, il exerce sur lui une action spoliatrice : au lieu de le fortifier et de le nourrir, il le ronge et l'amaigrit.

a) Le bain froid des personnes bien portantes.

On m'a prié souvent de ne pas oublier que l'application de l'eau froide n'est en somme qu'une soustraction de calorique, et que la soustration de calorique est préjudiciable aux anémiques et augmente beaucoup la sensibilité des nerfs.

Tout cela est vrai, quand il s'agit d'applications rudes, comme celles dont il était question tout à l'heure ; mais mes applications, c'est-à-dire dans le cas particulier les bains généraux froids, conviennent tout d'abord en toute saison, été et hiver aux personnes bien portantes, et je prétends que ce sont précisément ces bains qui contribuent largement au maintien de la santé ; ils purifient et stimulent la peau, rafraîchissent, animent et fortifient l'organisme tout entier. En hiver, il ne faut guère prendre plus de deux bains par semaine ; un seul suffit pour huit ou même pour quinze jours.

Touchons encore, en passant, à deux points.

Pour conserver la santé, il est très important de s'aguerrir aux variations de l'air, aux changements de température. Malheur à qui le moindre souffle de vent dérange le poumon, la gorge, la tête, et qui est réduit à consulter, à tout moment, la flèche de la girouette ! L'arbre situé en plein air est insensible à l'ouragan et au calme, à la chaleur et au froid ; il affronte le vent et la pluie, il est endurci. Usez de notre bain, et vous serez semblable à cet arbre vigoureux.

Il y a beaucoup de gens à qui on ne peut enlever la répugnance de l'eau froide : ils ont l'idée fixe de la soustraction de calorique. Le froid affaiblit, affaiblit nécessairement, disent-ils, si à l'application du froid ne succède pas immédiatement une sensation de chaleur. Oui, très bien, je l'accorde. Mais je prétends que, abstraction faite des nombreux exercices de mouvement que nos principes exigent pour chaque application d'eau froide, nos bains froids n'enlèvent pas de chaleur à la nature ; au contraire, ils la lui conservent avec soin. Au lieu de raisonner, posons une simple question : Si un homme, affaibli et amolli par le séjour habituel dans la chambre et n'osant sortir en hiver que dans les cas urgents, parvient à s'endurcir par les bains ou les lotions au point de pouvoir, sans crainte, se promener en plein air et n'être plus guère sensible aux intempéries de la mauvaise saison, ne doit-il pas avoir acquis plus de chaleur naturelle? Ne serait-ce qu'un faux semblant, une illusion?

Un exemple entre beaucoup d'autres : Un homme de distinction, d'une soixantaine d'années, avait une horreur extrême de l'eau. Quand il se préparait à sortir, il rassemblait avec le plus grand soin tous ses effets d'habillement de laine : tous les refroidissements possibles et impossibles auraient pu être la suite d'un oubli impardonnable. Il avait le cou si peu tolérant, qu'il ne pouvait plus suffisamment l'envelopper et le garantir. Voilà qu'un beau jour le *rustre* intervint : avec un malin plaisir il ordonna nos bains froids généraux. Monsieur se soumit. Et les suites? Elles furent extraordinairement favorables. Au bout de quelques jours eut lieu le premier dépouillement ; la première chemise de laine et de flanelle fut bientôt suivie de la seconde, et les cache-nez prirent le même chemin. La journée où il ne pouvait prendre son bain général lui semblait du temps mal employé, tant il s'était aguerri aux intempéries. Ce qui plus est, il ne prenait pas ses bains dans la chambre chauffée ; au mois d'octobre encore il allait journellement à la rivière, dont l'eau froide lui souriait plus que celle de sa baignoire domestique.

Voici les questions principales auxquelles nous avons à répondre :

Dans quel état, dans quelles dispositions doit être le corps sain pour user avec profit des bains froids généraux?

Combien de temps peut-il séjourner dans l'eau?

Dans quelle saison est-il le plus facile de commencer cette cure d'endurcissement?

Afin d'être dans les dispositions voulues pour un bain froid, il faut que le corps tout entier soit parfaitement chaud. Si donc vous êtes bien réchauffé, soit auprès du poêle, soit par le travail ou la marche, vous vous trouvez dans l'état prescrit.

Quand, au contraire, vous éprouvez quelque frisson, ou que vous avez les pieds froids, ne prenez jamais un bain froid, avant de vous être convenablement réchauffé par un exercice. Si par contre vous transpirez ou que vous soyez même tout en nage, ne craignez rien, mais prenez tranquillement votre bain froid (pourvu toutefois que vous soyez bien portant).*

Il y a beaucoup de gens, même des gens de réflexion et de sang-froid, qui ne craignent rien tant que l'immersion froide au moment où le corps est en sueur. Et pourtant rien n'est moins dangereux. Oui, j'ose soutenir la proposition bien étudiée et basée sur une longue expérience: plus la sueur est abondante, mieux cela vaut et plus le bain sera efficace.

Nombre de personnes, qui avaient cru que cette *cure de cheval* produirait nécessairement un coup d'apoplexie, ont déposé, après un seul essai, toute crainte et tout préjugé.**

Qui donc, en rentrant tout en nage, quand le liquide salin lui coule du visage et que les doigts semblent vouloir se coller ensemble, qui donc hésite ou craint de se laver les mains et la figure, même la poitrine et les pieds? Chacun le fait, car il s'en trouve bien. Est-ce que l'effet — c'est une conclusion nécessaire — ne doit pas être le même pour le reste du corps? Ce qui fait tant de bien aux parties, sera-t-il funeste à l'ensemble?

J'aime à croire que la crainte de l'effet nuisible du bain froid sur les personnes en sueur provient de ce que certaines gens, s'exposant en pleine transpiration à la température froide, à l'air frais ou au courant d'air, ont ruiné leur santé pour toute la vie. C'est bien vrai.

Je vais encore plus loin: bien des hommes en

---

* Si on est mouillé par la pluie, il ne faut pas songer à une application d'eau quelconque, on s'en trouverait mal. J'ajoute, à cette occasion, qu'au sortir du bain il ne faut jamais mettre des habits mouillés; ils doivent toujours être bien secs.

** Voir ce qui est dit dans la troisième partie sur la *transpiration*.

sueur ont cherché dans l'eau froide le germe de
graves maladies. Mais qu'est-ce qui en est la cause?
La transpiration ou le bain froid? Ni l'un ni l'autre.
Comme en toutes choses ici-bas, de même aussi
dans notre question en particulier, c'est le *comment*
qui est important, c'est-à-dire il importe de savoir
comment les hommes en sueur ont à employer
l'eau froide. Avec un simple couteau de table ou
de poche un fou furieux peut faire un mal énorme.
Une application déraisonnable peut changer une
chose très bonne en une chose très mauvaise. Ce
qui est étrange, c'est qu'alors on condamne la chose
elle-même et non point les abus préjudiciables.

Ce qui importe donc, c'est le comment. Si en ce
point on fait à sa tête, on en supportera les conséquences, dont on est seul responsable.

Nous voici maintenant à la deuxième question:
Combien de temps un homme en bonne santé peut-
il rester dans le bain froid entier?

Un monsieur, à qui j'avais prescrit deux bains
froids entiers par semaine, revint après quinze jours,
se plaignant amèrement de ce que son état avait
empiré considérablement, que toute sa personne
était comme une statue de glace. Il avait l'air
souffrant, et je ne compris pas que l'eau dût, cette
fois, m'avoir trahi. Je lui demandai s'il avait fait
l'application exactement d'après mes prescriptions,
et il répondit: „J'ai tout fait très scrupuleusement,
j'ai même fait davantage; car, au lieu d'une minute,
je suis resté cinq minutes dans l'eau, mais alors je
n'ai plus pu me réchauffer." Notre homme se cor-
rigea, il opéra exactement, et bientôt il eut recouvré
sa chaleur naturelle et sa fraîcheur d'autrefois.

Ce cas est l'image de tous les cas où l'eau doit
avoir causé un préjudice. Ce n'est pas l'eau qui
sorte de son rôle; les coupables sont les hommes
imprudents et inexacts qui, la faute commise, n'ont
rien de plus pressé que d'accuser l'eau innocente.

Pour prendre le bain froid entier, il faut jeter rapidement les habits et s'étendre dans l'eau pendant

une minute. Si vous êtes en transpiration, asseyez-vous dans la baignoire, c'est-à-dire ne vous plongez dans l'eau que jusqu'à l'épigastre, et lavez-vous avec diligence et vigueur le haut du corps; puis faites une immersion momentanée jusqu'au cou, sortez de l'eau sans retard et, sans vous essuyer, habillez-vous en toute hâte. L'ouvrier des champs et le manœuvre peuvent se remettre immédiatement au travail; les autres se donneront du mouvement (durant un quart d'heure au moins) jusqu'à ce que le corps soit complètement séché et réchauffé. Il est indifférent de le faire à la maison ou à l'air libre; moi personnellement je préfère, même en automne et en hiver, la promenade ou l'exercice en plein air.

Ce que vous faites, ami lecteur, faites-le raisonnablement et ne dépassez jamais la juste mesure. N'oubliez pas que le nombre des bains froids complets ne doit point facilement aller au-delà du chiffre 3 per semaine.

Quand faut-il débuter dans l'emploi des bains froids?

On ne peut jamais commencer assez tôt l'important travail d'endurcir le corps ou, ce qui revient au même, de le garantir contre les infirmités, de le rendre susceptible de résistance. Mettez-vous à l'œuvre dès aujourd'hui, mais commencez par les moyens faciles. Si vous débutiez par les exercices pénibles, vous risqueriez de perdre courage. Si vous êtes vigoureux, vous pourrez prendre des bains froids entiers après quelques applications préparatoires (cf. moyens de s'endurcir); mais si vous êtes faible, il faudra plus de temps pour vous mettre dans les conditions voulues.

C'est un chapitre très important. Avant tout, ne cherchez pas à forcer les choses, en voulant entreprendre sans transition, tout d'un coup, les exercices les plus rigoureux. Ce serait une absurdité.

Un médecin conseilla un jour à une personne atteinte de fièvre typhoïde de se mettre dans l'eau froide pendant un quart d'heure. Le malade le fit et en eut un tel frisson que, dans la suite, il ne voulut plus jamais rien savoir d'un pareil bain de santé et qu'il ne put assez le maudire. Après l'opération, l'homme de l'art déclara qu'on ne pouvait plus faire d'applications d'eau au malade et qu'au reste le malade était perdu. On m'apporta alors cette sentence de mort. Au lieu de désespérer de la guérison, je donnai le conseil d'essayer encore une fois l'eau, mais de n'y rester que 10 secondes (non un quart d'heure). On obéit, et le résultat fut visible : au bout de quelques jours le malade était remis.

Quand je vois de pareils errements, je suis toujours tenté de croire qu'on fait, à dessein, des applications d'eau d'une manière si rude, si déraisonnable, si violente, pour effrayer et rebuter le public, au lieu de lui inspirer la confiance pour l'élément humide. Je suis un original, je le sais bien ; c'est pour cela qu'on ne m'en voudra pas pour ces idées baroques.

Les personnes qui veulent s'y mettre sérieusement feront bien au début, après l'emploi des moyens de s'endurcir, d'essayer encore les lotions totales et, si le lavage à l'heure du coucher ne les excite pas ou ne leur cause pas d'insomnie, de les pratiquer le soir ; dans le cas contraire, c'est le moment du lever qu'elles choisiront pour cette opération. De cette manière on ne perd pas de temps. Si vous ne pouvez, le matin, vous mettre de suite à un vigoureux travail manuel, ni vous donner beaucoup de mouvement, recouchez-vous pendant un quart d'heure, jusqu'à entier réchauffement et séchage de la surface cutanée.

Cette opération, faite 2 à 4 fois par semaine ou même chaque jour, constitue la meilleure préparation à notre bain froid entier. Essayez donc une fois ! Au premier malaise succédera bientôt un bien-être général, et ce qui vous inspirait de l'horreur, sera pour vous désormais presque un besoin.

Un homme de ma connaissance s'immergeait, pendant dix-huit ans, chaque nuit dans son bain froid entier. Cette prescription ne venait pas de moi, mais il ne voulut absolument pas laisser cette habitude, et, les dix-huit ans durant, il ne fut pas malade un seul instant.

D'autres qui, dans la même nuit, visitaient 2 ou 3 fois leur baignoire, je dus les retenir, le leur défendre. S'ils avaient trouvé cette pratique dure ou intolérable, telle qu'on aime à la dépeindre, ils l'auraient certainement laissée.

Quiconque veut sincèrement s'endurcir, conserver et affermir sa santé, celui-là ne perdra pas de vue le bain froid entier*; il ne se contentera pas du bon propos.

Les populations, races et familles vigoureuses étaient, de tout temps, des amies fidèles de l'eau froide, en particulier de notre bain. Plus notre siècle devient efféminé, plus il est temps de faire un retour aux idées et aux principes sains et rationnels des ancêtres.

Il y a encore maintes familles, surtout des familles nobles, des hommes distingués, qui regardent notre hydrothérapie comme une tradition de leurs pères, une règle d'hygiène, un moyen de conservation, dont leurs descendants doivent rester en possession.

Pourquoi donc rougirions-nous de notre cause?

b) *Le bain froid des malades.*

Nous indiquerons exactement dans les cas de maladie (troisième partie) quand et combien de fois le bain froid entier devra être employé. Nous ne ferons ici que quelques observations générales.

Une nature saine, un organisme vigoureux est en état d'éliminer de soi-même les éléments morbides, tandis qu'il faut soutenir le corps malade et affaibli par la maladie, l'aider à faire de nouveau ce travail. A ce point de vue, le bain froid entier est d'un secours bien efficace, un puissant moyen de confortation.

Le bain froid général trouve son usage principal

---

* Voir quelques effets en détail dans la troisième partie, à l'article *transpiration.*

dans les maladies inflammatoires, c'est-à-dire dans les maladies qui sont précédées et accompagnées de fièvre violente. Les fièvres de 39° à 40° et au delà sont le plus à craindre : elles enlèvent la force, brûlent et détruisent l'organisme du corps humain. Si le malade en réchappe, il devient très souvent la victime du dépérissement. La méthode expectante, qui consiste à observer le développement du terrible incendie, me paraît dangereuse, pleine de fatales conséquences. Que peut faire dans ces cas la recette d'*une cuillerée par heure*, la quinine si chère, l'antipyrine à si bon marché, la mixture vénéneuse de digitale si préjudiciable à l'estomac? Les médicaments sont et resteront dans ces brasiers de bien faibles antipyrétiques. Quel effet enfin attendez-vous de ces moyens d'enivrement qu'on donne ou qu'on injecte au malade et qui, en effet, le rendent tellement ivre qu'il ne sait et ne sent plus rien? Abstraction faite du point de vue moral et religieux, il fait pitié de voir un pareil malade assoupi, ou plutôt ivre, défiguré et les yeux égarés. Dans la fièvre, il ne s'agit que d'éteindre le feu. Or, c'est avec l'eau qu'on éteint le feu et les incendies; quand donc le corps humain est, pour ainsi dire, tout en feu, la meilleure pompe à incendie sera le bain froid général. Quand l'accès revient, c'est-à-dire toutes les fois que la chaleur et l'anxiété augmentent, le bain froid, administré peut-être chaque demi-heure au début de la fièvre, sera bientôt maître du feu, si toutefois on s'y prend à temps. (Cf. inflammations, scarlatine, typhus.)

J'entendais dire jadis que dans de vastes hôpitaux de pauvres, où les malades n'étaient pas en état de payer le prix si élevé de la quinine, on employait fréquemment la baignoire; dans les derniers temps, quelques journaux m'apportèrent l'heureuse nouvelle que dans les hospices militaires d'Autriche on a recommencé à traiter le typhus par l'eau froide. Pourquoi le typhus seul? Pourquoi pas toutes les maladies qui se manifestent par des accès de fièvre? Ce serait logique; car qui dit A doit dire B. Nous attendons le B, et avec nous attendent même beaucoup de médecins.

Plaçons ici une observation, qui concerne peut-être davantage les lotions. Tous les malades ne sont pas en état d'utiliser les bains froids généraux; plus d'un est peut-être tellement débilité qu'il ne peut se lever et qu'on ne peut le sortir du lit. Est-ce que ces malades doivent être privés des applications d'eau froide? Nullement. Nos procédés d'application sont si variés, et chaque application a tant de degrés, que chacun, l'homme le mieux portant comme celui qui est gravement atteint, peut trouver ce qui convient à son état. Il ne s'agit que de bien choisir l'application.

Le malade qui, en raison de sa grande faiblesse, n'est pas susceptible d'un bain froid entier, peut recevoir, en compensation, des lotions entières, et celles-ci seront pratiquées sans difficulté au lit même sur le malade le plus débilité. Comme les bains froids, elles seront réitérées aussi souvent que le degré de chaleur l'exigera.

Gardez-vous, surtout chez les personnes gravement malades et attachées au lit, de commettre la faute doublement coupable d'une application trop rude; cela aggraverait chaque fois le mal.

Je pourrais nommer un tel qui, alité pendant onze ans, avait été traité par le médecin durant tout ce temps: on avait essayé aussi de l'hydrothérapie; rien n'y fit. Quand cette personne fut rétablie par moi dans l'espace de six semaines, le médecin déclara que cette guérison lui paraissait prodigieuse. Il vint me voir et voulut savoir comment cela s'était passé, d'autant plus qu'il n'avait plus trouvé de force vitale dans ce corps malade, et que tout son traitement par l'eau était resté sans résultat. J'expliquai à ce médecin le procédé bien simple que j'avais suivi et les moyens hydrothérapiques plus simples encore que j'avais employés. Nous reconnûmes tous deux que ce n'était pas avec une pompe à feu qu'on éteint un copeau fumant: ses applications avaient été trop rudes, les miennes douces, lentes, appropriées à la petite tolérance du pauvre malade.

Bien souvent j'étais peiné de lire et d'entendre dire que, dans beaucoup de maisons et d'établissements, il y a des gens qui ne quittent pas le lit pendant dix à vingt ans ou davantage encore. Ce sont des créatures dignes de pitié. Au reste, c'est une chose que je ne comprends pas et que je n'ai jamais comprise. Sans doute, il y a des cas de maladie incurable, et l'Écriture sainte aussi parle d'un homme atteint d'une maladie de trente-huit ans ; mais ces cas exceptionnels sont excessivement rares. J'ai la ferme conviction que beaucoup de ces personnes alitées pourraient recouvrer la santé au moyen des applications d'eau pratiquées simplement, mais avec patience et exactitude.

B. Le bain chaud.

Ce bain est employé avec avantage par les personnes bien portantes et par les malades. Le mode d'emploi est double :

a) On se met dans une baignoire, dans laquelle l'eau chaude monte assez haut pour immerger le corps tout entier, dont aucune partie ne doit rester en dehors (fig. 5, A). On y passe 25 à 30 minutes, puis on se rend en toute hâte dans une autre baignoire (B), qui renferme de l'eau froide, et l'on s'y plonge jusqu'à la tête exclusivement ; à défaut de cette seconde baignoire, on se lave rapidement le corps en entier à l'eau froide. Dans une minute il faut terminer le bain froid, la lotion froide. Ensuite, sans s'essuyer, on remet les habits à la hâte et on se donne du mouvement au grand air ou dans la chambre, pendant une demi-heure au moins, jusqu'à ce qu'on soit bien séché et réchauffé. Les gens de la campagne peuvent, sans perdre de temps, retourner au travail. Le bain doit avoir une température de 26 à 28° ; pour les personnes âgées, 28 à 30° R. Pour la vérifier avec soin, je conseille d'acheter un thermomètre. Il ne suffit pas de le plonger simplement

dans l'eau et de l'en retirer aussitôt; il faut l'y laisser
un certain temps, afin que la colonne mercurielle
monte lentement et puisse être mesurée exactement.
La personne qui prépare le bain doit le faire sérieusement et avoir conscience de sa responsabilité. L'insou-
ciance et la routine seraient bien mal placées dans
cette œuvre si importante de la charité chrétienne.

b) La baignoire est remplie comme ci-dessus, mais
le liquide a une température de 30 à 35° R. Il ne faut

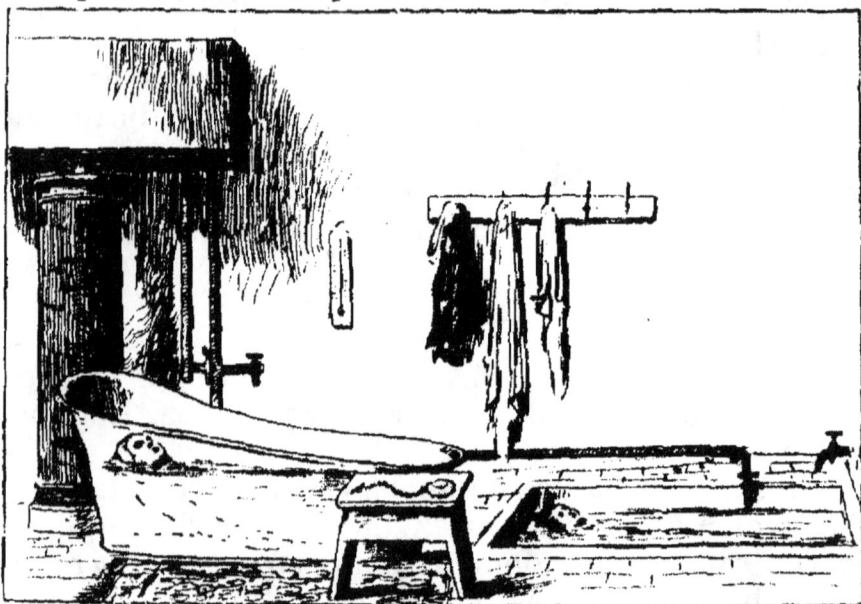

Fig. 5.

jamais aller au delà de 35° (je dirai expressément
dans quel cas spécial il faut monter à ce chiffre), ni
descendre au-dessous de 28°; en moyenne je conseille et j'emploie 31 à 33° R.

Dans cette opération hydrothérapique on descend
non pas seulement une fois dans l'eau, mais trois
fois dans l'eau chaude et trois fois dans l'eau froide.
C'est là le bain chaud entier avec triple alternative.
Tout ce bain dure au juste 33 minutes, qu'on ré-
partit de la manière suivante (on suspend quelque
part la montre et l'on compte bien):

10 minutes dans l'eau chaude,
1 minute dans l'eau froide,

10 minutes dans l'eau chaude,
1 minute dans l'eau froide,
10 minutes dans l'eau chaude et
1 minute dans l'eau froide.

Il faut toujours terminer par l'eau froide. Les personnes saines et fortes s'asseyent dans la baignoire à eau froide et plongent lentement jusqu'à la tête. Les personnes sensibles s'asseyent et se lavent la poitrine et le dos* aussi vite que possible, sans plonger. Si l'on a trop peur de la baignoire froide, la lotion entière vous rendra le même service. On ne mouille jamais la tête; si elle se mouille une fois par hasard, on l'essuiera; à la dernière sortie du bain froid on essuiera les mains (jamais le reste du corps), pour ne pas mouiller les habits.

Pour le reste, surtout pour l'exercice à faire après le bain, on se tiendra à ce qui est dit au premier mode d'emploi du bain chaud général.

Je dois ajouter ici quelques observations.

Je ne prescris jamais les bains chauds exclusivement, c'est-à-dire sans faire succéder des bains froids ou des lotions froides. La chaleur élevée, surtout si elle agit un certain temps, ne fortifie pas, elle affaiblit et amollit tout l'organisme; elle n'endurcit pas, elle rend au contraire la peau plus sensible; elle ne garantit pas, elle porte préjudice. L'eau chaude ayant dilaté les pores, l'air froid y pénètre, et les suites se montrent déjà quelques heures plus tard. Tous ces inconvénients disparaissent complètement, si l'on fait suivre les bains chauds de bains froids ou de lotions froides. Je ne connais, du reste, aucune application d'eau chaude qui ne soit suivie d'une application froide.** L'eau fraîche fortifie en atténuant la chaleur élevée, rafraîchit en absorbant le calorique superflu, garantit en refermant les pores et en affermissant la peau.

---

* C'est-à-dire on rejette assez d'eau par-dessus les épaules, pour qu'elle coule le long du dos et l'arrose.

** Il faut excepter la première variété de bains de pieds. Voir pages 48 et suivantes.

Nous voici de nouveau en présence du préjugé relatif au froid subit succédant à la chaleur. Or, c'est justement en considération des bains froids qui suivent les bains chauds, que ceux-ci peuvent et doivent être administrés à une température supérieure à celle qui est employée ailleurs et que je recommanderais dans d'autres circonstances. Le corps est rempli ou, pour ainsi dire, armé de tant de calorique, qu'il peut très bien soutenir le choc de l'eau froide. D'ailleurs, si quelqu'un, au premier essai, a trop peur de la baignoire froide, il n'a qu'à employer la lotion froide; il prendra courage, tout dépend de l'épreuve. S'il a fait un premier essai, il ne manquera plus de faire succéder au bain chaud un bain froid, ne serait-ce qu'en raison du bien-être qui en résulte. Beaucoup de personnes, qui d'abord avaient tremblé de peur, se sont acclimatées bientôt à l'impression du bain alternatif et ont fini par avoir une prédilection pour lui et son action extraordinaire, si bien que je dus leur tracer des limites sévères, afin que l'excès du bien ne leur tournât pas en mal.

Le picotement, le chatouillement de la peau, qu'on éprouve, particulièrement aux pieds, en retournant du bain froid au bain chaud, ne doit effrayer personne; il donnera plus tard la sensation d'une agréable friction.

Dans les deux variétés du bain chaud il n'y a pas de préparatifs particuliers à faire pour établir par exemple la température régulière du corps.

Comme pour tous les bains chauds en général, de même aussi pour celui-ci je n'emploie jamais (ou très rarement, chez les sujets bien portants) l'eau pure; j'y mêle toujours une décoction de plantes médicinales.

a) Le bain chaud pour les personnes bien portantes.

Si je prescris des bains chauds entiers aux personnes bien portantes, mais faibles, je le fais uniquement parce que ces personnes ne peuvent se résoudre à entrer dans un bain froid et pour les rendre peu à peu, au moyen du bain chaud suivi d'une lotion froide, susceptibles du bain froid.

Voici en ce point mes principes et ma pratique: aux natures saines et vigoureuses, dont le teint frais et incarnat pétille, pour ainsi dire, de chaleur vitale, je n'administre presque jamais de bains chauds: elles n'en sentent pas le besoin, elles recherchent plutôt, comme le poisson, l'eau fraîche.

Je les recommande par contre aux personnes jeunes, faibles, anémiques, nerveuses, surtout à celles qui montrent une prédisposition aux crampes, aux rhumatismes et à d'autres infirmités du même genre. Je songe en première ligne aux mères de famille, qui souvent sont exténuées très tôt par toutes les souffrances possibles. Tous les mois un bain chaud à 28° R., durant 25 à 30 minutes et suivi d'une lotion froide, leur suffirait.

Dans les prédispositions au rhumatisme articulaire, à la goutte, à la podagre, on fait bien de prendre deux de ces bains par mois, au lieu d'un seul.

Dans la saison chaude les personnes jeunes doivent essayer les bains froids entiers.

Aux personnes âgées et faibles je conseille, en vue de la propreté, du rafraîchissement et de la confortation, de prendre au moins tous les mois un bain chaud à 28 ou 30° R. durant 25 minutes et suivi d'une énergique ablution froide; il activera chaque fois les fonctions de la peau (transpiration) et ravivera la circulation du sang.

b) Le bain chaud pour les malades.

Dans quelles maladies faut-il recourir au bain chaud entier? On le verra dans la troisième partie. Les deux variétés de ce bain sont en usage; avec un peu de prudence et d'exactitude, on n'a absolument rien à craindre.

Ce bain a un double but: employé d'après le premier mode, il augmente la chaleur du corps par un apport direct de calorique extérieur, tandis que, d'après le second procédé, il aide à résoudre et à éliminer les éléments que le corps malade n'est plus en état d'expulser lui-même.

Je distingue les bains chauds entiers en bains aux fleurs de foin, en bains à la paille d'avoine, en bains aux pousses de pin et en bains mixtes.

La préparation et l'action des deux premiers de ces bains sont déjà indiquées dans le chapitre qui traite du bain de siège chaud. Pour raison de clarté, je vais revenir sur quelques points.

LE BAIN AUX FLEURS DE FOIN. — On introduit un sachet rempli de fleurs de foin dans une chaudière d'eau chaude et l'on fait cuire pendant au moins un quart d'heure. La décoction est versée alors dans la baignoire renfermant déjà une quantité d'eau chaude pour le bain, puis on achève de la remplir d'eau chaude ou froide, de façon à lui donner la température voulue. Ce bain, le plus facile et le plus fréquent, est aussi le plus inoffensif, le bain propre à donner du calorique au corps. Les personnes bien portantes peuvent également s'en servir. Dans mon pays maint ami de l'eau se promène dans les rues du village, en exhalant le parfum des fleurs de foin. Le liquide brunâtre ouvre et dilate les pores et résoud les engorgements.

LE BAIN A LA PAILLE D'AVOINE. — On fait cuire à l'eau dans une chaudière une forte poignée de paille d'avoine pendant une demi-heure, et l'on se sert de la décoction comme ci-dessus.

Ce bain agit plus fortement que le bain aux fleurs de foin et rend d'excellents services dans les affections des reins et de la vessie, dans les cas de gravelle, de calcul et de goutte.

LE BAIN AUX POUSSES DE PIN. — On prend des pousses et jeunes branches de pin, aussi fraîches et aussi résineuses que possible, de même des pommes de pin; on les coupe en petits morceaux et on fait cuire le mélange dans l'eau pendant une demi-heure. On utilise ensuite la décoction comme ci-dessus. Ce bain également a une action favorable, quoique plus faible que le bain à la paille d'avoine, sur les maladies des reins et de la vessie. Son effet principal est de stimuler les fonctions de la peau et de fortifier les vaisseaux intérieurs. Ce bain odorant et réconfortant aux pousses de pin est, à proprement parler, le bain des vieilles gens, dont il est question plus haut.

BAINS MIXTES OU COMPOSÉS. — J'appelle de ce nom les bains dans lesquels je mets une décoction de plusieurs des plantes citées tout à l'heure, et que je prescris quand la quantité nécessaire de l'une d'elles fait défaut. Le plus souvent j'emploie ainsi la décoction de fleurs de foin et de paille d'avoine, en réunissant les deux plantes déjà avant de les faire cuire. De cette manière, le bain à la paille d'avoine devient plus odoriférant.

Sans doute, les bains sont une bonne chose, dira-t-on; mais cela occasionne trop de frais et d'embarras.

Cette objection pourrait être faite à juste titre par celui de mes lecteurs que j'enverrais prendre les eaux dans une somptueuse station balnéaire, ou par celui à qui je prescrirais d'acheter ces petits flacons noirs, soigneusement bouchés, très coûteux, remplis d'essence d'acicules de pin, et de verser la moitié ou le tiers d'un flacon dans chaque bain. Je m'en garde bien, et voilà pourquoi personne n'est en droit de se plaindre, de s'excuser ou de faire des objections. Le plus indigent est à même de préparer tous ces bains, et dans tous les cas il est en possession du meilleur extrait, d'une essence plus pure que celle qu'il achèterait chez le droguiste.

C'est précisément pour les gens pauvres que j'ai essayé longtemps de trouver cette sorte de bains, afin qu'eux aussi ne soient pas privés de l'avantage du bain qui a tant d'influence sur la santé.

Un voyage n'est pas nécessaire en vue du bain; tout au plus faudra-t-il se rendre au fenil ou au pailler ou encore dans la forêt voisine. Un de ces bains ne coûtera donc que quelques pas ou une bonne parole: tout paysan donnera au voisin pauvre

des fleurs de foin ou une poignée de paille d'avoine,
et le sapin ne lui refusera pas ses pommes et son
vert branchage. Quant au baquet, chacun en possède un, ou bien, s'il le faut, un voisin le prêtera
volontiers.

Voilà pour la question des frais. Pour ce qui
concerne la peine ou les embarras, je ne vous de-
manderai qu'une chose : Y aura-t-il moins d'embarras pour vous et pour les vôtres, si pendant
des semaines vous êtes cloué sur le lit de douleurs ou si votre corps, négligé, affaibli, jamais rafraîchi et jamais relevé, languit et dépérit? Il ne
peut être question de peine ou de travail. Ce serait
certainement de la paresse et de l'indolence, si l'on
trouvait trop dur de se conformer à mes prescriptions si faciles ; vraiment, on ne mériterait pas l'a-
vantage d'un pareil bain.

C. Les bains minéraux.

Je dois dire aussi un mot des bains minéraux,
sur lesquels j'ai été consulté bien souvent. Voici,
sauf meilleur avis, ma manière de voir :

D'après tous les principes de mon traitement par
l'eau je ne puis pas être pour les bains minéraux,
puisque je n'approuve pas ce qui est forcé, ce qui
est violent, peu importe qu'on agisse du dehors
sur l'intérieur ou directement sur l'intérieur même.
Mon sentiment est et sera toujours : les moyens
les plus doux sont les meilleurs, qu'il s'agisse
d'applications hydrothérapiques ou de médicaments,
et si l'on arrive au but par un premier moyen, il
ne faut pas en employer un second. Nous devons
tendre à l'organisme malade ou affaibli une main
secourable, mais avec calme et douceur. Nous devons, pour ainsi dire, mener et tenir le corps in-
firme d'une main légère, l'aider et l'assister parfois,
mais pas trop le presser, le tirailler et le bousculer.
Il ne faut pas vouloir arriver au but absolument
par tel ou tel moyen; il faut seulement aider le
corps à faire son travail, et suspendre ce concours

sitôt que le corps pourra tout seul se tirer d'affaire.

Tout le monde aura remarqué, pour citer un exemple de ma méthode, qu'on ne trouve pas chez moi les brosses à racines ou à fils métalliques, les draps à frictions et d'autres objets connus ailleurs. Je les ai employés jadis dans certains cas, mais l'expérience m'a appris que l'eau toute seule, sans ces manipulations plus ou moins violentes (à la suite desquelles le pauvre corps, outre son travail ordinaire, a encore à remettre en ordre la peau labourée, les muscles massés et brossés), produit les meilleurs effets, pourvu qu'on l'applique correctement. Chez moi la friction est pratiquée jour et nuit par la chemise de grosse toile, que je recommande chaudement à cette occasion.

Le nom de bain minéral indique par soi-même une action énergique. Toutes les eaux minérales, quel que soit leur nom, quelle que soit leur origine, renferment plus ou moins de sels, et ceux-ci sont plus ou moins forts et irritants. Ces sels, employés à l'extérieur pour agir sur l'intérieur, ressemblent — pardonnez-moi l'expression — au balai et au sable qu'on emploierait pour nettoyer les objets d'or et d'argent. Ces métaux sont fins et délicats; les organes intérieurs de l'homme le sont-ils moins? L'haleine ternit les métaux; en les nettoyant avec un objet rude et grossier, on les endommage. Le balai et le sable enlèvent parfaitement la poussière et les taches, mais combien de temps ces objets précieux soutiendront-ils ce traitement? Je n'ai pas besoin d'appliquer cet exemple et d'expliquer au long et au large sur quel métal mou, noble et sensible les eaux minérales opèrent leur travail de nettoyage.

Et que nous apprend l'expérience à cet égard?

Dans les villes de bains ce n'est pas en plein jour, mais pendant la nuit, ni en chantant ou au son des cloches, qu'on porte les morts au champ du repos. Il meurt chaque année beaucoup de monde dans les stations balnéaires. Un tel, dit-on, a pris les

eaux pour la première fois cette année, et il s'en
trouva très bien. L'ancien mal l'a repris plus tard,
et il est retourné aux bains; mais, dit sa famille,
il s'en trouva moins bien cette fois. La maladie
revint plus intense, et il voulut absolument y retourner une troisième fois. Il rentra chez lui visi-
blement fortifié, parut parfaitement guéri; mais de
fait il ne rentra que pour mourir chez lui. D'autres
ne rentrent plus du tout, la mort leur épargne les
frais de voyage. J'ai entendu raconter une foule de
ces histoires.

Si quelqu'un visite les stations balnéaires en raison
de la distraction, de la société et de l'usage externe,
il n'a pas à craindre ces accidents; il aura uniquement à compter avec sa bourse, qui sera traitée
sans pitié et nettoyée à fond.

Les gens ordinaires, même les paysans, qui voudraient imiter le monde du progrès et les personnes
de haute volée, ne fréquentent pas, à la vérité, une
ville de bains (pour la bonne raison que les fonds
leur manquent), mais ils se mettent à des pratiques
l'une plus sotte que l'autre.

Un jour je reçus la visite d'un paysan. Voilà que
j'ai trouvé, me dit-il, le meilleur moyen de purger
le corps, c'est une sorte d'eau hygiénique dont j'use
souvent. — Qu'est-ce que c'est? lui demandai-je. —
Après quelque hésitation il avoua qu'il faisait dissoudre une cuillerée de sel dans l'eau et qu'il buvait
à jeun cette dissolution. Cela purge très bien, ajouta-
t-il, et je l'aime mieux que la meilleure eau minérale. — J'engageai ce paysan à se tenir sur ses
gardes; mais il ne se laissa pas détourner de son
invention. Il continua sa pratique un certain temps;
il en eut l'estomac paresseux et une mauvaise digestion; il devint anémique et mourut, épuisé, débilité,
purgé à l'excès, dans les meilleures années de la vie.

Restez donc toujours modestes et raisonnables,
et n'enviez jamais le sort du grand monde. Ce serait
peu chrétien, une pure folie.

Il ne faut pas non plus en vouloir à ceux qui, à
cause d'une maladie de langueur ou d'une prédispo-

sition à la phtisie, visitent un sanatorium ou vont quelque part en villégiature, passent une saison à Méran ou à Cannes, voyagent en Italie ou même en Afrique. Je me figure toujours que la meilleure place pour le poisson, c'est l'eau ; la meilleure demeure pour l'oiseau, c'est le grand air ; le meilleur climat pour moi, c'est le lieu ou la contrée qui m'a vu naître. Si la température me paraît trop rude, je songe à m'endurcir. Dans les maladies l'eau du pays rend d'aussi bons services que celle de l'étranger. Si c'est la volonté de Dieu que je meure, eh bien! soit, il faut mourir une fois, et dans la terre natale, dit-on, on repose mieux.

Quels sont donc les résultats bien et dûment constatés qu'ont produits les stations balnéaires et les cures d'air?

Je me contente de ces deux questions: Combien de personnes, qui s'y sont réfugiées dans leur maladie, en sont revenues bien guéries? Combien de personnes y sont restées pour toujours et y sont enterrées?

Ainsi donc, restez au pays, vivez modestement et lavez-vous chaque jour.

5º BAINS PARTIELS.

Je comprends sous le nom de bains partiels les bains localisés, restreints à telle ou telle partie du corps, certains petits bains que je réunis sous ce titre.

A. Le bain des bras et des mains.

La dénomination dit suffisamment ce dont il s'agit. En temps et lieu, quand il sera question des maladies en particulier, j'indiquerai dans quels cas il faut en faire usage, combien de temps ils doivent durer (2 à 3 minutes ou un quart d'heure), combien de fois ils sont à réitérer, quelle décoction d'herbes est la meilleure etc... Ces bains aussi sont ou froids ou chauds.

Il suffit de l'observation suivante pour le mode d'emploi : Quelqu'un par exemple a un doigt malade. J'agis alors non seulement sur le doigt, mais aussi sur la main, sur le bras, sur tout le corps. Le doigt malade n'est qu'un mauvais fruit de la mauvaise branche, de la mauvaise tige, du mauvais tronc. Le tronc est-il en bon état, fournit-il assez de bonne sève, alors le fruit doit devenir bon aussi.

L'amélioration des branches et des tiges, c'est-à-dire de la main et du bras, s'opère par le bain des bras et des mains, abstraction faite des emmaillotements.

B. Le bain de la tête.

Le bain de la tête est un des plus importants bains partiels. On le prend, chaud ou froid, de la manière suivante* :

On pose une cuvette sur une chaise et on plonge le haut de la tête, proprement dit le cuir chevelu, dans l'eau froide pendant 1 minute, puis dans l'eau chaude pendant 5 à 7 minutes. Là où l'eau ne baigne pas les cheveux de l'occiput, on les mouille en les arrosant du creux de la main (fig. 6).

Après le bain il faut soigneusement essuyer les cheveux. C'est là le seul cas où il faille essuyer la tête, et je conseille de le faire très exactement, puisque toute négligence pourrait avoir des suites fâcheuses, telles qu'un rhumatisme ou un autre mal de tête. Après cela il faut rester dans la chambre ou mettre au moins un bonnet recouvrant toute la partie mouillée, et le garder jusqu'à ce que les cheveux et le cuir chevelu soient complètement séchés.

* A différentes reprises j'ai dit que la tête ne doit jamais être mouillée. La raison principale en est que la plupart des personnes ne se soucient guère d'essuyer la tête exactement, et qu'ainsi elles peuvent facilement se faire du mal. Au reste, la tête est une des parties les plus tolérantes du corps, chez les hommes plus encore que chez les femmes, parce qu'elle est exposée à toutes les intempéries.

Les jeunes gens, surtout à la campagne, emploient, pour s'administrer un bain de tête, un procédé plus expéditif : ils plongent plusieurs fois, coup sur coup, la tête dans l'auge du puits, comme font les canards dans l'étang ; ou bien, en puisant de l'eau, ils tiennent simplement la tête sous le tuyau de la fontaine. Ça leur fait du bien. Soit ! mais qu'ils n'oublient jamais de s'essuyer la tête et qu'ils n'abusent pas des bonnes choses (en s'arrosant trop souvent ou trop longtemps).

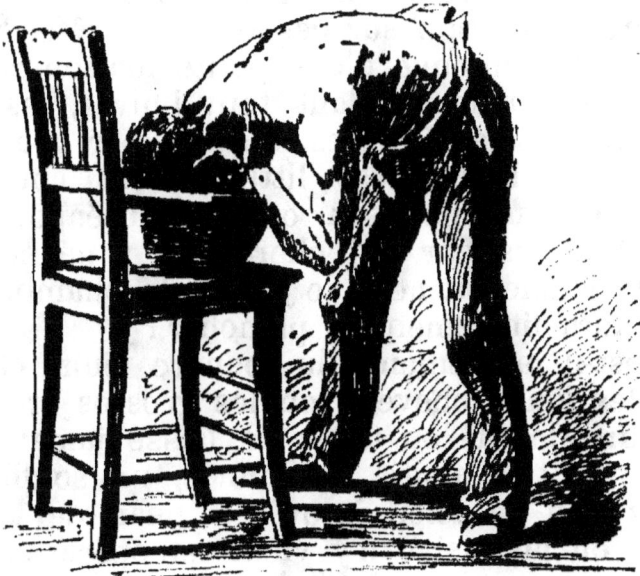

Fig. 6.

Le bain froid de la tête est avantageux pour ceux qui portent les cheveux courts*. Quand, au contraire, les cheveux sont longs, l'eau arrive difficilement jusqu'à la peau (ce qui pourtant est le but du bain) et le dessèchement marche plus lentement. Je conseille de préférence le bain chaud de

---

* Les cheveux courts sont un grand avantage pour la santé, notamment chez les personnes prédisposées au mal de tête et au point de vue de la propreté du cuir chevelu. Les cheveux longs sont un don de Dieu, une belle parure ; mais ils doivent être entretenus avec soin, et il ne faut ménager ni peigne ni brosse. Chaque mère de famille en connaît les désavantages.

la tête à ces personnes, parce qu'il dure plus long-temps.

Les bains de tête — courts et froids — je les prescris quelquefois contre le mal de tête ; mais le vrai bain de tête est pour les personnes dont le cuir chevelu est un rendez-vous de tous les abcès et ulcères, d'éruptions dartreuses et sèches, une mine de croûtes, de pellicules, de poussière et d'autres choses encore. Ces personnes reçoivent des bains de tête de longue durée, terminant par une affusion froide ou une ablution froide.

J'attire l'attention sur ces bains de tête. Si dans la chambre commune d'une petite maison rustique on n'ouvre jamais, pendant tout l'hiver, les petits soupiraux appelés fenêtres, on finit par y avoir un air épais, qui se laisse littéralement couper au couteau et qui, par son odeur nauséabonde, re-pousse tout visiteur qui cherche à y pénétrer. Et si on ne balaie ou ne lave jamais la chambre, quel aspect aura finalement le plancher ?

En est-il autrement du pauvre cuir chevelu, quand les longs cheveux ou les grosses tresses et la coiffure double ou triple ne laisse jamais péné-trer, pendant la moitié de l'année, un souffle d'air ou un rayon de soleil jusqu'à la peau de la tête ? Si l'eau ou la lessive n'y vient pas opérer une cure radicale, comment cela finira-t-il ? Il s'y formera une croûte, une bourbe, une pourriture, et plus d'une mère sait ce qui peut en naître.

Il n'est malheureusement que trop vrai que l'hy-giène de la tête est souvent négligée. On se lave chaque matin la figure, et puis on s'imagine que tout est fait. Je recommande l'hygiène de la tête dans l'intérêt de la propreté de tout le monde, de la santé des enfants et des adultes. Les mères tout d'abord ne doivent pas l'oublier.

C. Bain ophtalmique.

Le bain des yeux ou bain ophtalmique est chaud ou froid. Dans les deux cas on l'administre de la manière suivante : on immerge la figure dans l'eau froide, en ouvrant les yeux et en les baignant pendant quinze secondes. Puis on se relève, on attend quinze à trente secondes, et on plonge de nouveau le front et les yeux. On peut répéter quatre ou cinq fois. — Le bain ophtalmique chaud (24 à 26° R.) se termine toujours par le froid, soit que la dernière immersion des yeux se fasse dans l'eau froide, soit qu'à la fin on se lave les yeux à l'eau fraîche. Le liquide de ce bain ne doit pas être simplement de l'eau chaude, mais une décoction d'herbes médicinales. Une demi-cuillerée de fenouil moulu ou une infusion d'eufraise m'ont toujours rendu de bons services.

Le bain ophtalmique froid a une action bienfaisante sur les yeux sains, mais faibles. Il fortifie et rafraîchit tout l'appareil visuel dans ses parties externes et internes.

Le bain ophtalmique chaud (tiède) sert d'émollient pour les tumeurs aux parties extérieures de l'œil ; il s'emploie aussi à résoudre et à éliminer les humeurs malsaines, épaisses, sanieuses de l'intérieur de l'œil.

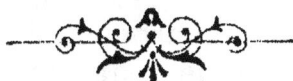

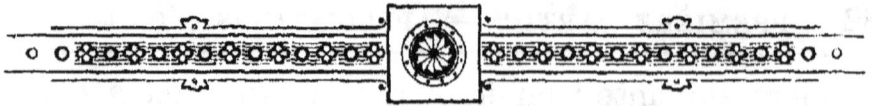

CHAPITRE V.

LES BAINS DE VAPEUR.

1º Observations générales.

COMME nos applications d'eau en général, de même aussi les bains de vapeur agissent de la manière la plus douce et partant tout à fait inoffensive. Ils exigent néanmoins une grande circonspection. Ce qui peut guérir un malade, peut aussi rendre malade une personne bien portante: cela dépend de l'observation fidèle des prescriptions ou de la négligence qu'on y apporte. Un homme qui par exemple s'expose au grand air immédiatement après un bain de vapeur, avant de s'être rafraîchi préalablement, peut devenir malade, mortellement malade. Mais le bain de vapeur n'y est pour rien. Cette première remarque a pour but de faire procéder avec sagesse, nullement de faire peur. Je répète qu'en procédant correctement on n'a jamais à craindre le moindre danger.

Les bains de vapeur sont-ils nécessaires, en somme, à la guérison? Quand la mère de famille fait la lessive, il lui faut de l'eau chaude et de l'eau froide. L'eau chaude doit dissoudre ce qui est à enlever, et l'eau froide doit emporter ce qui a été dissous. Un phénomène analogue se produit dans l'œuvre de la guérison. Dans les maladies bien des choses, tels que les engorgements et les mauvaises humeurs, doivent être dissoutes et éliminées;

c'est le fait du calorique. Puis le corps doit être affermi et aguerri, c'est l'effet du froid.

Tout corps doit, par conséquent, avoir une certaine quantité de calorique, pour que son travail se fasse régulièrement. Or, le corps bien portant possède par lui-même assez de chaleur naturelle, sans qu'on vienne à son aide. Mais le corps maladif éprouve bien vite le défaut de chaleur intérieure, et celle-ci doit être suppléée. Pour beaucoup de malades, les maillots et les compresses suffisent; chez d'autres on fait mieux d'employer les bains de vapeur, qui approvisionnent de chaleur artificielle l'économie défectueuse.

Comment faut-il procéder dans l'emploi des bains de vapeur?

Cette question n'est pas facile à résoudre. Je me contente de communiquer le résultat de mes expériences, et je me hâte d'avouer que plusieurs fois j'ai modifié mon procédé. Au commencement et pendant treize ans je suivais la pratique générale, qui préfère les bains de vapeur entiers. Comme les effets ne répondaient pas à mon attente, j'ai modifié et modifié encore, trois fois en trois années, pour m'arrêter enfin au mode actuel, que je reconnais être le plus doux, le plus exempt de toute rudesse. Ce mode, que j'emploie depuis nombre d'années avec le meilleur succès, consiste à faire agir la vapeur seulement sur une ou plusieurs parties de l'organisme, au lieu de la diriger simultanément sur toute la surface du corps.

Il faut toutefois, à cet endroit, remonter plus haut. Il y a trente ans, on employait les bains russes dans l'Allemagne du Sud. Mais comme beaucoup de familles n'étaient pas en état d'user de ces bains hygiéniques, privilège réservé alors aux grandes villes, on inventa l'étuve bien connue, destinée à rendre des services sudorifères du même genre.

Moi-même je me fis construire une de ces étuves, sorte de caisse avec une porte fermant bien et avec une ouverture à la partie supérieure, par où l'on passait la tête. Je faisais arriver du dehors la va-

peur d'eau auprès du patient, debout ou assis dans
la sudatoire et observant, dans une muette résigna-
tion, le thermomètre placé devant ses yeux. Un
linge sec enveloppait le cou pour empêcher la fuite
de la vapeur, et des compresses froides couvraient la
tête pour la maintenir à l'état de fraîcheur, pendant
que le corps tout entier ruisselait de sueur au bout
de 10 à 15 minutes. Au bain de vapeur succédait
une affusion totale (un arrosoir plein d'eau) ou un
bain entier. Fallait-il une transpiration plus forte,
j'ordonnais deux séjours, chacun de 15 minutes,
dans la sudatoire et les faisais suivre d'une rapide
ablution (pendant une demi-minute).

La manière de préparer ces bains de vapeur entiers me semblait admirable ; mais je ne comprenais
pas pourquoi les résultats étaient moins admirables.
En hiver surtout je rencontrais de grandes difficultés.
Au bout de peu de minutes les vapeurs brûlantes,
qui entouraient le corps partout également et l'atta-
quaient de toutes parts, mettaient le patient dans
une sueur abondante et le rendaient très sensible à
l'air froid. Moi-même j'eus toujours la plus grande
peine, après le bain, pour me garantir contre l'air
froid de l'hiver : presque chaque fois l'une ou l'autre
partie de la surface cutanée fut endommagée pour
plus ou moins longtemps ; parfois j'eus à souffrir de
violentes douleurs.

J'expérimentais beaucoup, je réfléchissais davantage encore, pour trouver le moyen de remédier à cet
inconvénient. Voilà qu'un jour, en plein hiver, je me
rendis à Munich, — étant justement pris d'un gros
rhume. Le hasard me mit sous les yeux un journal,
dont une réclame faisait un éloge exagéré des effets
merveilleux du bain russe : on y disait que le public
veuille bien faire un essai, un seul bain de vapeur
serait à même de guérir le catarrhe le plus intense.
L'idée me prit d'essayer : sans retard je me rendis
à l'établissement indiqué et je pris un bain. Après
cette cure vraiment russe je ne sentis plus aucune
trace de mon catarrhe ; mais — tout n'est pas fini —
5 ou 6 heures plus tard un nouveau catarrhe avait

envahi tout mon être, un catarrhe deux fois plus violent que l'ancien, qui était resté dans le bain russe.

„Jamais, me disais-je à moi-même, jamais cette manière de prendre des bains de vapeur ne saurait être la bonne. Je fais abstraction de moi-même; mais comment est-il possible qu'un malade, une personne débilitée, surtout une personne gravement atteinte, puisse recourir à un moyen qui fait frissonner un homme fort et bien portant? Franchement, on n'est pas dans la bonne voie.“

Mes recherches ultérieures firent naître en moi la conviction que le même principe, qui préside à tous les traitements par l'eau, doit valoir aussi pour les bains de vapeur, c'est-à-dire que le traitement le plus modéré est toujours le meilleur, parce que c'est le traitement le plus simple et le plus inoffensif. Ainsi, pour augmenter la chaleur interne, je n'emploie jamais les bains de vapeur lorsqu'une petite application d'eau, une affusion ou un demi-bain suffit; jamais je ne torturerais et n'exténuerais tout le corps par un bain de vapeur entier, quand un bain de vapeur partiel rend les services désirés. *Ne quid nimis*, c'est-à-dire que je garde le juste milieu: ne pas surmener la nature, mais lui tendre une main secourable, l'aider avec bienveillance, et l'engager par de petits moyens à faire spontanément le service elle-même.

Tous mes bains de vapeur ne sont, à proprement parler, que des bains partiels, c'est-à-dire destinés seulement à l'une ou à l'autre partie du corps; néanmoins, aucun de ces bains ne laisse d'agir sur toute l'économie. C'est là-dessus que repose, à mes yeux, le grand avantage: les vapeurs ne touchent ou, si l'on aime mieux, n'affaiblissent que la partie souffrante du corps et laissent intactes les parties saines; celles-ci conservent toute leur puissance, pendant que l'autre est travaillée par les vapeurs, et elles se reposent quasi un moment, pour communiquer ensuite de leurs forces à la partie endolorie.

Beaucoup de mes bains de vapeur ne servent qu'à

préparer la voie aux applications d'eau, soit en les rendant possibles par suite d'une augmentation de la chaleur du corps et en leur donnant peut-être plus d'efficacité, soit en secondant à l'intérieur du corps (par exemple au moyen d'une résolution dans les bronches et les poumons) l'action extérieure de l'eau. Il est bien rare que l'un des bains de vapeur constitue à lui seul tout le traitement.

C'est dans la description spéciale de chacun des bains de vapeur que sont indiquées les précautions à prendre relativement au rafraîchissement, à l'habillement et au mouvement.

Il faut que je prévienne ici d'une illusion. Il arrive fréquemment que l'un ou l'autre des bains de vapeur, notamment ceux qu'on administre à la tête et aux pieds, agisse d'une manière extrêmement favorable. Ayant une action très résolutive et éliminatrice, ils procurent un bien-être extraordinaire et rendent beaucoup de malades contents et heureux. Voilà pourquoi ceux-ci sont facilement exposés au danger d'abuser du bon résultat, en répétant trop souvent le bain de vapeur et en nuisant ainsi d'une manière sensible à leur santé. *Est modus in rebus :* faites-vous un devoir de suivre toujours les règles d'une sage modération.

Pour votre gouverne je vais citer plusieurs cas particuliers. Un convalescent du typhus ou d'une autre maladie grave souffre encore d'engorgements considérables à la tête ou ailleurs. Des bains de vapeur, administrés à la tête ou aux pieds, rendraient certes de bons services, mais à condition qu'ils soient rares et légers, puisque nous avons affaire à un individu pauvre de sang et d'humeurs. Pour éteindre une allumette, il suffit d'un petit souffle ; inutile d'employer un soufflet de forge. Cela est vrai pour toutes les personnes anémiques. Les bains de vapeur les réchauffent et leur apportent du bien-être ; mais trop de vapeurs affaibliraient le sang, enlèveraient la chaleur, absorberaient les forces vitales.

Mais les personnes fortes et replètes sont-elles à

même de supporter beaucoup de bains de vapeur,
une sudation abondante? Bien souvent elles le sont
moins que toutes les autres, et cela pour la raison
bien simple qu'elles sont anémiques. C'est précisément à ces personnes que je prescris rarement un
bain de vapeur; j'ai recours de préférence aux
enveloppements, pour amener une bonne transpiration. Quand celle-ci est en règle, inutile de provoquer une sueur copieuse.

Un malade se plaint de douleurs vives dans les
pieds. Il désire recevoir des bains de vapeur sur ses
jambes et pieds amaigris. Il serait insensé de satisfaire son vœu. Un „fuseau" pareil n'a plus rien à
donner, rien à suer. Au lieu de bains de vapeur, il
lui faut des demi-bains et de fréquentes affusions
sur les genoux.

Suivent maintenant les bains de vapeur que j'ai
l'habitude d'employer.

2° Bain de vapeur de la tête.

L'administration d'un bain de vapeur à la tête
exige quelques petits préparatifs. Il faut, en effet, un

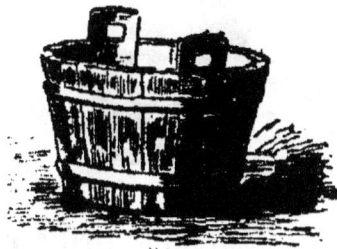

Fig. 7.

petit baquet, plus profond que
large, muni de deux anses
(fig. 7) sur lesquelles on puisse
commodément appuyer les
mains, et portant un couvercle
qui ferme hermétiquement;
puis une grande couverture
de laine, pour couvrir le patient; enfin deux sièges, l'un
plus élevé, pour s'asseoir,
l'autre plus bas, servant de support au baquet.

Quand tous ces objets sont préparés, l'on remplit
aux trois quarts d'eau bouillante le baquet placé sur
le support, et l'on ferme bien avec le couvercle et
un linge mouillé, afin que les vapeurs s'échappent
le moins possible. Le patient s'est débarrassé de ses
vêtements jusqu'à la ceinture, sur laquelle il enroule
un linge sec, devant arrêter la sueur ruisselant du

haut du corps et l'empêcher de mouiller le pantalon.
Il s'assied sur le siège plus élevé et appuie les mains
ouvertes sur les anses du vase, le corps incliné sur
celui-ci (fig. 8). Le corps et le cuveau sont recou-
verts de la grande couverture de laine, de manière
à ne laisser la moindre issue à la vapeur. Alors seulement la personne de service, se trouvant en face
du patient, éloigne le couvercle du baquet et le linge
humide, en soulevant un peu la couverture. Aussi-

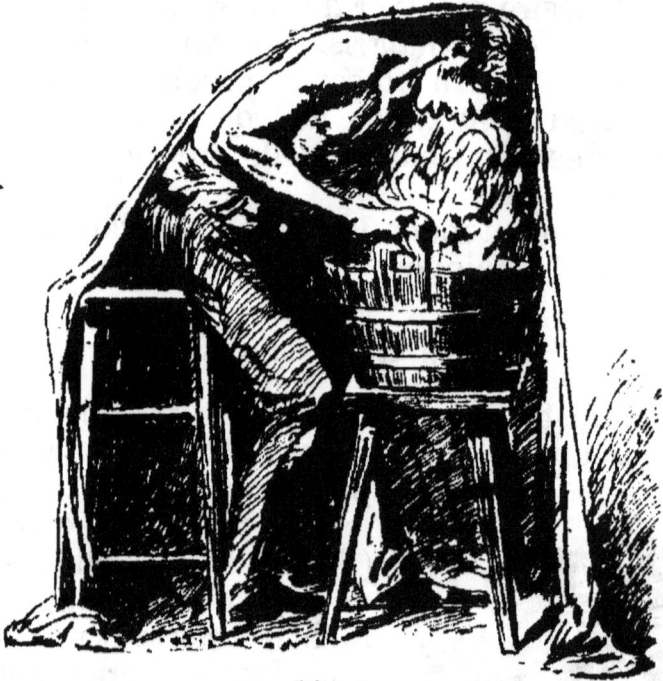

Fig. 8.

tôt la vapeur envahit, comme un torrent brûlant,
la tête, la poitrine, le dos, tout le haut du corps,
et commence son travail résolutif.

La personne de service doit prendre garde à ce
que les patients affaiblis, qui ont l'échine fatiguée,
soient commodément assis et puissent bien appuyer
le dos; mais elle ne doit pas s'inquiéter des plaintes
et des lamentations, telles que: „Je n'y tiens plus,
j'aurai un coup d'apoplexie!"

Au premier moment on peut bien être effrayé de
la chaleur brûlante, mais l'on s'habitue bientôt à ce

climat tropical et l'on **trouvera** vite certains petits
expédients : **au premier** assaut de cet effluve de feu on
cherchera à prendre une attitude plus droite, à rele-
ver la tête et à la tourner dans différents sens etc...
A mesure qu'on s'habitue à l'opération et que la
chaleur perd de son intensité, le corps reprendra
la position inclinée, telle qu'elle est indiquée.

Il n'y a absolument rien à craindre. Je ne connais
pas un seul cas où le bain de vapeur, administré à la
tête exactement d'après la méthode prescrite, ait
causé le moindre mal. Je l'ai administré à toutes
sortes de personnes, dans les maladies les plus diverses, et j'ai toujours obtenu de bons résultats.
Les bains de vapeur n'ont jamais fait de mal · mais
le mal, si parfois il y en a eu, provenait de la témé-
rité des personnes qui, voulant être plus sages, opé-
raient sans ordre et sans méthode, suivant leur bon
plaisir. Un bain de vapeur dure 20 à 24 minutes,
pendant lesquelles le patient est obligé, bon gré mal
gré, non seulement de pâtir de sa tête, mais encore
d'ouvrir les yeux, le nez et la bouche, pour laisser
pénétrer autant de vapeur qu'il peut en supporter.

Les 20 ou 24 minutes écoulées, on éloigne la couverture et on lave énergiquement d'eau fraîche toute
la partie supérieure du corps. Puis le patient se donne
du mouvement, en hiver dans la chambre, en été à
l'air libre, jusqu'à ce que la peau soit convenablement
séchée et revenue à la température ordinaire.

Je dois intercaler ici quelques observations importantes, qu'il ne faut pas perdre de vue.

La vapeur d'eau pure n'a pas toujours une action
favorable sur certains yeux ni, à cause de l'aspi-
ration, sur l'estomac. Voilà pourquoi je mêle toujours des plantes à l'eau chaude. Tout d'abord je
recommande le fenouil, qui a fait ses preuves : une
cuillerée de fenouil moulu suffit pour un bain. La
sauge, la mille-feuille, la menthe, le sureau, le plantain, les fleurs de tilleul ont aussi un bon effet. A
leur défaut, prenez une poignée d'orties ou de fleurs
de foin. Peut-être fait-on peu de cas de ces choses;
elles rendent pourtant un excellent service.

Le bain de vapeur exerce rapidement son action sur la plupart des hommes : au bout de 5 minutes la sueur découlera du front, et après 8 à 10 minutes des filets d'eau viennent ruisseler de tous les pores.

Il y a des malades cependant — ce sont en général les individus anémiques et ayant peu de chaleur animale — sur lesquels la vapeur n'a pas une action aussi prompte. Pour suppléer, on fait chauffer au feu la sixième partie d'une tuile, qu'on introduit dans le baquet après 10 minutes de bain. L'eau entrera en effervescence, et les nuages s'élèveront plus épais et plus actifs.

Immédiatement après le bain de vapeur, qui, en hiver, se prend toujours dans une chambre chauffée, de même que la réfrigération qui suit, on ne doit jamais se permettre de sortir à l'air, avant de s'être réfrigéré avec de l'eau froide, ce qui referme les pores ouverts par la vapeur. En hiver il faut, avant de sortir, rester environ une demi-heure dans la chambre chauffée et s'y promener de long en large. Sans cette précaution l'on pourrait s'attirer non seulement un catarrhe, mais une maladie grave ou même mortelle.

La réfrigération, dont il est question, peut se prendre de diverses manières. La manière la plus simple, que je recommande toujours aux malades débilités et ayant besoin d'assistance, consiste à passer rapidement sur la peau avec une serviette imbibée d'eau fraîche. Quand il existe à la tête des tumeurs, des éruptions ou exanthèmes, un flux d'oreille, en général des infirmités qui exigent de fortes sécrétions à la tête, c'est ce lavage qu'il faut employer après le premier et le second bain de vapeur. Les suites d'une négligence à cet égard (par exemple un bourdonnement d'oreilles) seraient sinon dangereuses, au moins désagréables. Après les applications subséquentes, quand une fois d'abondantes sécrétions ont eu lieu à la tête, on peut remplacer l'ablution par l'affusion supérieure, consistant à répandre lentement 1 ou 2 arrosoirs d'eau froide sur les parties soumises aux vapeurs, à l'exception du cuir chevelu, tandis que la poitrine est énergiquement lotionnée. La conduite ultérieure à tenir est la même qu'après les affusions : après s'être soigneusement essuyé la figure et les cheveux, on s'habille à la hâte, sans essuyer le reste du corps, et on se met en mouvement ou au travail manuel, jusqu'à ce que le corps soit complètement séché et ait repris le degré ordinaire de chaleur.

Si, après un bain de vapeur de la tête, vous avez l'occasion de prendre lestement un bain froid entier d'une minute, tout au plus, vous n'aurez pas tort d'en profiter.

Les effets de ce traitement sont considérables : ils s'étendent sur toute la surface cutanée du haut du corps et en ouvrent les pores, puis sur l'intérieur du corps en exerçant une action résolutive et éliminatrice dans les narines, dans les bronches, dans les poumons etc... Le bain de vapeur de la tête rend d'excellents services dans les refroidissements provenant de l'humidité ou du changement subit de température, dans les maux de tête, dans les bourdonnements d'oreilles, dans l'état rhumatismal ou spasmodique de la nuque ou des épaules, dans l'asthme, dans la fièvre muqueuse peu avancée, toutes infirmités qui forment l'escorte des divers catarrhes. Ce bain, pris deux fois dans l'espace de trois jours, opère généralement une guérison complète. Les commencements de catarrhe sont ordinairement guéris par un seul bain de vapeur de la tête, n'importe où réside le mal.

Celui qui a la tête bouffie, le cou relativement trop gros, les amygdales enflées, n'a qu'à prendre chaque semaine 2 ou 3 de ces bains de vapeur. On fera de même pour l'inflammation des yeux, quand elle provient du froid, du refroidissement etc...; de même aussi pour les yeux chassieux. Dans ce dernier cas vous arrivez à un meilleur résultat si, dans la soirée du jour où la tête a reçu un bain de vapeur, vous accordez à vos pieds, durant un quart d'heure, un bain chaud, animé de sel et de cendres.

Dans les congestions et même dans les coups d'apoplexie j'ai employé avec grand succès le bain de vapeur de la tête. Dans ces cas pénibles et délicats on se laisse arrêter par la pensée que la vapeur attire encore plus de sang vers la tête. Cette crainte est sans fondement. Dans ma pratique j'ai l'habitude — et je la conseille à chacun dans les deux cas cités — de restreindre l'opération à la durée de 15 à 20 minutes et de faire suivre le bain de vapeur de la tête par un bain de vapeur des pieds, aussitôt que possible.

Comme le bain de vapeur de la tête est un fort résolutif et qu'une sueur trop abondante pourrait trop affaiblir, il ne faut pas le réitérer souvent. Règle générale, ne dépassez pas le chiffre 2 dans la semaine. Dans des cas rares, où des résolutions et éliminations toutes spéciales sont nécessaires, on pourrait, dans le courant d'une semaine, recourir tous les deux jours à un bain de vapeur de la tête, mais en réduisant sa durée : minimum, 15 minutes; maximum, 20 minutes.

3° Bain de vapeur des pieds.

Le travail opéré par le bain de vapeur de la tête sur la partie supérieure du corps, le bain de vapeur des pieds le fait sur les extrémités inférieures. Voici comment on procède :

Sur une chaise on étend, dans le sens de la longueur, une couverture de laine passablement large et épaisse. Le patient, ayant mis à nu les jambes et les pieds, s'assied dessus. Devant lui est posé le baquet rempli à moitié de liquide en ébullition. C'est le même baquet qui sert aussi pour les bains de vapeur de la tête (fig. 9). Au bord supérieur, sur les deux côtés des anses, se trouvent placés deux morceaux de

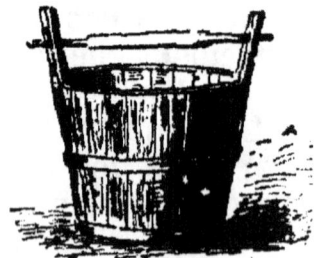

Fig. 9.

Fig. 10.

bois, que l'on fixe de quelque manière, afin que la patient n'ait pas à craindre qu'ils glissent et lui fassent échauder les pieds.* Ce dernier se place sur la chaise et le baquet tout préparé; la couverture de laine est disposée autour des jambes et du baquet de telle sorte que la vapeur, ne pouvant s'échapper, monte comme par un grand tuyau de laine aux pieds, aux jambes et plus haut encore ** (fig. 11).

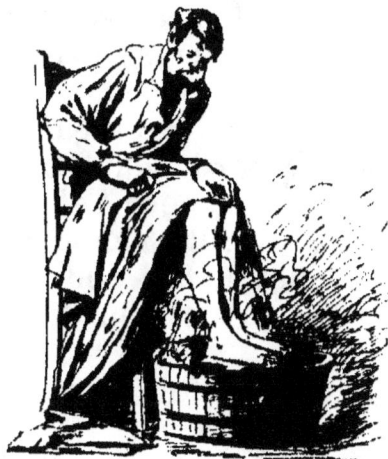

Fig. 11.

Pour ce bain de vapeur j'utilise ordinairement une légère décoction de fleurs de foin. De même que pour le bain de vapeur de la tête, je puis renforcer l'effet de ce traitement en mettant, doucement et prudemment, dans l'eau bouillante un morceau brûlant d'une tuile, et cela à différentes reprises, après chaque intervalle de 5 à 10 minutes. Il ne faut jamais laisser tomber la pierre dans le liquide, parce que cela ferait rejaillir

---

* Au lieu de deux bâtons, l'on peut se servir aussi d'un seul morceau de bois suffisamment large, pour qu'on puisse y poser les pieds (fig. 10), et dont les extrémités soient effilées de façon à entrer dans les anses, afin que le bois ne tourne et que les pieds ne glissent pas. Il serait peut-être plus simple de mettre dans le baquet d'eau bouillante un petit escabeau, s'élevant un peu au-dessus du niveau de l'eau.

** Une personne, dont les habits descendent presque jusqu'à terre, peut en envelopper le cuveau en ébullition. Ce serait la manière la plus simple, la plus facile et la moins compliquée de prendre un bain de vapeur des pieds; après il faudrait évidemment changer d'habits.

l'eau et causerait des brûlures. La durée du bain
de vapeur des pieds et le nombre de morceaux
de tuile seront en proportion de l'effet plus ou
moins grand qu'on veut obtenir. Tantôt les pieds
proprement dits, tout seuls, doivent être mis en
sueur, comme c'est le cas pour ceux qui transpirent beaucoup aux pieds; tantôt on cherche à
mettre en sueur les pieds, les jambes, même tout
le bas-ventre ou le corps entier. J'en ai vu beaucoup à qui ce traitement, si simple et si primitif,
faisait ruisseler la sueur du front comme dans une
étuve. Dans les cas légers, un seul morceau de
tuile brûlant et une durée de 15 à 20 minutes suffisent. Pour obtenir d'un bain de vapeur l'effet le
plus considérable, il est nécessaire de renouveler
toutes les 5 ou 10 minutes le liquide en ébullition
et de prolonger l'application jusqu'à 25 ou 30 minutes.

Au bain de vapeur succède chaque fois une réfrigération, qui sera strictement étendue aux parties
suantes ou baignées dans la sueur. Pour les pieds,
qui ne transpirent que jusqu'aux genoux, il suffit
d'une rapide ablution froide à l'aide d'une serviette;
les natures vigoureuses supportent une affusion sur
les genoux. Quand les jambes et le bas-ventre transpirent, il suffit d'un demi-bain. Si le corps entier a
été mis à contribution, il est nécessaire de le réfri-
gérer tout entier soit par un demi-bain avec ablution
de la partie supérieure, soit par un bain complet, soit
enfin par une lotion totale. Lisez les règles concernant
ces applications dans les chapitres relatifs aux bains
et aux lotions; les règles se rapportant à la conduite
à tenir après le bain de vapeur des pieds se trouvent au chapitre qui traite des bains de vapeur de
la tête. Elles comptent également ici, sans aucune
restriction.

On a recours au bain de vapeur des pieds principalement dans les infirmités les plus diverses des
extrémités inférieures, telles que sueurs fortes et
puantes aux pieds, où il s'agit de résoudre et d'éliminer les humeurs putrides; enflures ou tumeurs

aux pieds, qui trahissent une obstruction des humeurs et du sang ; pieds froids, dont la transpiration est nulle et vers lesquels le sang ne trouve plus, pour ainsi dire, son chemin. Les bains de vapeur réveillent l'activité endormie et produisent une vie nouvelle ; parfois ils ne sont, comme cela est indiqué dans les différents cas de maladies, que des exercices préalables, préparant la voie à des applications d'eau ultérieures et en assurant le succès.

Ces bains de vapeur sont à prendre sans retard par tous ceux qui ont des abcès aux ongles, des ongles incarnés etc....; de même par ceux qui ont à craindre une infection du sang, par exemple à la suite du mauvais traitement des cors aux pieds, de l'extraction de la racine des ongles etc....

Les bains de vapeur des pieds seront renforcés, quand ils doivent agir plus ou moins sur le corps tout entier, comme c'est le cas dans les douleurs spasmodiques du bas-ventre, provenant surtout d'un refroidissement ; de même aussi dans les maux de tête, dont la cause remonte à des congestions, à une affluence du sang à la tête.

Chez les individus anémiques, dont il faut avant toute application d'eau froide augmenter la chaleur propre, un léger bain de vapeur des pieds m'a très souvent rendu de bons services.

La règle concernant la fréquence de ce traitement est la même que pour le bain de vapeur de la tête : c'est-à-dire, employez-le avec parcimonie. Je le prescris ordinairement 1 ou 2 fois par semaine ; par exception je l'admets 3 fois dans les cas qui l'exigent absolument.

Encore un mot : de temps à autre j'ai entendu des plaintes au sujet des embarras qui accompagnent l'usage de mes bains de vapeur. Je demande à tout homme sérieux : Quoi de plus simple, le bain de vapeur tel que je le prescris, ou le bain d'étuve après tant et tant de tasses de thé chaud, après une torture de tant d'heures, sous tant d'édredons, ce qui ne passe presque jamais sans laisser un violent mal de tête et d'autres douleurs ?

4° Bains de vapeur du siège.

Le bain de vapeur du siège rend de grands services aux malades en raison de sa préparation facile, de son application commode et de son action absolument inoffensive. Même dans les maladies graves, où la faiblesse empêche de provoquer la transpiration au degré voulu, on peut de cette manière faire transpirer sans beaucoup de peine.

On verse la mixture en ébullition dans le pot de terre ou de zinc de la chaise percée. Le malade se place dessus, et la personne de service veille à ce qu'il ne s'échappe aucun nuage de la bienfaisante vapeur. Sans retard la chaleur humide envahit le corps et engendre une sueur plus ou moins forte, parfois si forte que le corps entier finit par être tout en nage. Le traitement dure 15 à 20 minutes. S'il est nécessaire de maintenir le malade quelque temps en sueur, on le remet dans son lit, puisqu'il se fatigue à rester assis et que les vapeurs n'auraient peut-être plus d'action à la longue; la transpiration continuera, sans que l'on ajoute une couverture spéciale. Le bain de vapeur terminé, il faut pratiquer une ablution totale, ou un demi-bain avec lotion du haut du corps, ou bien un bain entier, suivant l'état de tolérance du malade. Chez les malades gravement atteints la lotion totale est ce qu'il y a de plus facile et de moins dangereux.

Le bain de vapeur du siège, cela va de soi, a une action résolutive et éliminatrice. Les sécrétions se font par le moyen de la transsudation. Pour ces bains de vapeur je ne prends jamais de l'eau pure : j'y mêle toujours des plantes, telles que les fleurs de foin, la paille d'avoine, surtout la prêle des champs.

Contre la gravelle et la pierre j'emploie, pour cette fumigation humide, une décoction de paille d'avoine, tandis que je préfère une décoction de fleurs de foin dans les cas de spasme ou de rhumatisme abdominal, contre les abcès de la vessie, dans les commencements d'hydropisie.

La manière de faire alterner les bains de vapeur avec les bains froids est indiquée pour chaque cas de maladie dans la troisième partie.

C'est avec les fumigations d'une décoction de prêle que j'ai obtenu les résultats les plus surprenants dans les rétentions d'urine, qui causent au patient des douleurs atroces, voire même le délire. L'état spasmodique de la vessie, provenant ordinairement d'un refroidissement et d'une inflammation, fut enlevé dans chaque cas par une fumigation humide de prêle en un temps relativement court, et l'organe fonctionna comme auparavant.

5° Bains de vapeur localisés.

Les bains de vapeur, associés à d'autres applications d'eau, rendent service dans les maladies des yeux, des oreilles, de la bouche, des doigts, de la main, du bras, du pied, des orteils etc... Quelques exemples éclairciront la chose.

Un insecte vénimeux vous a piqué dans la main, dans le bras; le membre enfle et vous fait mal, l'inflammation menace de s'étendre. Employées à côté des emmaillotements de la main et du bras, les fumigations humides de la partie endolorie calmeront bientôt les douleurs et remédieront au mal. A cet effet on tient la main ou le bras sur le bassin qui renferme le liquide en ébullition.

Par suite de la présence d'éléments vénéneux dans une plaie on risque d'avoir une infection de sang; il y a péril en la demeure. Incessamment il faut préparer pour la main ou le pied un bain de vapeur, dont l'action est résolutive et éliminatrice.

Quelqu'un a été mordu par un chien qu'on soupçonne d'être enragé. Avant tout autre secours, avant que le médecin puisse arriver, c'est un bain de vapeur sur la partie blessée qui rendra un précieux service, au moins provisoire.

De violentes crampes se font sentir dans des

endroits déterminés des mains et des pieds. Ne
tardez pas à les traiter aux vapeurs.

Pour tous les cas cités j'emploie en règle générale une décoction de fleurs de foin.

Pour la fumigation des yeux j'ai recours volontiers à une décoction soit de fenouil en poudre,
soit d'eufraise, soit de mille-feuille.

Pour la fumigation des oreilles, c'est une décoction de lamier ou d'ortie ou de mille-feuille.

Pour les empâtements ou obstructions de la gorge,
c'est une décoction de mille-feuille ou de plantain
ou d'ortie.

Quant à la durée du traitement, il ne faut jamais
dépasser 20 minutes ; la plus courte durée est de
10 minutes.

Les fumigations qui doivent être aspirées pour
agir à l'intérieur, ou qui sont destinées aux yeux
et aux oreilles, ne seront jamais prises à l'état de
chaleur excessive. Il faut être prudent à cet égard.

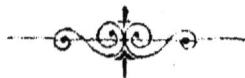

CHAPITRE VI.

LES AFFUSIONS.

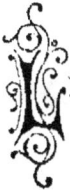

ES affusions en usage chez moi sont les suivantes:

1° Affusion des genoux.

On découvre les pieds et les jambes jusqu'au-dessus des genoux, on retrousse le pantalon autant que possible et, pour le garantir contre l'eau, on le recouvre d'une serviette. Puis, on s'assied sur une chaise et l'on pose les deux pieds dans un cuveau (fig. 12) comme pour un bain de pieds. L'affusion s'effectue au moyen d'un arrosoir, tel qu'on en a dans les serres, qui se laisse diriger aisément d'une seule main. Le premier arrosoir, qu'on répand vite et d'un jet abondant, mouille les deux pieds depuis les orteils jusque par-dessus les genoux. Les arrosoirs subséquents baignent, dans un jet plus faible et tombant d'une hauteur variable, surtout les rotules (au milieu, à droite et à gauche) et les mollets, de façon que l'eau découle des jambes d'une manière à peu près égale. Le dernier arrosoir ne se vide pas lentement, comme les précédents: on le répand, de la grande ouverture, en deux ou trois coups à verse sur les jambes. Pour une affusion on peut employer 2 jusqu'à 10 arrosoirs d'eau, chacun d'une contenance de 13 à 15 litres.

Les personnes délicates ou maladives ne supportent, au premier abord, l'affusion qu'à grand'peine. Le début en coûte à chacun. J'ai vu des hommes qui, après avoir d'abord plaisanté de cette bagatelle et voulu ensuite dissimuler la secousse qui les ébranlait d'outre en outre, comme un coup électrique, ont fini par trembler comme une feuille et pleurer de douleur. Voilà certes la meilleure preuve de la vertu électrisante, rafraîchissante, fortifiante de l'affusion.

Aux convalescents, aux personnes débilitées et anémiques, à tous ceux dont les os des pieds et des jambes ne portent que des muscles chétifs, de pauvres fuseaux de chair, je ne conseille, au début du traitement, que 2 ou 3 arrosoirs d'eau. Un commençant ne doit pas dépasser, pour la

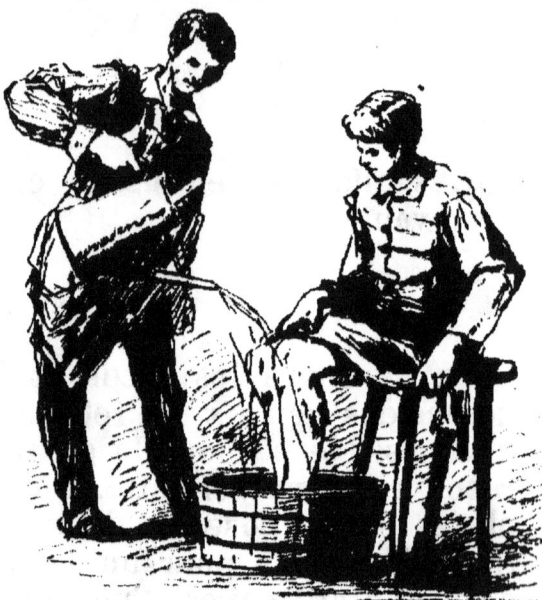

Fig. 12.

première fois, le chiffre 2; les jours suivants il peut aller jusqu'à 4 ou 6, plus tard jusqu'à 8 ou 10 arrosoirs. Après 8 ou 10 affusions des genoux tout sentiment de douleur aura disparu. C'est avec un certain bien-être qu'on soupire après l'application prochaine, tant l'affusion a fortifié en peu de temps les pieds et les jambes.

L'affusion des genoux n'est usitée en règle générale que de concert avec l'affusion supérieure. Mais il ne faut pas s'imaginer que l'affusion supérieure doive être suivie immédiatement de l'affusion des genoux.

2° Affusion crurale.

Celle-ci est la continuation de l'affusion des genoux en remontant vers l'abdomen. Elle consiste à soumettre au traitement non seulement les pieds et les jambes, mais aussi les cuisses.

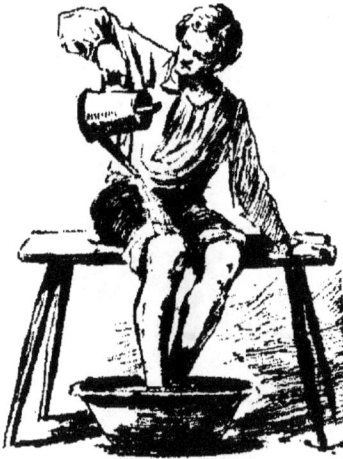

L'eau du premier arrosoir mouille rapidement toute la longueur des pieds, des jambes et des cuisses jusqu'au bas-ventre exclusivement; les arrosoirs suivants sont répartis d'une manière à peu près égale sur toutes ces parties. Les patients, à qui l'état de santé permet de se tenir debout, prennent cette affusion (comme toute autre) de préférence dans cette attitude (fig. 14). Ils ont de cette façon l'avantage que l'eau découlant de l'arrosoir mouille plus uniformément et simultanément les membres devant et derrière: l'arrosement uniforme et simultané est à mes yeux une des meilleures propriétés de l'affusion.

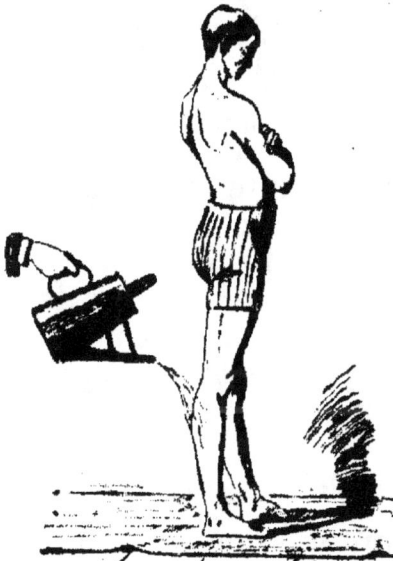

Fig. 13.

L'effet de l'affusion crurale est le même que celui de l'affusion des genoux, mais porté à un degré plus intense. L'affusion crurale pourrait donc en tout temps remplacer l'affusion des genoux. Mais, parce qu'elle doit remplacer, elle subit le sort des remplaçants dans les fonctions publiques: elle est appelée rarement à exercer son emploi. Elle constitue la transition la plus naturelle de l'affusion des genoux à l'affusion inférieure. Cette dernière n'est, en somme,

Fig. 14.

que l'affusion crurale renforcée, l'affusion crurale dans un sens plus large du mot. Quand je parle de l'affusion crurale, c'est à peu près toujours l'affusion crurale renforcée que j'ai en vue.

3° L'affusion inférieure.

L'affusion inférieure (affusion crurale renforcée) consiste à mouiller, avec le premier arrosoir, toute la partie postérieure du corps, à partir des pieds jusque par-dessus la hanche, tandis que les arrosoirs suivants (3 ou 4 ou même 6) arrosent uniformément tout l'abdomen, devant et derrière, surtout le croupion et la région lombaire. Comme cette affusion s'étend à toute la partie inférieure du corps, sa dénomination est justifiée. Il est avantageux de la prendre debout (fig. 15) comme l'affusion crurale.

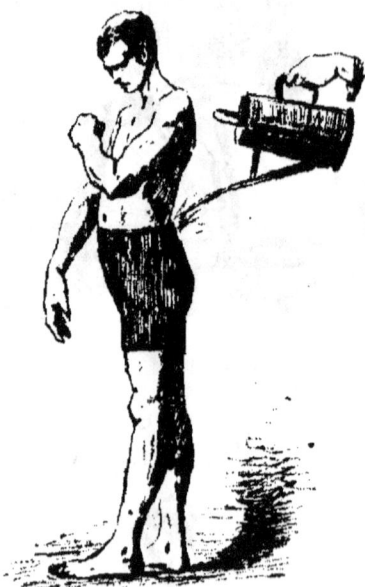

Fig. 15.

Il faut que, en règle générale, cette affusion fasse suite au bain de vapeur des pieds, à moins qu'on ne préfère le demi-bain ou l'agenouillement dans la baignoire. Plus l'eau est abondante et plus elle tombe de haut, plus son action est forte. En général, la hauteur du jet ne doit pas dépasser l'espace d'un empan (15 à 20 centimètres).

4° L'affusion dorsale.

L'affusion dorsale est la continuation de l'affusion inférieure, en remontant le dos. L'eau du premier arrosoir mouille toute la partie postérieure du corps, depuis le talon jusqu'à la nuque. Le contenu de 3 à 5 autres arrosoirs, le jet tombant d'une hauteur plus ou moins forte, est répandu, d'une part, depuis la nuque jusqu'au sacrum et, d'autre part, depuis l'omoplate gauche jusqu'à l'omoplate droite.

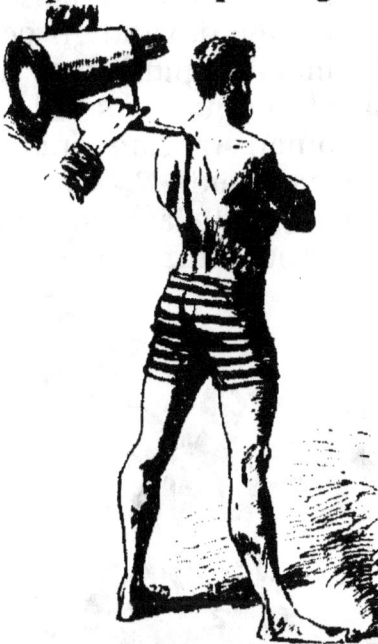

Fig. 16.

L'échine reçoit la grosse part du liquide ; mais il n'est pas inutile de faire observer que, chez les personnes très sensibles, la colonne vertébrale elle-même doit être ménagée autant que possible, surtout au commencement. L'ablution rapide de la poitrine, de l'abdomen et des bras doit toujours accompagner ou clore l'affusion dorsale. Je dis : accompagner ou clore. Le premier peut se faire en ce que l'eau, qui arrose la nuque et coule sur la poitrine, est utilisée pour le lavage du devant ; le second se pratique immédiatement après l'affusion toutes les fois que le lavage ci-dessus n'a pas eu lieu. Quant aux jambes et aux cuisses, il est superflu de les lotionner, puisque l'eau de l'affusion, prise debout, arrose suffisamment ces parties.

L'affusion dorsale affermit tout particulièrement l'échine et agit sur la circulation du sang plus favorablement et avec plus d'intensité que les affusions précédentes.

5° Affusion totale.

L'affusion entière ou totale s'étend à tout le corps, depuis le cou jusqu'à la pointe des pieds. Le mode d'emploi est le suivant :

Le patient, revêtu d'un caleçon ou d'une chemise, s'assied sur une planchette dans une baignoire ou dans une large cuve de bois ou de zinc. S'il préfère la prendre debout ou à genoux, il ne fait pas mal. L'affusion totale s'effectue par devant et par derrière (fig. 17) à la dose d'environ 4 arrosoirs d'eau. Le premier humecte le corps tout entier ; les autres sont employés à irriguer davantage certaines parties, notamment la moelle épinière et les principaux plexus, c'est-à-dire la nuque et ses deux côtés, puis le creux de l'estomac (région épigastrique, sympathique, pneumogastrique).

Je recommande expressément cette affusion aux personnes bien portantes, surtout aux personnes corpulentes. Elle endurcit, fortifie, favorise la circulation du sang et enlève à ces individus anémiques et *hydrophobes* leur sensibilité excessive.

Si l'on est sous l'impression du froid, il ne faut pas prendre cette affusion, à moins qu'on ne réta-

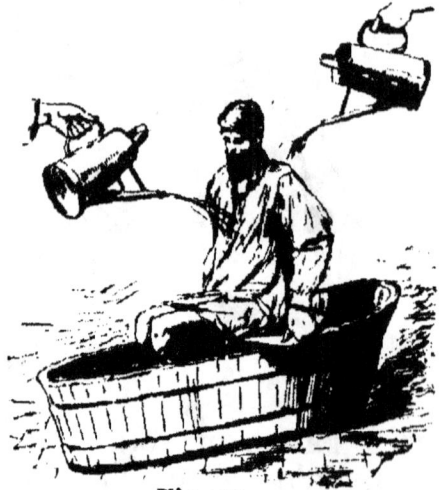

Fig. 17.

blisse préalablement la chaleur normale, soit par le mouvement, soit par un moyen factice, comme le bain de vapeur des pieds ou de la tête. En dehors de cela, on peut la prendre en toute saison, en hiver cependant dans un local chauffé.

Pour les personnes débiles ou maladives, il est bon de dégourdir l'eau, qui doit avoir au moins le même degré de chaleur que celle des établissements de bains en été (15 à 18° R.).

La description des maladies en particulier indique dans quels cas et combien de fois l'affusion totale est à pratiquer. Je la préfère sous beaucoup de rapports au bain complet et je l'emploie, en place de ce dernier, quand je veux exercer une action énergique sur telle ou telle partie souffrante, ce qui arrive souvent dans les cas de rhumatisme.

Aux malades chez lesquels je veux obtenir d'abondantes résolutions et sécrétions j'administre, après l'affusion totale, le traitement suivant: la chemise qui a été mouillée par l'affusion, est promptement tordue un peu, de manière que l'eau n'en dégoutte plus, et employée alors en guise de maillot pendant une heure ou une heure et demie. A part ce cas, il faut naturellement l'éloigner et la remplacer par une chemise sèche. Le patient se donne lui-même du mouvement jusqu'à ce qu'il soit complètement séché et réchauffé.

Une remarque en passant. Je ne pratique pas et je n'approuve pas les douches à percussion forte, les projections violentes de l'eau sur le corps, telles qu'on les administre en maint endroit. Je ne vois absolument pas quel effet doivent produire ces grands et puissants jets d'eau sur une personne bien portante, sans même parler des malades. On n'a pas besoin d'une pompe à incendie pour laver le corps: qui en aurait l'idée? Ces trombes d'eau ne sont pas nécessaires pour l'affusion. Car la maladie est guérissable ou non: si elle est guérissable, un traitement modéré trouvera prise sur elle; si elle est incurable, à quoi bon un traitement si rigoureux? Il fera plutôt du mal.

6° Affusion supérieure.

La personne devant recevoir l'affusion supérieure, qui fait pendant à l'affusion inférieure, se déshabille jusqu'au pantalon. Un linge, mis sur ce dernier, l'empêche de se mouiller. Le cuveau, dans lequel l'eau s'écoule, au lieu de rester à terre, peut être placé sur un escabeau. De cette façon les gens d'un certain embonpoint s'inclinent plus facilement; la tête, un peu relevée, est ménagée pour que le sang y afflue moins. Le patient appuie les deux mains sur le fond du cuveau, de manière à donner à la partie supérieure de son corps une position horizontale, afin que l'eau répandue s'en aille au cuveau (fig. 18).

Le premier arrosoir (*a*) se répand, en partant du bras droit et de l'épaule droite, sur tout le dos jusqu'à l'épaule gauche et au bras gauche (fig. 19). Il sert en première ligne à humecter l'endroit qui va être douché. Le second (*b*) et le troisième (*c*) arrosoir s'appliquent principalement sur le grand plexus sympathique des deux côtés de la septième vertèbre cervicale, puis sur le dos entier et la colonne épinière, en terminant toujours à l'un des bras supérieurs.

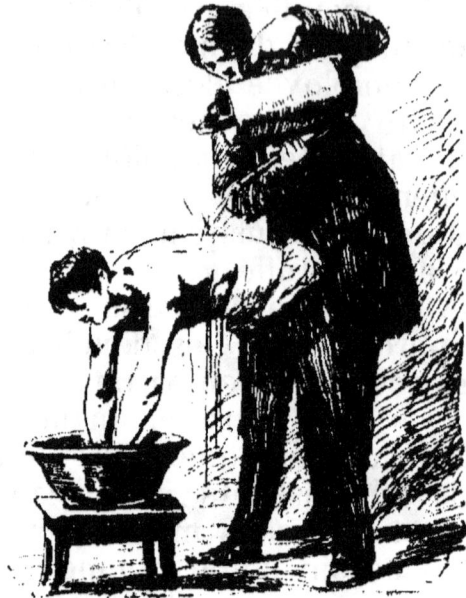

Fig. 18.

Le dos doit être arrosé 3 ou 4 fois d'une manière égale, l'eau s'écoulant sur la poitrine dans le bassin. Si vous n'êtes pas exercé dans l'administration des affusions, je vous conseille de répandre l'eau de telle façon qu'elle couvre le dos d'une manière très égale, formant comme une nappe qui pend des deux côtés. Il faut, autant que possible, ménager la tête, mais, par contre, bien arroser la nuque. Si les cheveux sont longs, je n'entame pas du tout la tête; quand, au contraire, ils sont courts, je l'arrose un peu et doucement. Pour les personnes nerveuses, il faut prendre garde de n'arroser ni trop fort ni trop

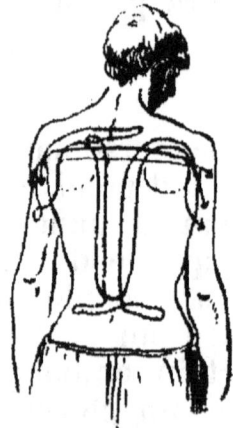

Fig. 19.

longtemps la colonne vertébrale, en tout ou en partie. Le jet ferait presque l'effet d'un glaive perçant et ne serait pas supporté, quoique du reste

il n'y ait aucun danger. L'opérateur, suivant le besoin et les circonstances, fera tomber le jet abondant ou divisé, fort ou faible, de plus haut ou de
plus bas. En même temps il observera si le patient
se plaint de douleurs particulières à tel ou tel
endroit, et s'il n'existe point par hasard des symptômes d'éruptions, d'abcès, d'obstructions du sang
(taches livides), de tumeurs sanguines (phlegmons)
etc...

Plus l'eau coule d'une manière égale sur les
parties arrosées, mieux on supportera l'affusion, et
la chaleur reviendra d'autant plus vite et plus régulièrement.

Il y a des personnes (ce sont notamment celles
qui jouissent d'un parfait embonpoint ou qui sont
disposées à en prendre) chez qui la réaction se fait
attendre longtemps. On reconnaît cette circonstance
à la peau, qui reste blanche, incolore, comme avant
l'affusion, et que ne rougit pas le sang réveillé,
stimulé, affluant vers les parties arrosées. Je remédie à cette anomalie par le moyen suivant:
après l'épanchement du premier arrosoir, je fric-
tionne un peu de la main le dos mouillé, et par ce
frictionnement je stimule la peau. Après le troisième
ou le quatrième arrosoir la réaction existe dans son
plein, du moins en règle générale.

Aux personnes débiles le contenu d'un seul arrosoir suffit pour une affusion.

Aux commençants on donne 1 ou 2, à ceux qui
sont plus avancés 2 ou 3, aux hommes sains et
vigoureux 5 ou 6 arrosoirs. Dans aucun cas et
malgré tout le bien-être qu'on éprouve, il ne faut
excéder la mesure.

Avant et après l'affusion il faut se laver rapidement la poitrine, essuyer les mains et la figure (rien
au delà), s'habiller en toute hâte et se donner du
mouvement ou se rendre au travail.

L'affusion supérieure est toujours nécessaire après
le bain de vapeur de la tête, à moins qu'on ne prenne
une lotion. Autrement on ne l'emploie généralement
que de concert avec l'affusion des genoux, en ad-

ministrant d'abord l'affusion supérieure et ensuite, mais seulement après le complet habillement du haut du corps, l'affusion des genoux. Mais il n'est pas absolument nécessaire, je le répète encore une fois, que l'affusion supérieure soit suivie de l'affusion des genoux.

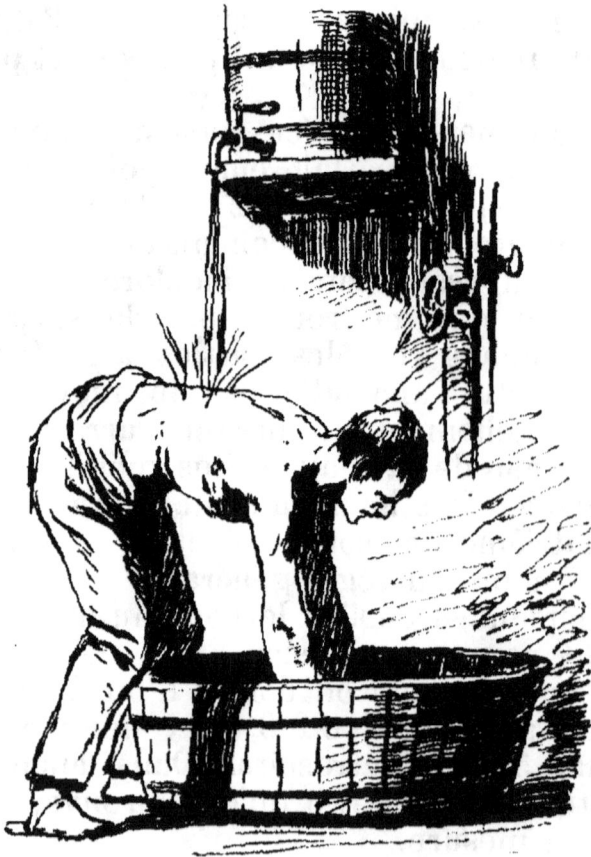

Fig. 20.

Ces deux affusions comptent parmi les moyens de s'endurcir: leur action est réchauffante (circulation régulière du sang), fortifiante, véritablement électrisante; elles peuvent être employées par les personnes des deux sexes, sans qu'elles courent jamais le moindre risque.

Je connais des hommes qui, tous les matins, au saut du lit, s'administrent eux-mêmes les deux affusions. Ils pratiquent d'abord l'affusion supérieure en maniant avec dextérité l'arrosoir, dont ils se font couler le contenu sur le dos; ou bien ils se rendent dans la buanderie ou dans une chambre de bain, où ils tournent le robinet du réservoir d'eau et s'arrosent d'un jet modéré (fig. 20) le dos, qu'ils promènent sous la lame d'eau suivant leur plaisir. Après cela ils dirigent le robinet ou l'arrosoir sur les genoux. Au bout de 5 minutes tout est fini, et le corps entier a reçu un grand bienfait.

Si vous n'osez vous faire administrer l'affusion par un autre et que vous n'ayez pas assez de dextérité pour opérer vous-même, eh bien! alors lavezvous avec de l'eau bien froide le haut du corps, puis mettez les pieds, découverts jusqu'aux genoux, dans un bassin en partie rempli d'eau, prenez avec n'importe quoi de cette eau du bassin et répandez-la lentement sur les genoux et les jambes. Même dans le cas où l'opération se fait de cette manière simple et primitive, l'effet se fera certainement sentir.

7° Affusion des bras.

De même qu'on traite les membres inférieurs par l'affusion des genoux et des cuisses, il peut être aussi utile d'arroser exclusivement les bras.

Cette affusion commence à l'extrémité des mains et remonte jusque vers les épaules. Il suffit d'un arrosoir d'eau de 15 litres pour un bras; mais on n'arrose jamais un bras tout seul. Tantôt cette affusion est ordonnée et prise comme moyen d'endurcir les bras, tantôt elle sert à résoudre les engorgements dans ces membres, ou bien à calmer les inflammations et leurs douleurs, ou encore à expulser des bras la goutte et le rhumatisme. Cette affusion est un grand bienfait pour les anémiques et les chlorotiques. Si vous avez une fontaine jaillissante et que vous teniez, pendant une minute, les deux bras sous

le jet d'eau, je ne vous ferai certes pas le reproche
d'avoir pris une affusion défectueuse des bras.

8° Affusion de la tête.

Si je passais sous silence cette affusion, je serais
injuste à l'égard d'un procédé qui, dans ma méthode
de guérir, m'a déjà rendu de grands services pour
les maladies de l'ouïe et de la vue. Cette application
consiste à répandre de l'eau sur la tête, en dirigeant
le jet sur la surface qui entoure les oreilles, sur les
joues et même pendant deux secondes sur l'œil
fermée. Au début on ne fait usage que d'un arrosoir d'eau, plus tard on en prend deux. Il n'est pas
superflu de faire remarquer qu'après l'opération il
faut soigneusement essuyer le cuir chevelu.

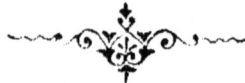

CHAPITRE VII

LES LOTIONS.

~~~~~~

ES lotions ou ablutions sont de deux sortes : les lotions totales et les lotions partielles. Je fais remarquer en général que les principes relatifs aux frictions, à l'habitude de ne pas s'essuyer, sont maintenus aussi en cet endroit. Dans chaque lotion il est essentiel que le corps entier ou les parties déterminées reçoivent l'application de l'eau d'une manière égale. Quant au frottement, au massage, il n'en est question nulle part. Si parfois, dans les maladies, je parle d'ablution énergique, j'entends une opération rapide, qui n'admet ni hésitation ni crainte. La meilleure ablution, totale ou partielle, est celle qui s'effectue de la façon la plus uniforme et dans le moins de temps possible. Dans aucun cas elle ne doit dépasser une ou, tout au plus, deux minutes. Veuillez, après cela, juger de la grande différence de ma méthode d'avec celle qui est en usage dans certains établissements, et faites-moi grâce du reproche de laisser mes malades beaucoup trop longtemps dans l'eau froide, qui doit nécessairement leur attirer des douleurs dans les membres, des rhumatismes articulaires etc... Certes, je ne dépasse pas la mesure.

Je répète l'observation que j'ai déjà faite à propos du bain froid entier : quand le corps est froid, quand on frissonne, il ne faut jamais prendre de lotion,

surtout pas de lotion entière. La chaleur propre,
se trouvant déjà à un degré assez bas, serait di-
minuée davantage encore et ne pourrait être rétablie que lentement et à grand'peine. Les suites
inévitables en seraient la fièvre, le catarrhe etc...

1° Lotion totale.

A. Pour les personnes en bonne santé.

La lotion totale s'étend, comme son nom l'indique,
au corps tout entier (la tête exceptée), qu'on lave
d'un seul trait, de haut en bas.

Elle s'effectue le plus facilement de la manière
suivante: on prend une serviette rude et grossière
(la petite éponge des baigneurs marche trop lentement), on la trempe dans l'eau froide et on commence par lotionner la poitrine et le ventre, puis le
dos, qui est moins accessible. Comment faut-il laver
le dos? Chacun trouvera soi-même la meilleure
manière d'atteindre le dos tout entier. Enfin vient
le tour des bras, des jambes et des pieds. Tout
doit être terminé au bout d'une minute, au plus
tard dans deux minutes. Toute lotion qui dépasse-
rait cette limite pourrait devenir préjudiciable. En
outre, gardez-vous bien de faire la lotion dans un
endroit où le corps serait exposé à l'air libre. Ce
serait une imprudence coupable. Sans s'essuyer, on
remet ses habits en toute hâte et on va au travail,
ou bien on se donne du mouvement jusqu'à ce que
la peau soit entièrement séchée et réchauffée.

Quand et combien de fois les personnes bien portantes peuvent-elles user de la lotion complète?
Chacun se lave, au matin, la figure et les mains.
C'est à cette même heure, immédiatement après le
lever, que la lotion complète ou totale serait bien
placée. Car c'est alors que la chaleur naturelle, par
suite des couvertures du lit, est au degré le plus
élevé. La lotion serait donc une réfrigération agréable,
qui chasserait du coup tout sommeil et donnerait,
dès le réveil, de la vie et de l'entrain pour le tra-

vail de la journée. Il ne peut être question d'une
perte de temps, puisque dans une minute tout est
fait et que dès lors on pourra se mettre à ses occupations.

Le citadin fait sa promenade matinale au printemps et en été. Qu'il essaye, avant de se mettre
en route, la lotion totale. Je suis persuadé que personne n'aura besoin de l'encourager pour la seconde
fois.

Les personnes qui, après la lotion entière, ne
peuvent se donner du mouvement ni aller au travail, ont tort de s'en dispenser pour ce motif :
qu'elles se lavent tout tranquillement et se remettent
alors au lit pour un quart d'heure ou une demi-
heure. Cette manière de faire est bonne aussi.

Si l'on peut arriver — cela coûte si peu d'efforts
— à rendre tous les 2 ou 3 jours, pendant un certain temps, ce petit service à son corps, on fera
certainement une bonne action, qui sera récom-
pensée au centuple. Si l'on ne trouve pas pour cela
un moment libre au saut du lit, on pourra le faire
à une heure quelconque de la journée : on se retire
durant 2 ou 3 minutes dans sa chambre à coucher
ou dans la buanderie, et l'opération bienfaisante
sera achevée. Ne cherchons pas trop nos aises et
ne soyons pas si *hydrophobes*.

Quand le maréchal-ferrant ou le serrurier ferme
son atelier, il se lave la figure pour se débarrasser
de la suie et de la poussière de charbon. Quand le
laboureur, chez qui la propreté est quelque peu en
estime, rentre des champs, il ne manque pas, dans
la saison chaude, de prendre avant tout autre rafraîchissement une gorgée d'eau et de s'en rincer
la bouche. Comme ils feraient bien, l'un et l'autre,
après le travail pénible de la journée, s'ils déli-
vraient leur corps du dernier reste de sueur par
une ablution totale ! Je désirerais de tout cœur que
cette petite opération ravigotante et fortifiante fût
plus connue.

Le soir, avant le coucher, chacun ne peut pas
faire une application d'eau froide, puisqu'elle agite

beaucoup de personnes. Si vous la supportez, vous perdrez, précisément à cette heure, le moins de temps possible et vous dormirez d'un sommeil d'autant plus profond et plus tranquille.

Au lieu du bain entier, j'ai recommandé avec succès à bon nombre d'individus souffrant d'insomnie l'ablution entière, qui est plus aisée.

En hiver, je conseille toujours de se coucher d'abord pendant 10 minutes et de pratiquer l'ablution totale alors seulement, quand le corps sera devenu chaud.

B. Pour les personnes malades.

C'est auprès des malades que j'ai toujours remarqué que non seulement les frictions et les frottements profitent peu, mais que bien souvent ces opérations sont préjudiciables par suite du réchauffement non uniforme, de l'agitation qu'elles causent etc...

Dans la lotion totale des malades je demande avec insistance que tout le corps, le dessous des pieds inclusivement, soit lavé, et qu'il soit lavé d'une manière uniforme : uniforme par rapport à la quantité d'eau employée à toutes les parties du corps et uniforme par rapport à la friction inséparable de tout lavage, quel qu'il soit. Ce n'est qu'à cette condition que la chaleur naturelle se développera librement et régulièrement. Si l'on se permet des irrégularités, la chaleur se fera jour irrégulièrement, différemment aux différentes parties, ce qui sera d'un effet sinon nuisible, du moins peu favorable.

Je fais toujours pratiquer les lotions des malades de la manière suivante : le malade se met sur son séant ou bien, s'il est trop faible, on le maintient dans cette position ; on lui lave alors rapidement le dos, en passant plusieurs fois le long de la colonne vertébrale. C'est l'affaire d'une demi-minute, et le malade se couchera de nouveau. Après cela, on lui lavera la poitrine et le ventre, besogne que les personnes non trop débilitées feront elles-mêmes, et pour laquelle il ne faut pas une minute. Vient alors le tour des bras, enfin celui des jambes. Au bout de 3 ou 4 minutes, tout est fini, et le malade se sentira à son aise, comme rajeuni.

De même que je puis tous les jours laver la figure et les mains à toute personne même gravement malade, je puis lui donner aussi, avec de la bonne volonté et de la charité, une lotion entière. Après deux ou trois lavages on aura un peu de pratique, et l'opération sera d'autant plus aisée.

S'il était réellement trop pénible pour un malade très fatigué de se faire laver le corps tout ensemble, on pourrait distribuer la lotion totale en 2 ou 3 lotions partielles : le matin on lavera la poitrine, le ventre et les bras, et vers le soir le dos et les pieds ; ou bien dans la matinée on lavera la poitrine et le ventre, vers midi le dos, et dans la soirée les bras et les jambes.

Une ablution prudente et rapide ne fera jamais de tort, lors même que l'eau est très froide — ce qui vaut mieux, du reste.

C'est dans les cas de maladie que vous trouverez quand et combien de fois la lotion totale est à pratiquer.

Je fais seulement observer en cet endroit que, surtout dans les fièvres aiguës, dans toutes les maladies accompagnées de fièvres aiguës, particulièrement dans le typhus et la variole, les lotions totales jouent un rôle essentiel et remplacent toujours les bains froids entiers, si ces derniers, pour une raison ou pour une autre, ne peuvent pas être pris.

Dans les cas de fièvre le degré élevé de la chaleur et l'anxiété, qui en est la suite, indiquent chaque fois le moment de répéter l'ablution. Celle-ci peut, dans certaines circonstances, avoir lieu toutes les demi-heures.

Beaucoup de maladies, telles que le catarrhe, la fièvre muqueuse, la variole, le typhus etc..., ont déjà été guéries par les seules ablutions totales de ma méthode.

Chez les natures débiles j'emploie pour les lotions, en place de l'eau pure, très souvent du vinaigre étendu d'eau. Le vinaigre, outre qu'il fortifie, déterge mieux la peau et ouvre davantage les pores.

On entend souvent dire que les lavages au vin, à l'alcool (j'excepte le vinaigre) etc... produisent des effets extraordinaires. Bien des fois j'ai essayé ces sortes de lavage, mais jamais je n'ai pu obtenir que des résultats ordinaires ou médiocres ; de fois à autres je n'ai eu même aucun résultat.

Jadis l'eau-de-vie de lie de vin passait pour le *nec plus ultra* comme moyen de lavage, ce qui rendait florissant le commerce de cet article. Plus tard il y eut une période de répit, et, dans ces derniers temps, la vogue de cette eau-de-vie a repris de plus belle.

Ces sortes de moyens paraissaient à l'horizon et s'en allaient de nouveau, comme les comètes. Ils laissent parfois une longue traînée, mais finissent chaque fois par disparaître pour toujours. Ces astres ne sont pas les étoiles ordinaires et régulières, qui paraissent chaque nuit et brillent tranquillement et sans interruption. C'est avec ces dernières que je voudrais comparer l'eau : elle agit, et ses applications resteront et se maintiendront, après que ces „courants extraordinaires" auront cessé de couler, d'autant plus qu'ils n'auront pas soutenu l'épreuve.

Je souhaite très ardemment que l'eau se fraye un chemin de plus en plus large, surtout parmi les classes d'hommes qui pourraient favoriser son emploi et faire connaître son utilité si salutaire.

2⁰ Lotion partielle.

Celle-ci ne s'étend pas à tout le corps, mais seulement à l'une ou à l'autre partie.

On en fait usage à l'aide de la main ou d'une grosse serviette, humectant d'eau fraîche tel membre ou telle partie du corps. Pour le reste, il faut suivre les règles tracées pour la lotion totale.

Que ce soit le doigt ou l'orteil, la main ou le pied, que l'inflammation a atteint — toujours faut-il éteindre là où le feu a pris. Les détails plus circonstanciés, relatifs au moment où l'ablution partielle est à pratiquer, se trouvent indiqués dans les maladies en particulier, troisième partie de ce livre.

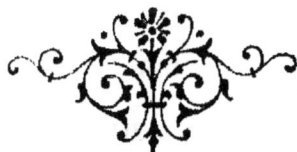

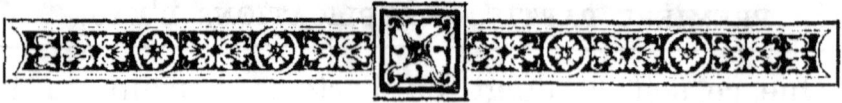

CHAPITRE VIII.

LES MAILLOTS.

~~~~~~

Il sera question ici des enveloppements ou emmaillotements dans un drap mouillé recouvert d'une couverture de laine. Il y a plusieurs sortes de maillots. Nommons d'abord

1° Le maillot de tête.

Il peut se prendre de deux manières :

A. — On lave la tête entière, on la mouille complètement, visage et cheveux. Il faut que l'eau pénètre jusqu'aux parties recouvertes par les cheveux, mais elle ne doit pas dégoutter de ces derniers ; ce serait exagérer les bonnes choses. On met alors par-dessus la tête un linge sec, qu'on fixe de manière qu'il s'adapte bien partout, ne laissant aucun passage à l'air et ne faisant voir que les yeux et la moitié du front. Au bout d'une demi-heure, rarement d'une heure, les cheveux seront secs.

On peut ensuite renouveler 1, 2 ou 3 fois la lotion et l'enveloppement ; il faut seulement veiller à ce que le linge, qu'on met autour de la tête, soit bien sec. Chaque application durera une demi-heure, mais on fera bien attention à ce que les cheveux soient, avant chaque réitération, complètement séchés. Il faut s'habituer, après la dernière opéra-

tion, à laver rapidement avec un peu d'eau froide
le cou et la tête et à s'essuyer, comme on fait
pour la toilette du matin.

B. — L'emmaillotement de la tête se pratique le
mieux de la manière suivante, surtout dans les cas
où l'on veut obtenir de fortes sécrétions: on lave
la tête comme ci-dessus; puis on applique un double
enveloppement, d'abord celui du premier mode
d'emploi, qu'on entoure ensuite d'un molleton s'adap-
tant bien partout. Si la chaleur de la tête est forte,
l'on peut mouiller non seulement les cheveux, mais
aussi la première enveloppe, c'est-à-dire le linge
recouvert du molleton. L'application doit-elle durer
un certain temps, il ne faut pas négliger le renouvellement qui ne sera jamais retardé au delà de
25 à 30 minutes. Ce second mode d'application se
termine comme le premier.

Les maux de tête, surtout ceux de nature rhumatismale, provenant d'un refroidissement, d'un changement subit de température, se laissent traiter avec
succès par le maillot de tête; de même aussi les
pellicules trop nombreuses, les éruptions sèches,
les boutons du cuir chevelu.

2° Le maillot de cou.

La forme adoucie du maillot de cou consiste à
mouiller, à l'aide de la main ou d'une serviette, le
cou tout entier et à l'envelopper soigneusement,
mais sans trop serrer, de 3 ou 4 tours d'un morceau
de gros linge taillé en bande et bien sec; car il
faut soustraire la partie mouillée au contact de l'air.

La seconde forme du maillot de cou est la suivante: on trempe un linge souple dans l'eau fraîche
et on l'enroule autour du cou; par-dessus s'applique
un linge sec, et le tout est enveloppé d'un bandeau
de laine ou de flanelle. Si vous n'avez pas ce bandeau, servez-vous tout simplement d'une étoffe
quelconque de laine, pourvu que l'air n'ait pas
d'accès.

Toute mon expérience m'oblige à condamner en

bloc les applications prolongées, parce qu'elles produisent souvent l'effet contraire de ce qu'on en attend : l'aggravation au lieu de l'amélioration. Voilà bien souvent le motif qui enlève aux applications d'eau le crédit et la confiance. Un malade trompé dans son espoir ne se laisse pas facilement convertir : tous les arguments seraient en pure perte.

Cette remarque générale, qui concerne toutes les applications d'eau, regarde spécialement les maillots, celui du cou non excepté.

Tous les maillots sont principalement destinés à agir comme révulsifs, c'est-à-dire à empêcher une affluence excessive et désordonnée du sang à une partie déterminée, à détourner le sang de cette partie, ensuite aussi à attirer au dehors les trop grandes chaleurs.

Si je laisse le maillot trop longtemps sur la partie malade, par exemple une nuit entière, cette partie s'échauffera de plus en plus, le sang y affluera davantage et la chaleur y augmentera de telle sorte que l'inflammation empirera nécessairement. Les conséquences, qui en résultent pour le maillot de cou, sont évidentes.

Je suis absolument opposé aux emmaillotements qui durent plusieurs heures ou même toute la nuit. Une application complète ne prend chez moi qu'une heure, tout au plus une heure et demie, et je fais renouveler le topique après chaque demi-heure, souvent après toutes les vingt minutes, c'est-à-dire je fais tremper de nouveau le linge dans l'eau froide et le remettre en place, comme la première fois. Pour le même enveloppement on peut donc retremper jusqu'à quatre fois. Cela varie suivant les patients et dépend du degré plus ou moins élevé de leur chaleur. Le sentiment d'un certain malaise est le meilleur signe que le moment de changer est arrivé.

Le maillot de cou est prescrit dans les inflammations de la gorge, dans les difficultés d'avaler, dans beaucoup de maux de tête. En même temps on cherchera à aider l'action du maillot par d'autres applications d'eau agissant sur une partie localisée (par exemple, sur les pieds à l'aide des chaussettes mouillées) ou sur le corps entier.

3° Le châle.

Le châle est un appareil destiné spécialement à la poitrine et à la partie supérieure du dos. Chaque femme, chaque fille, surtout à la campagne, connaît le vêtement usité sous ce nom. C'est un grand carré d'étoffe de laine (fig. 21), qu'on plie en deux et dont on couvre, en forme de triangle, les épaules, de manière à avoir le grand angle sur le dos et les angles aigus sur la poitrine (fig. 22).

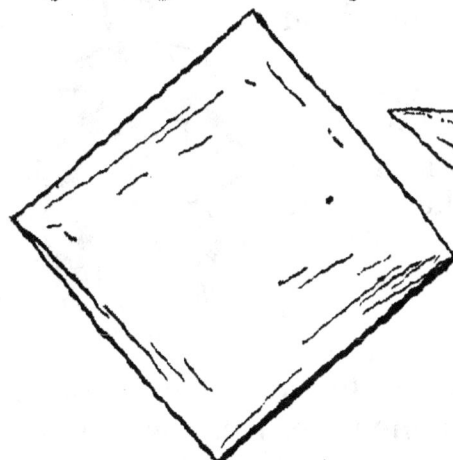
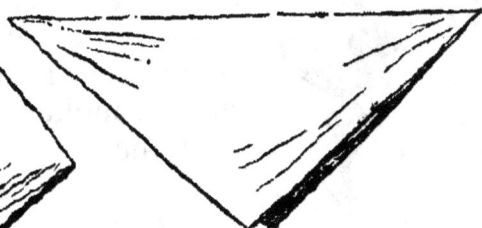

Fig. 22.

Fig. 21.

Le châle comme appareil hydrothérapique se compose d'un grand morceau de linge grossier, ayant la forme carrée, dont les côtés mesurent un mètre à un mètre et demi. Plié en forme de triangle équilatéral (fig. 22), il est mis sur les épaules de manière que l'angle droit recouvre le dos et descende jusqu'à la région lombaire (fig. 23); les deux angles aigus pendent sur la poitrine et sont réunis dès le haut ou plutôt disposés en croix (fig. 24).

Trempé dans l'eau froide et tordu, le châle est appliqué sur la peau et recouvert d'une enveloppe de laine ou d'un linge sec, pour le soustraire à l'air.

L'on sentira bientôt naître une agréable chaleur, et le linge mouillé se chauffera peu à peu.

L'application du châle peut durer une demi-heure, une heure ou une heure et demie, voire même deux heures dans les cas exceptionnels où un révulsif énergique est commandé. Quand la durée se prolonge, il ne faut pas oublier de renouveler l'épithème, ce qui a lieu au bout d'une demi-heure ou de trois quarts d'heure, c'est-à-dire quand la chaleur augmente et que le châle devient chaud, très chaud.

Notre inoffensif châle a une action résolutive et révulsive dans les chaleurs intérieures, dans les congestions et les commencements d'inflammations à ou dans la tête, dans les catarrhes fiévreux, et dans les empâtements de la gorge, des bronches, de la poitrine.

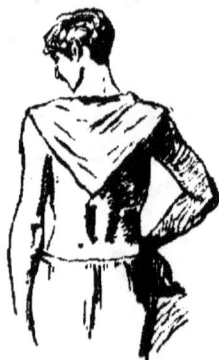

Le châle a toujours rendu de très grands et d'admirables services aux personnes du sexe faible dans l'hypocondrie et l'aliénation mentale. Employé simultanément avec une autre application tout aussi facile, il a parfaitement suffi pour débarrasser la tête de l'afflux du sang, pour en détourner le trop-plein. Cette autre application, dont il est question, consistait ordinairement dans les chaussettes mouillées, dans l'emmaillotement des pieds ou dans un pédiluve chaud avec sel et cendres.

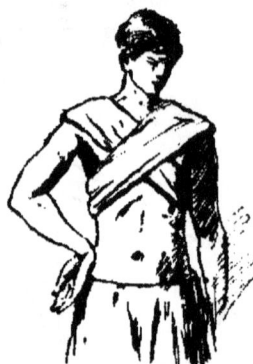

Fig. 23.

Fig. 24.

4° Le maillot de pieds.

L'enveloppement des pieds est toujours une importante application accessoire, c'est-à-dire un adjuvant qui seconde l'action d'autres applications. Nous distinguons un double emmaillotement des pieds: l'emmaillotement proprement dit des pieds et l'emmaillotement des genoux.

A. Maillot de pieds proprement dit.

Les gens de la campagne, qui disposent de peu de temps et de ressources, simplifient le mode d'emploi de cette application en mettant tout bonnement des chaussettes mouillées et, par-dessus, des bas de laine à l'état sec. Pendant la durée de l'opération ils se mettent au lit et se couvrent chaudement.

Si ce procédé ne vous convient pas, alors trempez un morceau de linge grossier ou une bande de toile dans un liquide moitié eau et moitié vinaigre, enveloppez-en les pieds jusqu'au-dessus de la cheville, mettez par-dessus un bandeau sec de laine ou de flanelle et couvrez-vous bien.

L'application exige toujours le lit et dure une heure, une heure et demie ou deux heures.

Se dégage-t-il beaucoup de chaleur et s'agit-il d'exercer une révulsion, comme cela arrive dans la pneumonie, la pleurésie, la péritonite, dans les inflammations du bas-ventre, en ce cas il faut retremper le linge toutes les fois que la chaleur devient intense.

S'agit-il d'attirer au dehors les humeurs morbides des pieds, de calmer la chaleur dans les inflammations, de détourner le sang de la partie supérieure du corps vers le bas, c'est ce maillot de pieds qui rend d'excellents services.

Ne confondez pas le maillot de pieds avec le pédiluve et ses effets. La durée de celui-ci étant plus courte, ses effets sont par le fait même plus restreints. Il apporte, sans doute, du calorique et du sang dans les pieds ; mais il ne pourra jamais, chaud ou froid, opérer une dépuration ou éliminer les humeurs morbides des pieds.

N'oublions pas un mode tout particulier du maillot de pieds. Celui qui supporte, au soir, les applications d'eau froide, ne doit pas négliger de mettre, en allant se coucher, des chaussettes mouillées et d'appliquer par-dessus d'autres chaussettes ou des bas à l'état sec. De cette manière il ne perdra point de temps, il dormira magnifiquement et n'aura pas besoin de faire attention à la durée ; il aura soin seulement, sitôt qu'il se réveillera dans la nuit ou au matin, de se débarrasser de l'appareil.

C'est aux gens de la campagne, quand ils se sentent bien fatigués au déclin de la journée, que ce maillot convient tout spécialement : mieux que le pédiluve froid, il enlève toute fatigue à leurs pieds.

Si vous êtes sujet aux pieds froids, essayez donc ce maillot de nuit. Bien souvent je l'ai recommandé aussi avec succès aux personnes souffrant de la sueur aux pieds, mais toujours après l'avoir fait précéder de plusieurs bains de vapeur des pieds.

B. Maillot de genoux.

L'enveloppement remontant jusqu'au-dessus des genoux donne beaucoup plus de résultat que le maillot de pieds seul.

La bande de toile mouillée, qu'on enroule autour des pieds, est prolongée au point d'envelopper aussi les genoux ; puis on recouvre tout l'appareil d'un molleton quelconque, comme cela est dit plus haut.

La durée de cette application et la conduite à tenir se règlent sur les principes énoncés sous la lettre A.

Je ne puis assez conseiller ce maillot pour éliminer la chaleur du haut du corps, pour enlever une grande fatigue, spécialement pour débarrasser de vents gênants et de gaz longtemps retenus.

Il ne faut pas confondre cette opération avec celle qui consiste à se tenir dans l'eau jusqu'au-dessus des genoux et dont il est question à propos des demi-bains. Cette dernière opération a une action confortante, nullement révulsive.

5° Le maillot inférieur

est ainsi appelé parce qu'il est principalement employé contre les infirmités du bas-ventre et des jambes : il commence sous les aisselles et descend jusqu'au delà de la pointe des pieds. Les épaules et les bras ne sont pas soumis à l'application : ils restent libres, mais doivent, quand le patient sera au lit, être bien couverts de la chemise ou d'un vêtement plus chaud encore, afin que l'air n'ait pas d'accès par le haut.

Voici le mode d'emploi du maillot inférieur : sur le drap de lit, qui recouvre le matelas ou la paillasse, on étend, dans le sens de la longueur, une large couverture de laine. Le linge qui va servir à l'enveloppement doit être assez grand pour s'enrouler au moins 2 fois, dans certains cas 3 ou 4 fois, autour du corps et aller jusqu'au delà de la pointe des pieds (double, triple, quadruple enroule-

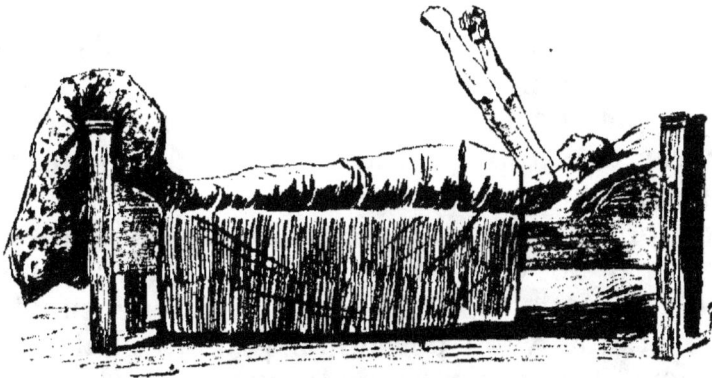

Fig. 25.

ment). On prend ce linge plié en deux, on le trempe dans l'eau froide, on le tord assez pour que l'eau n'en dégoutte plus, puis on le déploie en forme de rectangle sur la couverture de laine déjà disposée. Ensuite le patient s'allonge sur cette couche humide et s'enveloppe dans le drap mouillé, dont les deux bords, croisés sur la poitrine et le ventre, joignent bien et ne laissent libre absolument aucune partie de l'abdomen. Après cela la couverture de laine est enroulée de même autour du corps pour le soustraire complètement à l'air. Le tout est recouvert du lit de plumes, qu'on borde soigneusement. La plupart du temps, les pieds exigent un édredon supplémentaire (fig. 25).

Cette opération n'est pas aussi compliquée qu'elle paraît l'être à la lecture. Elle peut être facilitée en ce que le patient, habillé d'un caleçon et se trouvant hors du lit, s'entoure lui-même du drap mouillé et se couche alors sur la couverture étendue. A ce moment, afin que tout se fasse vite, quelqu'un peut venir à son secours, pour mettre en ordre le maillot humide et en croiser les bords, disposer exactement la couverture et ajouter le lit de plumes.

Naturellement la besogne donne certains embarras, mais il me semble qu'elle est toujours plus simple et plus facile que l'emmaillotement au moyen de longues bandes préparées exprès, dont je n'use jamais dans les enveloppements plus ou moins considérables.

Il y a façon de s'y prendre, la pratique l'enseignera. Je connais nombre de personnes qui, sans peine et en fort peu de temps (chose essentielle) savent se préparer et s'appliquer tous les maillots de grande dimension.

Une observation pour calmer les personnes à qui la lecture de ces pages a fait venir la chair de poule. Si vous éprouvez de l'horreur pour l'eau froide et que vous possédiez peu de chaleur naturelle ou des nerfs trop tendres, eh bien! alors trempez tout simplement le maillot dans l'eau chaude. C'est d'ailleurs cette manière de faire que je préfère, sans la prescrire absolument, pour les personnes faibles, débiles, anémiques, surtout pour les vieillards.

L'application du maillot inférieur dure une heure, ou une heure et demie, parfois deux heures. Le froid qui se fait sentir au commencement, fait bien vite place à une agréable chaleur.

Les pauvres et les paysans peuvent simplifier de beaucoup toute cette histoire. Ils prendront un vieux sac à blé, déjà usé et partant peu raide ou dur ; ils le tremperont dans l'eau, le tordront et s'y enfonceront jusque sous les bras, comme s'ils mettaient le pantalon. Dans ce costume primitif on s'étend sur la couverture de laine, dans laquelle on s'enveloppe, puis on se couvre chaudement de l'édredon. Des centaines de personnes ont essayé ce sac humide ; il vous fera du bien, à vous aussi ; ne vous gênez pas !

L'effet du maillot inférieur, qu'on associe toujours à d'autres applications, est multiple ; outre qu'il réchauffe, il a une action résolutive et éliminatrice, qu'il exerce notamment sur le bas-ventre. On a ordinairement recours à cet adminicule dans les tumeurs aux pieds, les états de goutte et de rhumatisme, les affections rénales, les crampes, les flatulences etc...

En place de l'eau pure j'emploie fréquemment une décoction de fleurs de foin, de foin aigre, de paille d'avoine, de pousses de pin. Le foin aigre peut remplacer les fleurs de foin ; les deux rendent service dans les embarras des voies urinaires et concourent au traitement de la pierre et de la gravelle.

La décoction de paille d'avoine a toujours fait ses preuves dans le traitement de la goutte, de la pierre et de la gravelle. La décoction des pousses de pin sert, pour les natures faibles, à éconduire les flatuosités et à guérir les états spasmodiques les plus divers du bas-ventre.

6° Le demi-maillot.

Voici l'enveloppement qu'on cite et qu'on emploie plus que tous les autres. Il constitue à lui seul un traitement complet, c'est-à-dire il agit sur tout le corps, sans qu'on ait recours à d'autres applications. S'il augmente la chaleur propre, il attire aussi au dehors le calorique superflu, suivant qu'on le garde plus ou moins longtemps. Il a une très grande valeur: ce que le cheval-porteur est aux grosses voitures, le demi-maillot l'est parmi les maillots.

Ce qui fait qu'il est tant apprécié et si souvent employé, c'est que chacun peut commodément le prendre. Il commence ses enroulements aux aisselles et les termine au-dessus des genoux. Une grosse toile est pliée en quatre ou en six, de manière qu'elle ait la largeur voulue et puisse s'enrouler autour du

corps; on la trempe dans l'eau, on la tord et on
l'applique avec soin; puis une couverture de laine
soustrait ce maillot à l'air, et le lit de plumes fournit la chaleur nécessaire (fig. 26).

Les personnes faibles et d'un certain âge, en un
mot les personnes anémiques, dont la chaleur propre
reste à un degré relativement bas, peuvent ou
même doivent prendre cette application à l'état
chaud.

Les pauvres et les gens simples de la campagne
peuvent, en place du linge, prendre un vieux sac
à blé, qu'ils mouillent et qu'ils appliquent dans le sens de la largeur.

La durée de l'application varie
selon la prescription: une heure,
une heure et demie, parfois deux
heures.

Si les personnes bien portantes
usaient tous les huit ou seulement
tous les quinze jours du demi-
maillot, elles préviendraient une
foule d'infirmités. Il a une action
favorable et dépurative sur les reins
et le foie, ainsi que sur l'abdomen,
dont il chasse les ventosités, les
gaz retenus, les matières qui y ont
séjourné trop longtemps, l'eau superflue. L'hydropisie et les affections du cœur et de l'estomac (provenant bien des fois de l'expansion

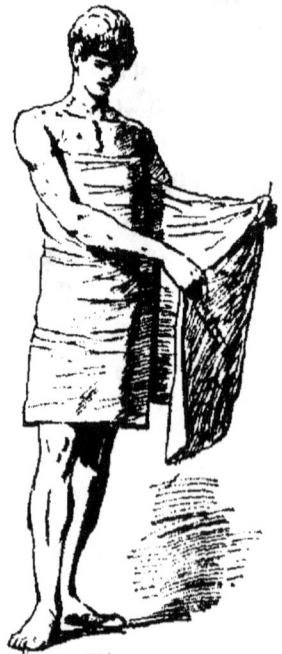

Fig. 26.

des gaz vers le haut et cessant après la disparition
de ceux-ci) ne viennent jamais molester les amis du
demi-maillot. Je connais un grand nombre de ces
fidèles amis qui passent mainte nuit dans cette
gaine humide et y dorment comme des bienheureux
jusqu'au matin.

Ce topique admirable trouve une fréquente application dans les engorgements de l'estomac, dans
les maladies du cœur et des poumons, dans les infirmités les plus diverses de la tête et de la gorge.
L'on trouvera des détails dans la troisième partie.

9

Quand je suis dans le doute au sujet d'un état pathologique, quand je ne reconnais pas clairement le siège du mal, c'est toujours le demi-maillot que je prends pour guide. Je ne puis m'expliquer davantage à cet égard.

Aux personnes dont le bas-ventre est débilité par n'importe quelle cause je recommande de frictionner l'abdomen avec la graisse de porc ou l'huile camphrée, immédiatement avant ou après l'emploi du demi-maillot.

Dans les cas de spasme je fais appliquer parfois sur la peau, sous le maillot, un simple linge imbibé de vinaigre.

Quand on est sous l'impression du froid ou qu'on souffre de crampes, c'est le maillot chaud qu'on préférera.

7° La chemise mouillée.

J'ai choisi ce procédé d'application, parce qu'il ne saurait être mal compris même des gens les plus simples.

Une chemise ordinaire de toile est trempée dans l'eau, puis convenablement tordue et passée, comme d'habitude, sur le corps. L'on se couche ensuite sur une couverture déployée, dont on s'enveloppe soigneusement, et l'on se couvre chaudement du lit de plumes.

J'ai connu un homme qui trouvait ce procédé encore trop embarrassant. Il se tenait en chemise dans sa baignoire, se faisait répandre un arrosoir d'eau sur la chemise, puis s'enveloppait dans des couvertures de laine. Cet emmaillotement, le premier et le meilleur de tous, comme il disait, lui allait bien et il ne pouvait assez s'en louer: „Ah! il fait bien dormir là dedans, s'écriait-t-il; cela rend gai, éveille l'esprit et rafraîchit le corps!"

On garde la chemise mouillée pendant une heure ou une heure et demie, même deux heures. Quant à son action, l'expérience m'a appris qu'elle ouvre les pores et déterge à la façon d'un emplâtre

anodin; elle calme, fait disparaître les congestions
et les spasmes, produit une chaleur uniforme et,
par suite de son influence favorable sur la peau,
améliore l'état général de la santé. Je l'ai employée
avec un succès tout particulier contre les affections
mentales, contre la danse de Saint-Guy chez les
enfants, dans d'autres infirmités similaires, surtout
dans les maladies de la peau. Fallait-il, dans ces
derniers cas, produire de fortes sécrétions, provoquer des éruptions, telle que la scarlatine, je faisais
tremper la chemise dans l'eau salée ou vinaigrée.

8° Le manteau espagnol.

Je n'ai pas inventé cette dénomination, mais je
n'ai pas non plus de raison plausible pour la modifier, lors même qu'elle paraîtrait drôle à certains
lecteurs. D'ailleurs, le nom n'y fait
rien; il y va de la chose ainsi dé-
nommée.

Le manteau espagnol, appelé
aussi grand maillot, constitue,
comme le bain entier et le demi-
maillot, une application entière et
indépendante, qui agit sur tout
l'organisme. Cela n'empêche pas
que, dans des maladies graves et
dangereuses, on l'emploie alternativement avec d'autres applications
d'eau.

En quoi consiste ce grand maillot?

De toile d'étoupe l'on fait une espèce de manteau, qui ressemble à
une grande chemise avec manches,
complètement ouverte devant et
descendant jusqu'aux pieds ou au
delà : une grande robe de chambre

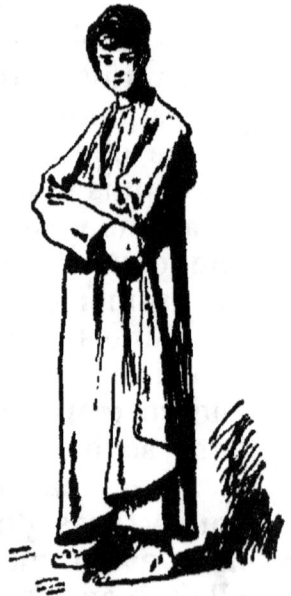

Fig. 27.

en toile. Ce manteau est trempé dans l'eau froide
ou — pour les personnes faibles, anémiques, âgées,
hydrophobes — dans l'eau chaude, puis tordu, passé
à la façon d'une chemise et bien fermé ou croisé

par devant (fig. 27). Le lit a été disposé d'avance :
on a étendu une grande et large couverture de
laine ou bien, dans le sens de la largeur, deux
couvertures plus petites sur le matelas ou la paillasse. Le patient se couche dessus et se fait envelopper soigneusement dans les couvertures de
laine, puis couvrir par le lit de plumes (fig. 28). Il
faut avoir garde que la mise du vêtement mouillé
et l'enveloppement dans la laine se fassent en toute
hâte, afin que le patient soit exposé à l'air libre
le moins de temps possible.

Un beau jour il vint un homme qui souffrait de
toutes sortes d'infirmités . des congestions, des ven-

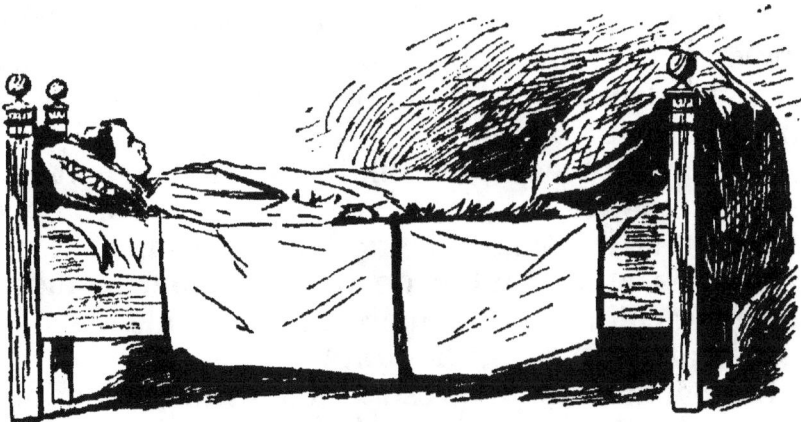

Fig. 28.

tosités, des hémorroïdes le molestaient, et une
hypertrophie du cœur lui causait de grandes an-
goisses. Il s'habitua à prendre, 1 ou 2 fois par semaine, le manteau espagnol, et au bout d'un certain
temps toutes ses infirmités avaient disparu comme
par enchantement. Depuis lors le manteau espagnol
est son remède universel : comme il n'a pas beaucoup de temps à perdre, il le prend en se couchant
et s'en défait à son réveil, soit au cours de la nuit
soit seulement le matin. Pour plus de simplicité il
se fit faire d'une forte étoffe de laine un second
manteau espagnol, qui lui tient lieu de couverture
de laine et le dispense de l'assistance d'autrui pour
appliquer le grand maillot.

La durée de ce maillot est d'une heure, une heure et demie, au plus deux heures : elle se détermine suivant les forces, en particulier suivant la corpulence du sujet. Pour un pauvre paysan il suffit d'une heure ou d'une heure et demie, tandis qu'on peut, sans hésiter, prescrire deux heures à un gros brasseur.

Voulez-vous savoir si et comment le manteau espagnol a agi, eh bien! examinez le liquide dans lequel le maillot doit être soigneusement lavé après chaque application : vous trouverez qu'il est tout trouble ; oui, vous serez étonné et vous aurez de la peine à croire combien de matières immondes le manteau espagnol est à même d'absorber.

Je connais des cas où le maillot de toile blanche est devenu tout jaune : c'était un jaune que n'a pu faire disparaître aucune lessive; il a fallu blanchir en règle.

Le manteau espagnol dilate très doucement, mais complètement les pores sur toute la surface cutanée et attire toutes les substances malsaines, les mucosités etc... Inutile de dire combien il agit favorablement sur la température normale du corps, sur l'état général de la santé.

En particulier je prescris ce grand emmaillotement dans les catarrhes généraux (qui envahissent plus ou moins le corps tout entier), dans la fièvre muqueuse, la podagre, la maladie articulaire, la variole, le typhus; de même aussi pour prévenir les coups d'apoplexie. On le rencontrera souvent dans le traitement des maladies (troisième partie de ce livre).

Si vous trempez le manteau espagnol dans une décoction de fleurs de foin, de paille d'avoine, de pousses de pin, il rendra d'excellents services dans les maladies (goutte, pierre, gravelle etc...) dont la guérison est due spécialement à ces plantes.

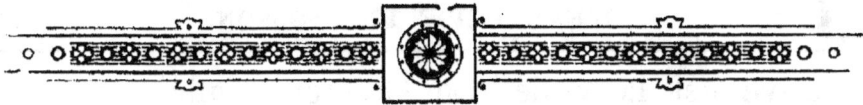

CHAPITRE IX.

L'EAU PRISE EN BOISSON.

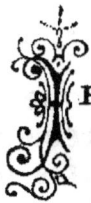

E dirai en peu de mots ma manière de voir sur cette question. Je préviens de deux extrêmes, c'est-à-dire de deux opinions qui excèdent la juste mesure.

Il y a un certain nombre d'années, c'était à qui boirait le plus d'eau : celui qui en absorbait le plus grand nombre de litres, remportait la palme. Ingurgiter 8, 12, 16, 20 litres d'eau par jour, cela se voyait fréquemment; aujourd'hui encore plus d'un individu s'imagine que l'absorption d'une masse d'eau procure la santé. Je préfère, du reste, cette fantaisie à l'idée de croire que 6, 8, 10 litres de bière ne sont pas trop pour humecter les aliments solides pris dans le courant de la journée. Les gens de l'extrême opposé passent des semaines et des mois sans boire une goutte d'eau; ils trouvent malsain d'en boire.

Comme les hommes perdent quelquefois le sens commun, se privent de tout jugement sain, renient le sentiment naturel et l'instinct, auxquels les bêtes obéissent à l'aveugle! Est-ce raisonnable?

L'horloge, quelques minutes avant de sonner, donne un signal. Est-ce donc que le grand Maître du monde a fait du bousillage, une œuvre incomplète, ou sont-ce les hommes qui ont mis le désordre dans son ordre admirable? La seconde alternative est la vraie. Le Créateur infiniment sage laisse la faim et la soif donner le signal quand il faut manger, quand il faut boire. Le corps humain, cette horloge parfaite, irait et sonnerait très bien, si n'était la sottise des hommes, qui jettent du sable, des ordures et d'autres superfluités dans le rouage et troublent ainsi sa marche régulière.

Quand les animaux domestiques et les animaux sauvages sentent la faim, ils vont à la recherche de leur nourriture; quand la soif se manifeste, ils courent à la source limpide. Sitôt que le besoin est satisfait, ils s'arrêtent et ne touchent plus à rien. L'homme non gâté et dont la conduite est régulière agit de même, qu'il soit malade ou bien portant.

Voici, par conséquent, notre principe unique et souverain en cette matière, un principe précieux que chacun devrait suivre: *Allez boire toutes les fois que vous avez soif, et ne buvez jamais trop.*

Je connais des personnes qui, toute la semaine peut-être, ne boivent pas une goutte d'eau, tandis que d'autres prennent au déjeuner leur verre d'eau traditionnel, dont ils se contentent pour toute la journée. Ils n'ont jamais soif, ce qui s'explique par le fait que le corps reçoit journellement une certaine quantité d'eau renfermée dans les aliments. Si nous faisons abstraction des grands échauffements de l'été ou des ardeurs intérieures qui annoncent d'ordinaire une maladie, il faut avouer que la soif proprement dite visite rarement une foule de personnes, et c'est pour moi toujours un mystère, comment tant d'hommes peuvent, sans éprouver aucun besoin, inonder leur estomac. Cela ne se fait pas impunément.*

---

* Il faut dire ici un mot de la boisson à table, surtout au repas principal de midi. Cette observation regarde moins les gens de la campagne que les habitants des villes et les personnes de haute volée. „Boire dans le manger", comme on dit, n'est pas bon. Je connais des médecins, surtout ceux de l'ancienne école, qui le déconseillent aux hommes bien portants et le défendent formellement à

Buvez toutes les fois que vous avez soif, et ne buvez jamais trop. Les paysans n'aiment pas les averses; ils prétendent qu'elles ne sont pas fécondantes et qu'elles font plus de mal que de bien. Ils affirment, par contre, que les épais brouillards du matin, qui humectent les chapeaux des travailleurs, sont plus favorables à la végétation et qu'ils multiplient les produits.

Le corps humain, en particulier l'estomac, a besoin de fluides, pour raréfier et augmenter de temps à autre le suc gastrique, et pour maîtriser ainsi tout le contenu solide. Il manifeste ses désirs en demandant de l'eau tantôt doucement, tantôt à cor et à cri, suivant les besoins qu'il éprouve. Il faut l'écouter toujours, qu'on soit malade ou bien portant, mais ne jamais lui donner plus que de raison, de petites quantités dans des intervalles convenables; à l'état de maladie, notamment dans la fièvre, on fait bien de lui en donner souvent,

---

leurs malades. Si vous ouvrez les yeux et que vous sachiez profiter de l'expérience, vous saurez que tous ceux qui, à table, boivent beaucoup d'eau, de bière ou autre chose, c'est-à-dire tous les buveurs, ont toujours à se plaindre de mauvaise digestion. Cela n'est pas possible autrement.

Comment cela? Pendant qu'on mâche la nourriture dans la bouche, elle est ou doit être mêlée et pénétrée de la salive, qui est produite à cette fin par des glandes spéciales. Il ne serait pas prudent d'avaler quelque chose de solide avant que le travail préparatoire si important de la mastication ne soit bien fait. Dans l'estomac les aliments ainsi préparés sont imbibés de suc gastrique. Plus ce suc est pur, bon et naturel, plus aussi la digestion et ses résultats seront favorables, c'est-à-dire plus les sucs et les éléments nutritifs, apprêtés par la digestion et mis à la disposition de la nature, seront propres à l'élaboration et au perfectionnement des différentes parties constitutives du corps.

Or, si on absorbe un aliment et qu'on l'arrose d'un liquide, que ce soit de l'eau, du vin ou de la bière, cet aliment ne sera plus pénétré d'un suc gastrique pur, puisque celui-ci est mêlé d'une quantité plus ou moins considérable d'eau, de vin ou de bière.

Si pendant le repas vous répétez 6 ou 8 fois cet arro-

mais peu, par exemple une cuillerée toutes les 5 ou 10 minutes, plutôt qu'un verre entier en une fois, ce qui, au lieu d'étancher la soif, ajouterait au mal existant de nouvelles incommodités.

Terminons par un exemple. Quelqu'un souffre de constipation, une grande chaleur torture le bas-ventre, une soif ardente brûle le pauvre malade; il pourrait, dit-il, boire 2, 3, 4 verres d'eau, coup sur coup; c'est comme si on les versait dans une fournaise. Je le crois volontiers; la masse d'eau arrive dans l'estomac et, sans toucher à la partie malade et sans y exercer une influence favorable, voyage rapidement à travers le corps, entraînant avec soi une quantité notable de l'indispensable suc gastrique. Au lieu de donner au malade tant de verres d'eau, faites-lui donc boire une cuillerée d'eau toutes les demi-heures, et vous obtiendrez certainement un heureux résultat.

La petite quantité d'eau est promptement absor-

sement, vous détrempez d'un côté le suc gastrique au point qu'il ne peut plus servir à féconder la digestion, et d'autre part vous gorgez l'estomac d'un bol alimentaire mélangé de 6 ou 8 manières différentes, qui, au lieu de vous nourrir, sera pour vous un tourment. Plaignez-vous alors de mauvaise digestion ! C'est l'estomac qui devrait se plaindre.

Mais alors, comment régler la boisson ? Si, avant le repas, vous avez soif, buvez. C'est par la soif que se manifeste le manque de suc. D'ailleurs, le liquide sécrété par l'estomac est épais et supporte une raréfaction.

Pendant le repas il ne faut pas boire ou boire très peu, pour que le suc gastrique reste pur et pénètre la dernière bouchée de nourriture absorbée.

Un certain espace de temps après le repas s'étant écoulé, et l'élaboration du bol alimentaire demandant de nouveau du liquide gastrique, en d'autres termes, si au bout d'une ou de deux ou de trois heures vous avez soif, vous pourrez de nouveau boire avec modération.

Je me suis entretenu sur ce point avec plusieurs médecins distingués. Tous partagent ma manière de voir et attribuent les nombreux maux d'estomac, en grande partie, **aux excès commis à cet égard.**

bée par le suc gastrique et se mélange facilement
avec lui. La répétition de demi-heure en demi-heure
augmente ce suc qui rafraîchit le corps, parcourt
les entrailles avec régularité et, par son action
émolliente et résolutive, met rapidement fin aux
stases et aux constipations. D'innombrables personnes ont, à cet égard, suivi mon conseil, et leur
infirmité a disparu en peu de temps. *Probatum est!*

De nos jours on a écrit et parlé beaucoup des
effets de l'eau chaude prise en boisson (30 à 35° R.,
température du café et du thé), surtout dans les
maladies chroniques. Moi-même j'en ai obtenu jadis
de bons résultats chez un grand nombre de malades. Honneur à qui honneur est dû! Si quelqu'un
se mêle de louer l'eau chaude aux dépens de l'élément froid, qui oserait le juger ou même le condamner? C'est affaire de goût. En attendant, l'expérience m'a appris que l'eau fraîche et vive (non
morte) rend les mêmes, sinon de meilleurs services.
Pour ma part, je la préfère à l'eau tiède ou chaude.
Que chacun choisisse suivant ses goûts!

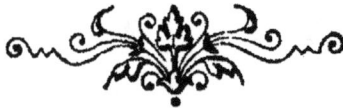

DEUXIÈME PARTIE.

~~~~~

PHARMACIE.

*Benedicite, universa germi-
nantia in terra, Domino!*
Plantes qui naissez de la terre,
bénissez toutes le Seigneur!

(Dan. III, 76.)

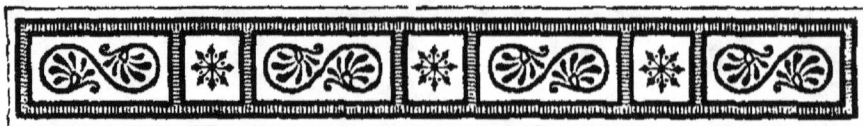

NOTIONS GÉNÉRALES.

~~~~~~

IL est une chose que je déteste du plus profond de mon âme, c'est la médecine occulte, le trafic des recettes qui passent pour être des arcanes de l'inventeur. Je désire être, sur ce point, à l'abri de tout reproche. Aussi j'ouvre, dans cette seconde partie de mon traité, les tiroirs de ma pharmacie à tout venant, et je permets à chacun d'approcher ses yeux ou son nez de la dernière boîte de thé et du moindre flacon d'huile.*

Toute pharmacie renferme des fonds considérables; dans la mienne il n'y a presque rien qui vaille. J'en fais volontiers l'aveu et je considère ce fait, qu'on pourrait peut-être tourner en défaut, comme un grand avantage pour ma pharmacie.

Presque tous mes thés, extraits, huiles, poudres proviennent d'herbes qui, autrefois appréciées, ont encouru de nos jours le mépris commun et sont vendues à des prix dérisoires. Ce sont celles que le Seigneur fait croître dans nos jardins, en rase campagne, autour de nos maisons, dans les lieux

---

* Pour obvier aux abus, je me suis réservé la recette de l'huile excrétive, que l'on emploie dans quelques cas particuliers pour l'usage externe, jamais pour l'usage interne. Lors même que je l'indiquerais ici, le public n'en aurait aucun profit, puisque les pharmaciens ne vendent l'huile excrétive que sur l'ordre du médecin; moi-même, n'étant ni médecin ni pharmacien, je ne puis en vendre.

isolés et peu fréquentés. La plupart de ces simples
ne coûtent pas un liard. Aussi bien, c'est principalement pour les malades pauvres que j'écris ce
livre, comme c'est aussi pour eux que je pratique ce métier plein de sacrifice ou, si l'on préfère, que je me mêle du métier des autres, n'attendant d'autre récompense que celle du ciel. C'est
pour eux que je me suis livré à la recherche de
toutes les bonnes plantes et que j'ai négligé d'autres occupations. J'ai passé de longues années à
sonder, à analyser, à sécher, à découper, à infuser,
à déguster. Pas une herbette, pas une poudre, dont
je n'aie expérimenté et constaté moi-même l'efficacité. Je n'ai qu'un désir, c'est que les plantes, ces
vieilles amies de l'homme, reçoivent de nouveau,
chez quelques-uns du moins, les honneurs du passé.

J'ai réfléchi longtemps, avant de me décider à
joindre à mon traité d'hydrothérapie (la cure d'eau
étant suffisante par elle-même) cette pharmacie,
c'est-à-dire ce recueil de moyens curatifs agissant
de concert avec l'eau. C'est peut-être éveiller un
doute sur la vertu thérapeutique de l'eau; mais
n'y a-t-il pas des malades qu'une peur invincible
de l'eau détourne de la cure qui s'impose, surtout
si cette cure doit être de longue durée? J'ai voulu
faciliter à ces personnes le traitement par l'eau,
c'est-à-dire le réduire, le simplifier, en rendre l'usage
moins long. Voilà pourquoi je joins le traitement
interne (des médicaments) au traitement externe
(de l'eau). L'action simultanée des deux sera d'autant plus efficace.

Le lecteur, en parcourant les différents articles
de cette pharmacie, verra du coup que les remèdes
internes ont, tout comme les moyens hydrothérapiques, le triple but de *dissoudre* à l'intérieur du
corps les éléments morbides et de les *éliminer*,
puis de *fortifier* l'organisme. Pour cette raison, je
crois être en droit de prétendre que les deux traitements (interne et externe), bien loin de s'exclure,
opèrent conjointement l'un avec l'autre. Mettez-vous
en garde contre une illusion: qu'on ne s'imagine

pas qu'il faille absolument se soumettre à une très rigoureuse cure d'eau ou qu'il faille à tout moment faire usage d'une foule de médicaments internes. Ce serait une double erreur. La règle d'or à suivre en tout et toujours est celle-ci : *User avec modération des moyens curatifs, qu'ils soient extérieurs ou intérieurs.* *

C'est par principe que j'ai passé sous silence d'abord les plantes d'une efficacité douteuse, tels que la guimauve, le bois de réglisse etc...; puis celles qui ont une action tant soit peu nuisible à l'estomac, tels que les feuilles de séné, le houblon etc...; enfin les plantes vénéneuses.**

Comme Dieu est bon ! C'est le cri naturel qui part de mon cœur. Non seulement le bon Dieu fait croître tout ce que nécessitent la conservation de la vie et l'entretien journalier du corps humain; mais encore, dans son infinie sagesse, qui dispose

---

* Beaucoup de malades supposent que c'est par le grand nombre de drogues, de pilules etc... qu'on recouvre la santé. J'ai connu un homme de l'art, très recommandable du reste, qui faisait fort peu de prescriptions et qui déplorait souvent la sottise des gens qui, malgré l'avis de leur médecin, réclament à grands cris des médicaments. Quand il me venait des sots, disait-il, qui ne cessaient de m'importuner, je leur prescrivais des pilules de mie de pain, mélangées d'un petit rien tout à fait inoffensif, mais qui avait l'odeur de la pharmacie. Ils avalaient cela avec empressement; quand je revenais, les „excellentes" pilules avaient presque toujours produit „les plus heureux résultats".

** Un mot sur les douceurs et les friandises. Que j'entende parler d'hommes qui en usent puérilement, cela m'indigne. Si ce sont des enfants qui s'en délectent, je les plains, et je déplore l'imprévoyance et le manque de vigilance de leurs parents. Ce serait un crime impardonnable que d'offrir ces choses-là à des malades. Je suis opposé absolument et sans réserve à toutes les friandises, quelque nom et quelque réputation qu'elles aient, de quelque pharmacie qu'elles sortent, qu'elles soient recommandées pour les catarrhes, pour la toux, pour les maux d'estomac, ou pour tout ce qu'il est possible d'imaginer. On peut se gâter avec cela, d'une manière radicale, l'estomac et autre chose encore !

toutes choses avec nombre, poids et mesure, il fait germer en quantité innombrable ces petites plantes qui soulagent l'homme malade et qui guérissent le corps étendu sur le lit de douleur.

Comme Dieu est bon! Reconnaissons-le et allons à la recherche des plantes qu'il a douées d'un véritable parfum et qui, par leur odeur aromatique, nous font de gracieuses invitations. Quand nous les cueillons, rendons grâces à notre Père infiniment aimable, qui est dans le ciel!

Notre pharmacie domestique devra avoir quatre compartiments principaux et plusieurs compartiments secondaires. Voici ce qu'on mettra dans les compartiments principaux : dans le premier les teintures, dans le second (le plus spacieux) les différentes sortes de thés, dans le troisième les poudres et dans le quatrième les huiles.

Les compartiments accessoires recevront, en bon ordre, ce qui ne tombe pas sous les quatre rubriques marquées. L'un de ces compartiments sera occupé par les morceaux de linge (toujours bien frais et propre), qui doivent servir aux pansements et aux compresses; puis vient le coton etc...

Les teintures et les huiles doivent être conservées dans des verres, les diverses sortes de thés et de poudres dans de solides cornets de papier ou mieux dans des boîtes. Si vous commandez des boîtes neuves, faites-leur donner à toutes une forme oblongue, mais de dimensions différentes, afin qu'elles se tiennent là comme une troupe de soldats bien rangés et bien astiqués. Cela charme l'œil et donne à votre pharmacie un air de distinction, qui lui sied bien. Installez le tout dans un endroit frais, mais pas humide et pas trop écarté.

Mettez sur chaque verre, flacon, boîte ou cornet le nom exact et bien lisible du contenu. Disposez ensuite par ordre alphabétique les divers articles dans leurs compartiments respectifs, de manière qu'au premier rang figure ce qui commence par A, comme l'Absinthe, et à la fin ce qui débute par les dernières lettres de l'alphabet, comme la Violette.

Un grand ordre régnera dans la pharmacie : tout étranger, qui n'y a jamais été, devra pouvoir trouver du premier coup d'œil tel flacon, tel thé qu'il voudra. Tenez aussi à une grande propreté : qu'on ne découvre sur aucune boîte je ne dis pas une couche poudreuse, mais pas un atome de poussière ; les flacons, même les flacons d'huile, ne doivent pas être tachés de ces appendices huileux, qui ressemblent à des tresses de cheveux négligemment peignés. Rien ne déshonore une maison comme la malpropreté. Remarquez-le bien : deux choses entre toutes autorisent à porter un jugement sur une maison entière, sans que l'on risque souvent de se tromper. Si ces deux choses sont en bon état, l'on peut en déduire que tout le reste est en règle. Si, au contraire, elles ne le sont pas, on en conclut que les hôtes de la maison sont des gens mal élevés. Ces deux choses, que vous êtes impatients de connaître, les voici : la pharmacie et les commodités.

On assurera pour le mieux l'ordre de la pharmacie en confiant le soin et la responsabilité à la mère de famille, ou à un fils intelligent, ou encore à celle des filles qui est la plus amie de l'ordre. Celle-ci se fera de la propreté minutieuse une question d'honneur ; elle ne ménagera pas le torchon et le houssoir. S'acquitte-t-elle bien de sa tâche, ce qui est une source de bénédictions pour la famille entière, elle pourra s'appliquer joyeusement les paroles du divin Maître : „Ce que vous ferez au moindre de mes frères, c'est à moi-même que vous l'aurez fait.“

J'ai indiqué, dans un appendice, à la fin de cette partie de mon traité, ce qu'une petite pharmacie de famille doit à peu près contenir. Je déconseille tout ce qui est superflu, mais on peut occasionnellement ajouter l'un ou l'autre médicament.

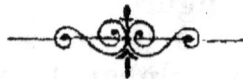

MÉDICAMENTS.

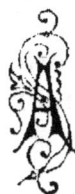

AVANT d'énumérer et de décrire les différents médicaments, je vais dire un mot de leur préparation : préparation des teintures ou extraits, des thés ou tisanes et des poudres.

1º TEINTURES OU EXTRAITS. — Le suc médicinal d'une plante peut en être extrait de différentes manières. La meilleure concentration de ce suc se trouve dans ce que nous appelons *teintures* ou *extraits*. Ce sont des produits obtenus de la manière suivante :

Parmi les herbes et les baies, dont on veut obtenir l'essence, on choisit les meilleures, les plus mûres et les moins défectueuses. On les sèche sur une planche à l'air libre, toujours (qu'on le retienne bien) à l'ombre, jamais au soleil. Pendant la dessiccation, l'on trouvera encore mainte partie à rejeter comme impropre. Quand les herbes ou les baies sont bien desséchées, on découpe les unes et on pile les autres, pour les mettre ensuite dans une bouteille ; puis on emplit la bouteille d'eau-de-vie de seigle (que je préfère à toutes les autres) ou, à son défaut, d'esprit-de-vin ou même d'eau-de-vie de fruits ; alors on ferme hermétiquement la bouteille et on la place, pour un certain temps, en un lieu tempéré.* Il m'est arrivé de laisser reposer

---

* On peut aussi faire macérer dans le vin les herbes et les baies qui doivent servir à des extraits. Je rappelle ce détail en temps et lieu. Ce vin ne servira toutefois qu'à l'usage immédiat ; on ne peut le conserver longtemps.

ces bouteilles, bien bouchées, pendant toute une
année et au delà, et de ne décanter qu'au bout de
ce temps la liqueur saturée du suc des plantes
pour avoir l'extrait. Mais en cas de nécessité l'on
peut déjà après quelques jours de macération user
de la préparation.

Les teintures se prennent par gouttes. Dans certains cas, toujours bien déterminés, on a recours à
la cuillère à café (que j'appellerai d'ordinaire petite
cuillère, et son contenu petite cuillerée) ou à la
cuillère à bouche (désignée aussi par grande cuillère ou simplement cuillère). C'est cette dernière
mesure qu'on a en vue toutes les fois qu'il est
question, sans qualificatif, de cuillère ou de cuillerée.

2º Thés ou tisanes. — Quand, par un temps sec,
vous rentrez des champs ou que vous sortez pour
aller voir les blés, faites un petit détour et cueillez
çà et là une plante médicinale. Donnez la préférence aux herbes qui poussent dans les terrains
secs et sur le penchant des collines bien ensoleil-
lées. Les plantes cueillies en pleine floraison rendent les meilleurs et les plus signalés services.
Beaucoup de ces herbes et herbettes croissent
dans vos vergers et vos potagers, autour de vos
habitations et de vos dépendances. Pour ne pas
perdre trop de temps à la cueillette des simples,
montrez à votre gamin de dix ans ou à votre fil-
lette comment il faut faire. C'est en même temps
un plaisir que vous leur procurez. Vous renou-
vellerez cette herborisation tous les ans, tandis que
vous distribuerez l'ancienne récolte.

Toute mère de famille sait préparer une tisane
quelconque. Elle prend pour une tasse une pincée
d'herbes sèches, autant qu'elle peut en saisir avec
trois doigts; elle met ces feuilles ou ces fleurs dans
son poêlon, y répand de l'eau bouillante et laisse
cuire pendant quelques minutes; puis elle décante,
et voilà son thé tout fait.

Le thé préparé de la sorte a le goût le plus fin

et possède parfaitement l'arome particulier de la plante employée. Cela n'est cependant pas le thé le plus fort. Voici ma manière: je fais cuire et bouillir les plantes pendant un temps assez considérable, afin que tout élément médicinal passe bien dans le liquide.*

Le mode de prendre les tisanes est marqué pour chaque maladie en particulier. Quelquefois c'est une tasse, d'autrefois une cuillerée.

3º Poudres. — La poudre est le produit qu'on obtient en broyant ou en pilant dans un mortier les racines, les feuilles, les graines ou les baies des plantes curatives à l'état sec.**

Certains malades, qui ont de la répugnance pour la tisane, absorbent plus facilement le remède sous forme de poudre: on leur sème sur la nourriture la poudre prescrite, comme on fait avec le poivre et la cannelle, ou bien on leur en mêle dans la boisson, de façon qu'ils ne s'en aperçoivent même pas.

L'on fermera, à cause de la poussière, bien hermétiquement les vases contenant les poudres.

4º Huiles. — Vous trouverez dans chaque cas de maladie le mode de préparer les huiles à employer, en tant qu'on ne peut les acheter à la pharmacie.

C'est à la manière de conserver les flacons d'huile qu'on reconnaîtra l'esprit d'ordre et de propreté d'une maison.

Iº Absinthe.

(Artemisia absinthium L.)

L'absinthe est un des remèdes stomachiques les plus connus et se prend sous forme de tisane, de teinture ou de poudre.

---

* En somme, les expressions *thé, tisane, infusion, décoction*, ont la même signification dans ce livre.

** Toutes les fois qu'il sera question de pincée de poudre j'entends une quantité de poudre qui tient sur une pointe de couteau.

Prise sous forme de tisane ou de poudre, elle élimine les gaz de l'estomac, améliore les sucs gastriques, favorise la digestion et provoque ainsi l'appétit.

Elle est aussi un excellent remède contre l'odeur fétide de la bouche, en tant qu'elle provient de l'estomac.

Dans les maladies du foie (mélancolie) on prendra par jour, au lieu d'une prise de tabac, une ou deux prises d'absinthe en poudre, pour la mettre dans la première cuillerée de soupe ou pour la répandre sur les aliments à la façon du poivre. La diminution de la jaunisse indiquera l'amélioration du foie, et le malade, dont la respiration était comme coupée par les gaz putrides emprisonnés dans l'estomac ou par des humeurs plus putrides encore, respirera de nouveau plus librement.

L'absinthe, utilisée sous forme de teinture, peut se conserver très longtemps. De même qu'un seul petit grain d'encens, brûlé sur la braise, remplit de son parfum tout un appartement, ainsi une feuille d'absinthe suffit pour communiquer son amertume à tout le contenu d'une bouteille d'esprit-de-vin, ce qui indique avec quelle force la teinture d'absinthe doit agir.

Les voyageurs qui souffrent beaucoup d'embarras gastriques ne doivent pas oublier, au départ, leur flacon de teinture d'absinthe.

L'infusion d'absinthe, employée comme eau ophtalmique, a déjà rendu d'excellents services dans les maladies oculaires.

2° Agavé.

(Agave americana L.)

Cette plante, qu'on appelle aussi *aloès*, nous vient d'Amérique, d'où elle a été transportée en Europe. On la rencontre assez souvent aux fenêtres des amis des fleurs. Vous la reconnaissez à ses feuilles d'un vert pâle, épaisses, charnues, passablement longues et garnies de piquants. Elle porte rarement des fleurs; mais si la vertu de ses feuilles était connue, chacun voudrait avoir cette plante exotique dans son jardin ou devant sa fenêtre.

Quelles sont ces vertus? Une feuille, infusée dans l'eau pour une tasse de tisane, purifie l'estomac et les intestins. Quand cette plante est réduite en poudre et que vous en prenez deux fois par jour une pincée, elle a une action efficace sur le foie malade et la jaunisse.

Si, avec une petite cuillerée de miel, vous faites bouillir une feuille d'agavé dans une chopine d'eau et que vous preniez cette potion par petites quantités, elle guérit l'échauffement dans les yeux, auxquels il faut en même temps administrer une bonne ablution avec cette même infusion. La feuille d'agavé est aussi un excellent remède contre les blessures, les abcès et les ulcères du corps. Une tisane d'agavé et d'absinthe évacue les mauvais éléments aqueux, dont pourrait facilement résulter l'hydropisie, et remet très bien l'estomac.

Le peu que je viens de dire de l'agavé-aloès suffit pour engager tous les amis des fleurs à en cultiver un pied.

3° Aloès.

(Aloë vulgaris Lam.)

L'aloès, dont on achète la poudre à la pharmacie, est un très bon remède interne et externe. Une ou deux pincées de poudre d'aloès, infusées avec une petite cuillerée de miel, fournissent une mixtion qui nettoie radicalement l'estomac sans le moindre inconvénient.

Le même effet est produit, mais d'une façon plus intense, par une tisane d'aloès mêlé à d'autres plantes. La composition se fait habituellement de la manière suivante: une pincée d'aloès, des fleurs de sureau pour 2 tasses, quelques pincées de fenugrec et une petite cuillerée de fenouil. De ce mélange on fait 2 tasses de tisane, qui doivent être prises dans l'espace de 2 jours. L'effet, qui n'a rien de violent, ne se fait sentir qu'au bout de 12 à 30 heures et consiste dans des selles abondantes.

Il sera question ailleurs du mélange d'aloès avec le mille-pertuis et la mille-feuille.

L'aloès est un remède dépuratoire pour l'usage externe, aussi bien que pour l'usage interne. Avez-vous les yeux malades, troubles, sanguinolents, chassieux, dont découlent du pus et d'autres super-fluités, l'aloès vous fournira une excellente eau ophtalmique. Mettez, pour cela, une forte pincée d'aloès dans un flacon à médecine, versez-y de l'eau chaude, secouez le tout, et voilà votre remède tout prêt. Lavez-en 3 ou 4 fois par jour les yeux à l'intérieur et à l'extérieur, sans vous laisser arrêter par les démangeaisons qui se manifestent au début.

Cette même eau est également un admirable détersif pour les anciens ulcères, les chairs putrides, les cicatrices profondes avec forte suppuration. Plongez, à cette fin, un morceau de linge dans l'eau d'aloès et appliquez-le sur la partie malade.

Si un ulcère, ou plutôt le fluide âcre qui en découle, empêche à un endroit quelconque du corps la peau de se reformer, répandez dessus de la poudre d'aloès en quantité assez grande pour le recouvrir entièrement. Pansez avec des linges secs, une fois par jour. La poudre, en absorbant les substances morbides, formera une croûte, sous laquelle la nouvelle peau ne tardera pas à se montrer.

L'aloès guérit rapidement les plaies, fraîches et anciennes. Ce médicament propre et détersif ne porte jamais préjudice, quel que soit l'endroit où on l'applique, dans les yeux ou dans les plaies.

4° Althée-Guimauve.

(Althœa officinalis L.)

La tisane d'althée est en grand usage contre les refroidissements. Pour moi, je n'y tiens pas beaucoup, parce qu'elle a rarement répondu à mon attente. Dès la décoction vous obtenez une masse coriace qui, après un temps relativement court, devient gluante, ce qui doit enlever l'appétit. Je ne recommande jamais ce genre de médicaments. Sans vouloir dire trop, j'avoue que la feuille et la racine d'althée me sont suspectes. Pour cette raison je choisis toujours des plantes qui rendent les mêmes services, mais d'une manière plus sûre.

5° Alun.

L'alun est un astringent. Voilà pourquoi on l'emploie contre les ulcères putrides et malins. Je l'ai même vu arrêter le développement d'un cancer peu avancé.

Il faut toujours traiter à l'alun les ongles incarnés, c'est-à-dire rentrés dans la chair et causant des tumeurs ou même des plaies.

Le traitement à l'alun est le suivant: ou bien on pulvérise l'alun, c'est-à-dire on le réduit en une poussière fine, que l'on répand directement sur la plaie; ou bien on le dissout dans l'eau et on emploie la solution sous forme de lotions ou de petites compresses.

Quand les plaies sont bien nettoyées et débarrassées du pus et des chairs mortes, l'alun a une action astringente, desséchant et guérissant rapidement.

Quand il survient un gonflement des gencives, ayant l'apparence d'une ecchymose ou d'une altération scorbutique, une solution étendue d'alun est un excellent remède.

Cette même solution sert aussi au rincement des dents et de la bouche, ainsi qu'à la gargarisation.

6° Angélique.

(Angelica silvestris L.)

L'on rencontre dans les forêts et les prés humides des plantes qui poussent à cinquante centimètres, même à un mètre d'élévation. La tige est creuse, et les petits garçons en font volontiers des flûtes. C'est l'angélique sauvage ou sylvestre, distincte de l'angélique archangélique, cultivée par la main de l'homme. L'une et l'autre ont les mêmes vertus médicinales, mais je préfère la première, parce qu'on peut l'avoir sans peine.

Une tisane préparée avec les racines, les graines et les feuilles de cette plante, est un excellent remède contre les aliments malsains et plus ou moins empoisonnés, qu'on aurait absorbés : elle les éloigne.

Comme les éléments nutritifs, qui contribuent à la formation du sang, ne sont pas tous également bons et sains, le thé d'angélique purge le sang des éléments mauvais. Que de fois il arrive qu'un froid incommode règne dans l'estomac! Une tasse de thé fait de racines d'angélique vous réchauffera de nouveau. Il est bon de prendre cette tasse en trois portions : l'une le matin, la seconde à midi et la troisième le soir.

Quand l'estomac et les intestins renferment des éléments malsains ou que des gaz dissimulés vous occasionnent la colique, c'est encore la tisane d'angélique qui vous débarrassera du mal, surtout si vous la préparez avec un mélange d'eau et de vin.

Ce même thé est aussi le meilleur remède contre les engorgements des poumons, de la poitrine, des bronches et contre l'acrimonie de l'estomac.

C'est à bon droit que je puis recommander l'angélique comme un excellent remède domestique, et les gens de la campagne feraient bien d'en cueillir chaque année sur leurs prés et dans leurs forêts une quantité considérable, de la sécher à l'air et de la conserver dans un endroit sec. Ces racines, graines et feuilles, bien séchées, peuvent aussi être converties en poudre; en prenant chaque jour deux ou trois fois une pincée de cette poudre, on aura l'équivalent de la tisane.

Aux personnes qui ne connaissent pas les plantes je conseille de ne pas s'occuper à cueillir l'angélique, pour ne pas s'exposer à ramasser le laserpitium dans les prés ou la ciguë (plantes vénéneuse) dans les forêts.

7° Anis.

(Pimpinella anisum L.)

L'anis est à recommander comme le fenouil. Son action sur les flatuosités dépasse de beaucoup celle du fenouil. Le plus souvent on mélange les deux remèdes.

L'huile d'anis et de fenouil s'achète le mieux à la pharmacie. Il suffit, pour remédier à la susdite infirmité, d'en prendre une ou deux fois par jour 4 à 7 gouttes sur un morceau de sucre.

8° Ansérine.

(Potentilla anserina L.)

L'ansérine croît le plus volontiers, comme son nom l'indique, dans les endroits fréquentés par les oies. On la trouve fréquemment à proximité des maisons, dans les pâturages, au bord des chemins et des fossés. Beaucoup de personnes l'appellent, eu égard à son genre d'efficacité, *plante spasmodique*.

Le thé d'ansérine est un remède excellent contre les accès de crampe de l'estomac et du bas-ventre. Dans le tétanos même, en tant qu'il est possible de réagir, cette petite herbe rend de très bons services. Au commencement des accès, ou plutôt dès les premiers symptômes des crampes, l'on donne au malade trois fois par jour du lait bien chaud, aussi chaud qu'il peut le prendre, après y avoir infusé, comme pour le thé, autant d'ansérine qu'on peut en saisir avec trois doigts.

On obtient un résultat double, si, en prenant ce thé, on applique en même temps sur les parties affectées des topiques de cette herbe infusée ou renflée dans l'eau.

Jamais mère de famille ne devrait négliger de récolter et de sécher une provision suffisante de cette herbe. Elle sait d'expérience combien les crampes sont douloureuses, et combien l'on souffre à voir souffrir les siens, sans pouvoir les soulager.

9° Arnica.

(Arnica montana L.)

L'arnica possède dans le monde entier la réputation d'une excellente plante médicinale. Je ne puis comprendre pourquoi tant de personnes, précisément celles qui pourraient et devraient savoir cela, le contestent.

J'ai demandé un jour à un médecin ce qu'il pensait des plantes comme remèdes. Il me répondit qu'elles n'ont aucune valeur. Là-dessus je lui ai demandé s'il ne croyait pas au moins à la vertu médicale de l'arnica. Il me répliqua: „C'est précisément celle-là qui n'est rien non plus; elle est bannie de la médecine, bien qu'elle serve aux charlatans à exploiter la crédulité publique." Cette réponse me détermina à réfléchir avec calme; car trop souvent on méprise les choses les plus précieuses.

Plus tard j'ai reçu une lettre de la part d'un autre médecin qui me demandait pourquoi je n'avais rien écrit en faveur de cette plante, qui pourtant joue un si grand rôle dans l'art de guérir. Il m'engageait, si je n'en connaissais pas l'efficacité, à l'expérimenter et à la recommander ensuite dans mon livre comme elle le mérite. Il joignit à sa lettre une petite brochure traitant des grandes vertus médicales de l'arnica.

Tout en connaissant depuis longtemps les effets de l'arnica, je lui ai consacré là-dessus toute mon attention; je l'ai expérimentée bien des fois et avec beaucoup de soin, et j'ai trouvé qu'on devrait l'appeler la *plante d'or*, d'autant plus que sa fleur et sa tige sont jaunes comme l'or.

On emploie généralement l'arnica sous forme de teinture, universellement connue et utilisée pour la guérison des blessures. On l'achète à bon marché dans les pharmacies; mais chacun peut aussi se la préparer soi-même. On récolte les fleurs d'arnica vers la fin de juin ou au commencement de juillet;

après qu'elles sont séchées, on les met dans un bocal en verre, on les arrose d'alcool ou d'eau-de-vie (autant de liquide qu'il y a de fleurs), on les fait macérer pendant 3 à 4 jours, et la teinture est faite. Les fleurs font plus d'effet que les racines, tandis que les feuilles et les tiges ont une action plus faible que le reste.

L'arnica croît en abondance dans les contrées montagneuses. Vous la rencontrez aussi dans nos pays sur la lisière des bois et dans les endroits de la forêt où l'on a fait des coupes. Son odeur est passablement forte. Il ne devrait pas y avoir de famille qui n'ait un petit flacon de teinture d'arnica.

10° Avoine.

(Avena sativa L.)

En soumettant les grains d'avoine à une forte cuisson on en retire la vertu médicale qui y réside. (On traite et on emploie l'orge de la même façon.) La décoction, que l'on obtient ainsi, est nourrissante, facile à digérer, rafraîchissante dans les échauffements internes, et forme un délicieux aliment, un excellent réconfort pour les convalescents épuisés par une grave maladie, comme la variole, le typhus etc... Je regrette souvent que l'on serve à ces pauvres créatures, dont il faudrait pourtant assainir et renouveler le sang, toutes sortes de boissons, mais jamais la décoction d'avoine.

La préparation en est bien simple. On lave 6 à 8 fois un litre d'avoine dans l'eau fraîche, on la cuit ensuite dans 2 litres d'eau jusqu'à réduction de la moitié. On décante alors le liquide, on y mélange 2 cuillerées de miel et on fait cuire encore pendant quelques minutes.

11° Bouillon-blanc.

(Verbascum Schraderi Meyer.)

Les gens de la campagne recueillent volontiers les fleurs du bouillon-blanc, qui doit à ses grandes

feuilles, douces et molles, le nom de Molène. Ils
savent que le bouillon-blanc fournit, pour l'hiver, un
excellent gargarisme et un thé plus excellent encore dans les maladies de gorge, les catarrhes, les
engorgements de la poitrine et la respiration gênée.

Je recommande donc bien chaudement ce thé.
En règle générale je mêle aux fleurs de bouillon-
blanc une quantité égale de fleurs de mauve noire,
pour faire une infusion dont l'action est très efficace sur la résolution des glaires.

12° Camomille.

(Matricaria chamomilla L.)

Le thé de camomille s'emploie contre les refroidissements (notamment quand ils sont accompagnés
d'un état fiévreux), les coliques, les crampes, les
fortes congestions etc... Les sachets de camomille
réchauffent très bien le corps et servent dans beaucoup de circonstances. L'usage en est si connu et
si répandu, qu'il me paraît superflu d'ajouter un
mot de plus.

13° Camphre.

(Laurus camphora L.)

L'emploi du camphre est universellement connu.
Le camphre est un bon émollient, doué de propriétés adoucissantes, relâchantes, calmantes. On
s'en sert sous forme d'alcool et sous forme d'huile.

L'esprit de camphre s'obtient en dissolvant un
morceau de camphre, gros comme une noisette,
dans un quart de litre d'alcool. Il sert, rien que
pour l'usage externe, aux frictions dans les contusions, foulures, rhumatismes, spasmes. Beaucoup de
personnes s'en servent aussi pour fortifier l'un ou
l'autre membre du corps, et c'est avec raison.

On obtient l'huile de camphre en faisant fondre
un morceau de camphre dans l'huile d'olives ou
dans l'huile d'amandes. L'huile, ainsi camphrée et
employée en frictions, est un remède éprouvé dans

les cas de rhumatisme et de souffrances dorsales, et elle calme les grandes douleurs causées par la goutte et diverses tuméfactions cartilagineuses.

14° Centaurée.

(Erithræa Centaurium L.)

Quels noms remarquables nos ancêtres ne donnaient-ils pas parfois à certaines plantes! C'est qu'ils en connaissaient la valeur, qui est une valeur d'or, mais c'est pour rien qu'elles secourent un tout chacun. La centaurée commune (qu'il ne faut pas confondre avec la petite centaurée, *gentiana centaurium*) était en grande estime chez eux. La saveur amère vous indique quel usage on peut en faire.

L'infusion de centaurée chasse les gaz de l'estomac, bannit les acides inutiles et malsains, bonifie les sucs gastriques, agit favorablement sur les reins et le foie. C'est le meilleur remède contre la brûlure ou l'acrimonie dans l'estomac (*soda, pyrosis*).

Avez-vous des troubles dans le sang, surtout un manque de sang, des chaleurs dans le sang etc...? Usez de la centaurée.

15° Chicorée.

(Cichorium intybus L.)

La chicorée sauvage croît un peu partout; elle attend, le long du chemin, que quelqu'un lui fasse l'honneur de la cueillir. On l'appelle quelquefois tournesol, parce que ses feuilles font toujours face au soleil. Cette pauvre chicorée, avec sa tige flétrie et ses longues feuilles à lobes anguleux, a l'air d'un „pierrot ébouriffé" au milieu des autres plantes. Seules ses fleurs bleues, un peu plus claires que le bluet, lui donnent du crédit et de la considération.

Les apparences trompent souvent; c'est le cas pour la chicorée, qui, en réalité, vaut de l'or.

Une décoction de chicorée est un résolutif pour la pituite de l'estomac; elle enlève la bile superflue,

épure le foie, la rate et les reins, en évacuant par
l'urine les éléments morbides. Elle est aussi utile
dans l'atonie des fonctions digestives, quand l'estomac a été gâté par quelque nourriture etc... Le
thé se prend, pendant 3 ou 4 jours de suite, à la
dose de 2 tasses par jour, l'une avant le déjeuner,
l'autre le soir.

Dans les oppressions d'estomac et dans les inflammations douloureuses à un endroit quelconque
du corps, on applique sur l'estomac et sur les
parties endolories une quantité de chicorée échaudée
(tige, feuilles et fleurs) et enveloppée dans un linge,
et l'on renouvelle ce topique 2 ou 3 fois par jour.

Souvent on fait macérer la chicorée dans l'esprit-
de-vin, qui alors arrête l'amaigrissement ou le des-
séchement des membres, si l'on en frotte bien,
environ 2 fois par jour, ces membres atrophiés.

Les racines de la chicorée ont absolument les
mêmes vertus médicales que le reste de la plante.
On les récolte le plus commodément en temps de
pluie.

16° Choucroute.

Ce mets bien connu est digne de prendre place à
côté des moyens de guérir les infirmités.

Des cataplasmes de choucroute fraîchement prise
de la tinette rendent des services marqués pour
les blessures, les brûlures, les grands échauffements etc... Elle est aussi un détersif, topique
propre à nettoyer d'anciens ulcères.

Voir à ce sujet ce qui est dit pour chaque maladie en particulier.

Ce remède doit être d'autant plus apprécié par
les gens de la campagne qu'on peut l'avoir incon-
tinent sous la main.

17° Ecorce de chêne.

Voilà qu'il nous recommande même l'écorce de
chêne comme médecine! Mais oui, et il importe

peu qu'elle soit fraîchement détachée de l'arbre ou
qu'elle soit sèche.

L'écorce du jeune chêne, macérée dans l'eau
bouillante pendant une demi-heure, donne une décoction thérapeutique. Trempez-y une serviette et
enroulez-la autour du cou, quand celui-ci est gonflé.
Ce même moyen guérit également, d'une manière
efficace et inoffensive, les glandes enflées, même
les goîtres, quand ils ne sont pas encore trop gros
ni trop durs.

Celui qui souffre d'une chute ou prolapsus du
rectum, doit prendre fréquemment des bains de
siège faits avec une décoction d'écorce de chêne;
il ajoutera, de temps à autre, de petits lavements
de cette même décoction un peu étendue.

Les fistules anales ou abcès stercoraux, maladie
si gênante et souvent si dangereuse, se guérissent
de la même manière, ainsi que les tumeurs dures,
qui ne sont pas à l'état d'inflammation.

L'infusion de l'écorce de chêne a, comme la résine,
une action fortifiante sur le système vasculaire.

18° Eufraise.

(Euphrasia officinalis L.)

En récompense des bons services rendus, nos
pères donnèrent à cette petite plante la jolie dénomination d'eufraise, appelée aussi casse-lunettes:
elle fait du bien à la vue. Quand tous les moyens
sont épuisés, elle procure souvent aux yeux un
dernier soulagement. Je l'ai prescrite maintes fois
avec succès.

En août, quand le regain est à moitié mûr, l'on
trouve cette herbe dans presque toutes les prairies,
parfois en si grande abondance qu'elle nuit au regain et qu'elle se fait exécrer des paysans.

Les feuilles séchées de l'eufraise fournissent du
thé, et les feuilles broyées donnent de la poudre.
Avec l'infusion on se lave convenablement les yeux
2 ou 3 fois par jour, ou bien on y trempe de petits
morceaux de linge, pour les appliquer, la nuit, sur

les yeux, en les fixant avec un bandeau. Ce remède épure les yeux et augmente la force visuelle. J'ai l'habitude de prescrire en même temps l'eufraise en poudre pour l'usage interne : une pincée par jour dans une cuillerée de soupe ou d'eau.

En dehors de cela, l'eufraise rend aussi des services à l'estomac : à cause de son amertume naturelle, et prise sous forme de thé, elle est un bon remède stomachique, facilitant la digestion et bonifiant les sucs gastriques. Faites un essai, ami lecteur, et vous en ressentirez l'action bienfaisante.

19° Fenouil.

(Fœniculum officinale All.)

Les graines de fenouil ne doivent faire défaut dans aucune pharmacie de famille, parce que le mal qu'elles soulagent est très fréquent : je veux parler de la colique et de l'état spasmodique qui l'accompagne. Sans retard la mère de famille fait cuire, pendant 5 à 10 minutes, une cuillerée de fenouil dans une tasse de lait et donne au malade la potion aussi chaude que possible (pas trop chaude cependant, pour ne pas occasionner une brûlure intérieure). La réaction est habituellement rapide et excellente : la chaleur s'étend vite par tout le corps, calmant les spasmes et faisant passer la colique. En même temps, comme je l'indique ailleurs, on applique sur le bas-ventre une compresse chaude, moitié eau et moitié vinaigre.

La poudre de fenouil, semée sur les aliments, chasse les gaz de l'estomac et des régions inférieures.

On obtient la poudre de fenouil en torréfiant les graines et en les moulant ensuite comme le café. Quant à l'huile de fenouil, on l'achète à la pharmacie.

Ceux qui ont eu mal aux yeux, savent que le fenouil fournit une bonne eau ophtalmique. On fait une décoction d'une demi-cuillerée de fenouil en poudre et on s'en lave journellement trois fois les yeux. Les vapeurs de fenouil, dirigées sur les yeux, ont une action plus détersive et plus fortifiante encore.

Comme j'emploie pour chaque bain de vapeur administré à la tête, dans le but de dégager l'intérieur, une cuillerée ou au moins une demi-cuillerée de fenouil en poudre, chaque bain de vapeur de la tête est en même temps un bain de vapeur pour les yeux.

On obtient les mêmes résultats avec l'anis et le cumin *(Carum carvi L.)*. Il n'est pas rare que l'on mélange, moule et utilise ensemble les graines de deux de ces plantes, ou même des trois.

20° Fenugrec-trigonelle.

(Trigonella-fœnum græcum L.)

C'est avec les graines *(fœnum græcum)* de la trigonelle qu'on obtient une poudre connue de ceux qui ont déjà profité de ma cure d'eau. Ils savent l'apprécier et l'utilisent beaucoup. Qu'on ne craigne rien, la poudre de fenugrec est tout à fait inoffensive. On l'achète à la pharmacie.

Apprêtée sous forme de thé, elle a une action rafraîchissante dans les fièvres aiguës.

Dans les maladies de la gorge, accompagnées de grands échauffements dans le gosier, l'infusion de fenugrec sert de gargarisme. Une petite cuillerée de cette poudre suffit pour une tasse moyenne de tisane, qu'on utilise comme gargarisme ou dont on boit une cuillerée d'heure en heure pendant la journée.

Quant à l'usage externe du fenugrec, je ne connais pas de meilleur remède pour la résolution des tumeurs et des abcès. Il agit lentement, sans douleur, mais jusqu'à entière disparition de la dernière parcelle de pus. On en fait, comme avec les graines de lin, une bouillie huileuse, que l'on met dans de petits morceaux de linge en guise de cataplasme.

Quand on a des ulcères aux pieds ou aux jambes, ces sortes de topiques font disparaître l'inflamma-

tion aux bords des ulcères et empêchent la formation de chair putride et même l'infection purulente
du sang. J'attire sur cette dernière application du
fenugrec l'attention particulière des personnes qui
souffrent souvent et beaucoup des ulcères aux
membres inférieurs.

21° Fleurs de foin.

Beaucoup de personnes m'ont dit et écrit qu'elles
ne savent pas ce qu'il faut entendre par *fleurs de
foin*. J'ai déjà expliqué, à propos du pédiluve aux
fleurs de foin (p. 48) ce qu'en médecine on comprend sous ce nom. Ici je ne vais que brièvement
plaider leur cause et attirer l'attention sur leur
emploi.

Les fleurs de foin (renflées, infusées) n'ont jamais
trompé ma confiance au début de l'intoxication du
sang, dans le traitement des membres gelés, dans
les affections spasmodiques du bas-ventre etc...
Elles rendent aussi de précieux services dans les
cas de rhumatisme, de goutte, de diathèse scrofu-
leuse, pour lesquels je prescris des maillots ou
chemises qu'il faut tremper dans une décoction
chaude de fleurs de foin. Mais ne vous figurez pas
que dans les affections citées les fleurs de foin suffisent toutes seules. Comparez les cas spéciaux
dans la troisième partie.

22° Fouille-régulateur.

Il y a quarante ou cinquante ans, il était de
mode de se faire pratiquer une saignée à des
époques déterminées, et de prendre à tel ou tel quar-
tier de lune, scrupuleusement marqué dans l'almanach, la purge régulière (annuelle ou semestrielle).
Les temps changent comme les hommes et leurs
idées ! Aujourd'hui encore bien des personnes n'ont
pas abandonné la conviction que, de temps à autre,
l'estomac a besoin d'un curage à fond.

On serait tenté de rire, si parfois on n'avait pas

toutes les raisons de pleurer. En vérité, si vous avez un esprit calme et réfléchi, et que vous songiez à la manière de vivre de certains hommes, je dirais presque de certaines classes d'hommes, relativement à leur nourriture et à leur boisson, vous trouverez que la susdite conviction de beaucoup de gens a sa raison d'être.

Si l'estomac, surmené par un travail excessif et coupable, pouvait crier, il crierait au secours contre ses bourreaux insensés et criminels. Mais, dans l'état où il se trouve, il est forcé d'absorber tout, de se gâter, de se ruiner misérablement.

Il faut donc, à mon avis, faire suivre à notre estomac un genre de vie raisonnable, traiter humainement ce pauvre ouvrier qui pose le fondement indispensable de tout travail ultérieur. Ce n'est qu'à cette condition que l'estomac, cet ouvrier fidèle et laborieux, se portera bien. Si par imprudence — cela peut arriver — il survient un accident, je m'oppose absolument à tout purgatif drastique, je réprouve tout remède violent, quelque nom qu'il porte.

Purger n'est autre chose, à coup sûr, que chercher à déterminer des évacuations alvines plus abondantes, sans endommager la santé et les forces du corps. Mais cet effet ne peut-il être obtenu d'une autre manière, d'une manière si simple et si inoffensive, que les remèdes végétaux, au lieu d'attaquer l'estomac, le soutiennent comme de bons amis, lui prêtant leur appui et mettant à sa disposition toutes leurs ressources, afin de lui faire essayer ses propres forces dans l'élaboration des sucs gastriques ?

Longtemps j'ai cherché parmi les plantes celles qui, tout en agissant très bien isolément, ne portent néanmoins un secours véritable à l'estomac que par l'union de leurs forces, *viribus unitis*, c'est-à-dire les plantes qui, en affaiblissant l'estomac par la résolution et l'évacuation du contenu vicié, le fortifient en même temps de telle sorte qu'il ne suspende pas un seul moment son travail, qu'il ne fasse même entendre aucun murmure de mécontentement.

Je crois avoir trouvé ces plantes, ainsi que la manière de les mélanger. Je suis en possession de deux recettes différentes, dont je ne fais pas mystère. Je désire, au contraire, que beaucoup de personnes en fassent usage pour leur utilité propre et pour le soulagement des autres.

Je ne savais quel nom donner à ce médicament, quand un monsieur, dont il avait remonté et réglé l'horloge stomacale, le baptisa de *fouille-régulateur*. Je n'ai pas à redire à cette dénomination, mais le fait est qu'il a secouru vaillamment des centaines de personnes, et j'ai dû le faire voyager, souvent et par quantités notables, jusqu'en Suisse, jusqu'en Hongrie.

Voici les deux recettes du fouille-régulateur :

I. On prend 2 cuillerées de fenouil moulu, 2 cuillerées de genièvre pilé, 1 cuillerée de fenugrec et 1 cuillerée d'aloès en poudre. — On mélange bien le tout et on le conserve dans une boîte en lieu sec. Le médicament n'a d'efficacité qu'au bout de 12 à 30 heures. On en prend ordinairement, sous forme de thé, une petite tasse dans la soirée, avant de se mettre au lit. Pour cette tasse il suffit d'une petite cuillerée du mélange : on fait bouillir pendant un quart d'heure, puis on décante et on boit la décoction chaude ou froide, avec ou sans sucre.

Les natures robustes peuvent prendre, deux jours de suite, une tasse de fouille-régulateur ; mais les personnes plus faibles feront bien de répartir leur unique tasse sur 2 ou 3 journées, de manière à n'en boire chaque soir que 4 à 6 cuillerées, comme on fait pour la médecine. Sans éprouver aucune incommodité, on entendra le fouille-régulateur travailler, chercher, rassembler, fouiller.

Il y a des personnes qui n'obtiendront absolument aucun résultat avec ce thé, bien qu'elles le sentent travailler ardemment. La police ne fait-elle pas quelquefois des perquisitions sans trouver les vo-

leurs?. De même le fouille-régulateur cherche; mais
là où il n'y a rien à trouver et à chasser, il laisse
tout à sa place et n'engendre pas cet épuisement
regrettable qui suit toujours de près la purgation.

Ce thé est non seulement un purgatif, mais aussi
un diurétique. Il délivre même des grands engorgements de la poitrine.

J'ai connu des cas où le fouille-régulateur, employé après une diarrhée longue et opiniâtre, a
éloigné les derniers restes des substances morbides
et a fait succéder une paix profonde et durable à
la révolution intérieure. Une petite tasse, prise en
3 portions pendant la journée, suffit parfaitement.

II. La deuxième recette de mon fouille-régulateur
est la suivante:

Je mélange ensemble 2 cuillerées de fenouil
moulu, 3 cuillerées de genièvre pilé, 3 cuillerées
de racines d'hièble en poudre, 1 cuillerée de fenugrec et 1 cuillerée de poudre d'aloès.

Ce thé n'exclut pas l'action sur les selles; mais
son champ d'opération est moins dans l'estomac et
le tube intestinal que dans les reins et la vessie:
il chasse les éléments malades par les voies urinaires. Si vous éprouvez des malaises dans l'abdomen (région de la vessie), une difficulté d'uriner,
une inflammation dans la vessie et les reins, les
prodromes de l'hydropisie, alors faites tranquillement usage de mon deuxième fouille-régulateur. Le
mode d'emploi se règle sur ce qui a été dit du
premier fouille-régulateur.

23° Fraises.

(Fragaria vesca L.)

Quel plaisir pour les enfants de pouvoir présenter
le premier bouquet de fraises à leurs parents ou à
leurs maîtres! Quel jouissance de voir sur la table,
pour le dessert, les premières fraises! Mais ce ne
sont pas seulement les fruits du fraisier si fécond
qu'on aime à voir; beaucoup de mères, soucieuses

de la santé de leurs enfants, en cueillent aussi les feuilles, qui fournissent un thé éminemment hygiénique et surtout peu dispendieux.

Comment la mère de famille prépare-t-elle ce genre de thé? Les feuilles du fraisier étant séchées, elle en prend une quantité, autant qu'elle peut en saisir dans 3 ou 4 doigts; puis elle verse dessus environ une demi-chopine d'eau bouillante et recouvre le tout. Après 15 minutes elle décante l'infusion, et elle est en possession du pur thé de fraisier. Elle y mêle alors du lait chaud et un peu de sucre, et voilà une excellente tisane.

Si elle remplaçait le tiers ou le quart des feuilles du fraisier par l'aspérule *(asperula odorata L.)*, appelée aussi reine-des-bois ou petit muguet, son infusion y gagnerait en saveur et en substance.

Les fraises elles-mêmes ne sont nullement à dédaigner comme nourriture hygiénique. On les sert surtout aux convalescents qui, relevant de maladie grave, éprouvent une grande faiblesse, une grande diminution de forces; ils les mangent avec d'autres aliments. Voulez-vous faire en été une cure de fraises? Prenez chaque jour, pendant une certaine période, une chopine de lait mélangé avec une demi-chopine de fraises (cela se pratique beaucoup dans l'Allemagne du Sud), ou bien prenez deux fois par jour un bon morceau de pain de seigle avec un quart de chopine de fraises, et vous éprouverez bientôt l'action bienfaisante de cette cure, qui remet les forces et purifie le sang. Il vous est loisible de faire cette cure en plein hiver, si vous avez eu soin de confire (par décoction) les fraises, comme on confit les cerises, les griottes etc...

Aux malades aussi les fraises rendent, en été, les meilleurs services contre les chaleurs internes. Quel délicieux réfrigérant, quel soulagement réconfortant les fraises ne procurent-elles pas?

Contre la gravelle et la pierre on recommande beaucoup les fraises prises chaque jour en portions égales.

De même ceux qui souffrent du foie doivent en

prendre plusieurs fois par jour, jusqu'à concurrence d'un litre. — Item ceux qui ont des éruptions par suite de l'altération du sang: matin et soir une chopine.

Il est admirable de voir la terre offrir à l'homme ce fruit en si grande quantité. Puisse notre reconnaissance répondre à cet amour généreux du Créateur!

24° Genévrier.

(Juniperus communis L.)

Qui ne connaît le genévrier, qu'on appelle vulgairement aussi genièvre. Ses fruits sont des baies charnues qui, projetées sur des charbons ardents, exhalent un parfum agréable et purifient l'air des chambres et des corridors. Je ne suis pas ami des fumigations au moyen du sucre, du vinaigre etc..., puisque je ne conçois pas qu'avec cela on puisse renouveler l'air. S'agit-il de désinfecter une chambre où étaient couchés des morts ou des personnes atteintes d'une maladie contagieuse, ou s'agit-il de purifier, en temps d'épidémie, l'atmosphère par de grandes fumigations, c'est alors que les vapeurs des graines de genièvre sont bien placées : elles détruisent les miasmes et les principes contagieux suspendus dans l'air.

Les baies de genièvre ont une action semblable dans l'intérieur de l'organisme humain. Elles parfument la bouche et l'estomac, et préservent de l'infection. Les personnes qui sont au service des malades gravement atteints (fièvre scarlatine, variole, typhus, choléra etc...), qui sont obligées de les soutenir, porter, servir, écouter, et qui, de cette manière, sont exposées nuit et jour au danger de la contagion, ces personnes feront bien de mâcher sans cesse des baies de genièvre (6 à 10 par jour); ces baies procurent une bonne saveur à la bouche et favorisent la digestion; elles consument en quelque sortes les exhalaisons et autres molécules délétères, qu'elles empêchent ainsi de pénétrer dans la bouche ou les narines.

Dans l'état de faiblesse de l'estomac l'on voudra bien faire une petite cure de genièvre, c'est-à-dire se soumettre au régime suivant: le premier jour manger 4 baies, le second jour continuer avec 5, le troisième en mâcher 6, le quatrième 7, et ainsi de suite jusqu'au douzième jour, où l'on sera arrivé à 15 baies; puis on redescendra l'échelle en diminuant chaque jour d'une baie, jusqu'à ce que l'on soit de nouveau arrivé à 5 baies. Je connais beaucoup de personnes qui, moyennant cette cure si simple, se sont purifié et fortifié l'estomac gonflé de gaz et, en raison de cela, extrêmement débilité.

On connaît de longue date l'effet bienfaisant des graines de genièvre sur le foie et les reins, pierre et gravelle etc...; elles servent aussi à débarrasser le corps des gaz putrides, des substances corrompues, des humeurs glaireuses.

Outre les baies, on utilise aussi les jeunes pousses du genévrier, pour en faire des infusions théiformes qui épurent le sang et rendent service dans les commencements d'hydropisie.

L'huile de genièvre s'achète habituellement à la pharmacie. — Quant à l'extrait, on peut se l'apprêter soi-même dans le vin, dans l'eau-de-vie ou dans l'esprit-de-vin.

Je ne comprendrais pas un père et une mère de famille qui mettraient tout le soin possible à confire au sel et aux baies de genièvre leur viande et leur choucroute, qui parfumeraient exactement et méticuleusement avec ces mêmes graines leurs demeures, mais qui, d'autre part, laisseraient croupir dans la poussière et l'ordure leur corps, qui est l'habitation de leur âme. C'est cette habitation qui, elle aussi, a besoin, quelquefois dans l'année, de fumigations et de vapeurs de genièvre: cela purifie l'organisme et soulage l'appareil respiratoire.

25° Gentiane.
(Gentiana lutea L.)

La gentiane (appelée aussi grande gentiane ou gentiane jaune) croît de préférence sur les montagnes.

On peut la faire récolter facilement et à bon compte par des personnes de confiance. Je conseille avant tout de fabriquer de la teinture de gentiane. A cette fin on dessèche convenablement les racines de la plante, on les coupe en petits morceaux et on les fait macérer dans des bouteilles d'eau-de-vie ou d'esprit-de-vin.

Cet extrait est un des premiers stomachiques, un cordial de premier ordre. On en verse 20 à 30 gouttes dans un verre qui contient 6 à 8 cuillerées d'eau, et l'on prend journellement ce mélange pendant un temps assez considérable. L'excellence de l'appétit dénotera bientôt l'excellence de la digestion. Quand un mets vous appesantit et vous moleste l'estomac, une petite cuillerée de cet extrait dans un demi-verre d'eau chaude mettra fin à l'indisposition.

La gentiane soulage aussi les oppressions de l'estomac.

Si dans les grands voyages vous n'avez souvent qu'une mauvaise nourriture et une boisson plus mauvaise encore, et que vous arriviez au but exténué et mal à votre aise, un petit flacon d'extrait de gentiane, dont vous versez un certain nombre de gouttes sur un morceau de sucre, vous rendra des services impayables.

Une petite cuillerée de cette teinture, étendue d'eau, éloigne les malaises et les accès de syncope; elle réchauffe, éveille, calme le corps et l'esprit.

La gentiane, prise sous forme de thé, rend les mêmes services. Dans ce cas on fait infuser les racines découpées ou même réduites en poudre, et on boit la décoction.

26° Graines 🏴 lin.

(Linum usitatissimum L.)

Les cataplasmes de graines de lin sont connus et fort en usage. Ils ont la même action réfrigérante, émolliente et résolutive que ceux de fenugrec. Je donne la préférence au fenugrec, parce qu'il s'attaque à l'ennemi avec plus de force et d'énergie.

27° Gratte-cul.

(Rosa canina L.)

La mère de famille, préoccupée de sa pharmacie domestique, ne se contente pas de cueillir sur l'églantier les jolies roses qu'elle y trouve; elle ramasse aussi les cynorrhodons, qu'on appelle vulgairement gratte-culs, pour en apprêter non seulement des sauces, mais aussi et surtout des médicaments. Elle passera d'autant plus minutieusement en revue son jardin et les propriétés d'autrui, si quelque membre de sa famille souffre de la gravelle ou de la pierre, d'un calcul rénal ou vésical, maladies terribles et douloureuses. Elle sait que le thé de gratte-cul soulage et purifie les reins et la vessie.

Je connais un vieillard très avancé en âge qui, dans ses jeunes années, souffrait énormément de la gravelle. On lui conseilla ce thé, auquel il s'habitua si bien que maintenant il ne se coucherait jamais sans en avoir pris une tasse. Il préfère cette boisson au meilleur verre de vin. „Voilà mes spiritueux, dit-il souvent; voilà l'huile qui graisse et fait marcher journellement la machine usée de mon vieux corps.“

On ouvre le gratte-cul, on en éloigne les pépins, puis on fait sécher les gousses, et celles-ci servent à l'infusion.

28° Gui.

(Viscum album L.)

Le gui blanc, plante parasite qui prospère de préférence sur les vieux arbres, est une excellente plante curative. Ses effets thérapeutiques s'étendent en première ligne sur le sang, et je ne puis assez recommander aux mères de faire bonne connaissance avec cette herbe.

Le thé de gui fait cesser les pertes de sang. Je pourrais citer toute une série de cas où une seule tasse a suffi pour arrêter le flux.

Je recommande aussi la tisane inoffensive de cette plante dans les autres troubles de la circulation du sang.

Avec le gui on peut mêler la prêle à parties égales; le santal également sert à ce mélange.

29° Hièble.

(Sambucus ebulus L.)

Sur la lisière des forêts, surtout de celles que l'on vient d'exploiter ou d'abattre, l'on rencontre des arbrisseaux d'environ un mètre d'élévation, munis au mois de juillet de grandes fleurs blanches en ombelles et à l'automne de corymbes superbes, pesants et brillants. C'est l'hièble, le petit sureau ou sureau des bois.

Le thé fait avec les racines d'hièble évacue avec une efficacité merveilleuse la sérosité chez les hydropiques et nettoie les reins. Je connais plusieurs cas où il a guéri radicalement l'hydropisie assez avancée. L'hièble agit également dans les autres maladies du ventre, qui proviennent d'humeurs viciées : elle élimine ces humeurs par les voies urinaires.

Le thé préparé avec la poudre d'hièble rend les mêmes services. Deux pincées de cette poudre suffisent pour une tasse, que l'on prend en deux coups à des heures différentes de la journée.

On récolte les racines d'hièble vers la fin de l'automne, on les sèche à l'air et on les conserve ensuite, ainsi que la poudre qu'on en obtient par la conquassation, dans la pharmacie de famille.

30° Huile d'amandes.

L'huile d'amandes douces doit occuper une des premières places parmi les huiles de la pharmacie domestique. Elle a, dans différentes maladies et indispositions internes et externes, une action sédative, réfrigérante, résolutive.

Elle est un résolutif pour les engorgements des

bronches et de l'estomac; dans ce dernier cas, elle rétablit l'appétit et le travail de la digestion.

Dans les inflammations, surtout quand on craint une inflammation pulmonaire, elle est un réfrigérant. Dans ces cas il faut prendre à trois ou quatre reprises par jour une petite cuillerée d'huile d'amandes.

Dans l'usage externe on emploie de préférence cette huile pour les différentes maladies d'oreilles. Je ne connais pas de meilleur calmant et de meilleur résolutif pour les bourdonnements, les déchirements, les crampes d'oreille et la concrétion du cérumen. On n'a qu'à verser 6 à 8 gouttes de cette huile dans l'oreille souffrante, que l'on bouchera ensuite avec du coton.

Si, à la suite de refroidissements, de courants d'air ou d'affections rhumatismales, vous avez souffert de l'ouïe, versez dans l'une des oreilles 6 à 8 gouttes d'huile d'amandes et répétez la même chose le lendemain pour l'autre oreille, en ayant soin de fermer chaque fois le canal auditif avec du coton. Quand vous aurez fait cette opération pendant plusieurs jours, vous rincerez l'intérieur des oreilles avec de l'eau tiède, pour observer le résultat. Vous feriez bien de vous adresser à un homme expert, qui vous traiterait avec la seringue.

On frotte doucement d'huile d'amandes les enflures accompagnées de grandes inflammations. Cette huile calme la douleur cuisante et diminue l'ardeur de l'inflammation.

On se sert encore de l'huile d'amandes pour oindre les gerçures, qui font souvent très mal, ainsi que les plaies provenant d'un long séjour au lit ou de l'équitation : on en éprouve un grand soulagement, quelle que soit la partie du corps qui soit atteinte. A défaut d'huile d'amandes, on se sert d'huile à salade.

31° Huile excrétive.

Il y a des cas où les éléments morbides s'accumulent en si grande abondance dans le corps, qu'il

devient excessivement difficile de les résoudre et
de les éliminer complètement. Ce n'est pas qu'il
faille douter de l'efficacité de l'eau et de ses diverses applications. L'on se demande plutôt: est-ce
que le malade, surtout s'il est d'une nature faible,
ne se laissera pas rebuter par les nombreuses opérations ou par la durée de la cure d'eau? Car
alors toutes les peines seraient perdues. Cette pensée
m'a souvent préoccupé, et certaines expériences
m'ont porté à réfléchir et à réfléchir encore.

Voilà qu'un jour j'eus l'idée que plus d'une fois
les douleurs internes ont disparu à la suite d'une
éruption externe. Je me demandais alors s'il n'y
aurait pas moyen de produire artificiellement une
éruption pour ouvrir un chemin aux éléments morbides renfermés dans le corps: en les attirant à la
surface de la peau, on faciliterait le travail de la
cure d'eau.*

Je finis par découvrir, après bien des recherches,
une huile qui rend, sous ce rapport, des services
signalés et produit parfois des résultats surprenants. Cette huile n'est pas, je l'ai dit, d'une nécessité absolue, elle n'est pas une condition *sine
qua non* de la guérison, puisque l'eau toute seule
est capable de faire le travail; mais elle aide et
active puissamment l'œuvre difficile de la résolution et de l'élimination.

On n'emploie cette huile que pour l'usage externe et seulement dans les cas où l'on peut en
obtenir, d'une manière facile, une élimination avan-
tageuse des éléments morbides. L'action de cette
huile n'est pas le moins du monde nuisible, mais
elle est radicale. Elle évente avec un flair merveilleux les rebelles qui se trouvent dans le corps et
dans le sang, et elle sait les en faire sortir: de là
sa dénomination.

Quelques exemples donneront une idée de la manière d'employer cette huile.

---

* Des malades, qui ont passé par des établissements
d'hydrothérapie, prétendent que l'apparition d'une éruption
externe est un signe certain du succès de la cure.

Quelqu'un se plaint d'avoir mal aux yeux : ses yeux sont rouges et ne supportent plus la clarté du jour; ils sont chassieux à l'excès et font horriblement souffrir. Dans ce cas je me mets à frictionner légèrement la surface de la peau derrière les oreilles (pavillon de l'oreille et parties voisines), pour la réchauffer un peu; puis j'applique doucement 3 ou 4 gouttes de cette huile sur la partie échauffée. Au bout d'une demi-heure le patient en ressent déjà l'effet : une légère tension et inflammation. Après 24 heures apparaissent d'innombrables petites pustules, qui grandissent en proportion de la quantité des éléments malsains à éloigner; plus tard elles se dessèchent, se changent en croûtes et finissent par tomber d'elles-mêmes. Si le premier essai ne réussit pas, c'est-à-dire si l'huile ne produit pas son effet au bout de 30 heures, on en mettra de nouveau quelques gouttes sur les parties rubéfiées. Cette fois, l'efficacité ne tardera pas à se montrer, et le poison, qui a causé l'inflammation des yeux sera bientôt attiré au dehors. Dans toute une série de cas analogues les souffrances disparurent au bout de 2 heures, et en peu de temps les yeux redevinrent clairs et sains.

Une personne souffre d'un violent mal de dents : les gencives sont enflées, la mâchoire éprouve une douleur lancinante, qui s'étend à toute la tête. Comme dans l'exemple précédent, l'on mettra quelques gouttes de notre huile derrière les oreilles ou sur la nuque; l'effet en sera sûrement heureux.

Cette huile a une particularité qui lui est propre: dans son premier travail elle blesse l'endroit frictionné; puis, sa fonction principale de l'excrétion étant accomplie, elle guérit, dans un second travail, très bien et promptement la lésion faite d'abord.

Je ne considère nullement cette huile comme une recette occulte; j'en ai communiqué la composition à plus d'un ami. Mais, pour prévenir les abus de différentes sortes, j'ai préféré ne pas la livrer à la publicité. (Cf. p. 141.)

32º Huile de girofle.

L'huile de girofle a la même efficacité que l'huile d'amandes et l'huile à salade, avec lesquelles on la mélange souvent.

Elle m'a surtout prouvé son utilité dans l'évacuation des gaz putrides, des humeurs viciées, des éléments corrompus de l'estomac.

On prend, règle ordinaire, l'huile de girofle sur du sucre, soit 4 à 6 gouttes, une ou deux fois par jour.

33º Huile de lavande.

(Lavandula vera DC.)

L'huile de lavande ou l'huile d'aspic se vend dans chaque pharmacie; elle ne doit pas manquer parmi les remèdes domestiques.

On en fait usage deux fois par jour, en en versant 5 gouttes sur un morceau de sucre, pour faciliter la digestion et faire revenir l'appétit.

Les personnes qui souffrent de flatuosités, de nausées, de maux de tête provenant de gaz intestinaux, feront bien d'utiliser l'huile de lavande suivant le mode que nous venons d'indiquer.

Contre la mélancolie et les affections mentales j'ai employé bien souvent cette huile avec le meilleur succès, et je prétends que souvent la guérison dépend uniquement de l'éloignement des gaz, qui exercent une influence funeste sur le cerveau. A mon avis on attache dans le traitement des malades trop peu d'importance à ces gaz. Ceux qui ont été sujets aux flatuosités savent quel rôle désastreux jouent ces gaz, quand ils déchaînent leur fureur dans l'intérieur du corps.

On traite à l'huile de lavande le manque d'appétit, les congestions, les vertiges et, en général, tous les maux de tête.

34º Huile de morue.

Un excellent médecin de l'armée dit un jour en ma présence: „On fait grand cas de l'huile de foie de morue, et pourtant la mauvaise a déjà souvent produit de bien fâcheux résultats. Il y a des îles où l'huile de morue a son efficacité dans les affections scrofuleuses. Hors de là j'en fais fi."

Personne n'est tenu à ce jugement. Pour ma part, je ne fais aucun usage de l'huile de morue; car elle n'est pas, à mon avis, un médicament, et je crains la mauvaise huile de morue comme aliment nutritif; voilà pourquoi je prescris, à sa place, des choses qui la remplacent avantageusement et qui produisent réellement ce que l'huile de foie de morue est censée produire.

35º Huile à salade.

J'appelle l'huile à salade toute huile qui sert à la préparation des aliments, en particulier de la salade. Dans le commerce on la nomme ordinairement huile de table. La meilleure et la plus précieuse huile de cette catégorie est l'huile pure d'olives.

Qu'on relise ce que j'ai dit de l'huile d'amandes. Quand la provision d'huile d'amandes est petite, on peut la mélanger avec l'huile à salade.

L'huile dont nous parlons doit être de la véritable huile de Provence; à la rigueur on peut prendre aussi de la bonne huile de colza.

La manière de s'en servir est la même que pour l'huile d'amandes.

36º Mauve.
(Althœa rosea L.)

Les mauves doivent avoir un rang parmi les fleurs de votre jardin. En leur donnant les couleurs qui charment nos regards, le Créateur a, dans sa bonté, répandu en même temps une goutte de liquide thérapeutique dans chaque feuille de cette plante. Le thé de fleurs de mauve, surtout de la mauve noire, guérit les affections de la gorge et les empâtements de la poitrine. On mélange d'habitude ces fleurs avec celles du bouillon-blanc.

La mauve sert encore à la préparation des vapeurs

destinées à être aspirées par la bouche ou à entrer dans les oreilles.

37° Ménianthe.

(Menyanthes trifoliata L.)

Le ménianthe (trifolié) est une plante qui pousse généralement dans le voisinage des cours d'eau. Là où l'eau est arrêtée dans sa marche et forme des flaques, le ménianthe croît en compagnie d'autres herbes aigres; de là son nom de trèfle des marais ou trèfle d'eau. Il porte 3 feuilles et est très amer.

Avec cette herbe on prépare une excellente infusion stomachique, qui aide la digestion et facilite la production de bons sucs gastriques.

Macéré dans l'eau-de-vie, le ménianthe donne ce qu'on appelle „l'esprit amer" *(bittern Geist)*, employé aux mêmes fins.

38° Menthe.

(Mentha piperita L. et Mentha aquatica L.)

On utilise beaucoup la menthe poivrée ou commune et la menthe aquatique; leurs effets diffèrent peu. Je donne néanmoins la préférence à la menthe aquatique, dont l'action est plus puissante. La menthe est du nombre des grands remèdes qui fortifient l'estomac et favorisent la digestion. Déjà son parfum aromatique indique que cette plante médicinale doit occuper un rang distingué.

Quand on applique de la menthe sur le front, le mal de tête, tout violent qu'il est, diminue bientôt.

Le thé de menthe, dont on prend une tasse matin et soir, aide la digestion et rend le visage sain et frais. Le même effet est produit par la poudre de menthe, prise journellement à la dose d'une ou de deux pincées dans la nourriture ou dans l'eau.

L'emploi fréquent de la menthe (infusion et poudre) est à conseiller surtout aux personnes affaiblies par la maladie, aux personnes qui ont pour chaque bagatelle des battements de cœur, aux personnes qui souffrent souvent de nausées et de vomissements.

La menthe, infusée dans moitié eau et moitié vin,
et prise plusieurs jours de suite (chaque jour une
tasse), enlève l'haleine mauvaise et fétide.

La décoction de menthe, apprêtée au vinaigre et
absorbée de temps à autre par petites cuillerées
(une ou deux), fait cesser les vomissements de sang.

La menthe, infusée dans le lait et consommée
toute chaude, calme les douleurs du bas-ventre.

Puisse chaque ménagère réserver à la menthe,
comme à la rue, un petit coin de son jardin ! Rien
que le parfum réfrigératif, qu'elle dégage et qu'elle
laisse généreusement dans votre main, pour peu
que vous la touchiez, compensera largement la
peine qu'on prend de la cultiver.

39° Miel.

A. — Les anciennes générations prétendaient que
les jeunes gens ne devraient pas manger beaucoup
de miel, parce que pour eux il est trop fort, mais
qu'il est pour les vieillards un très bon aliment con-
fortatif.

J'ai fait un fréquent emploi de miel et je lui ai
toujours trouvé une efficacité excellente : il est résolutif, dépuratif et fortifiant.

Dans les catarrhes et les engorgements on l'utilise
depuis longtemps, en le mélangeant au thé.

Les gens de la campagne savent fort bien appliquer le miel comme onguent sur les ulcères externes.
Celui qui n'est pas habile à traiter ces lésions à
l'eau, n'a qu'à recourir avant tout autre barbouillage
à ce moyen simple, inoffensif et efficace; je le lui
conseille absolument. La préparation en est bien
simple : prenez moitié miel, moitié farine; ajoutez
un peu d'eau et agitez la mixtion comme il faut.
Cet onguent ne doit pas être fluide, mais passablement compacte, comme de la pâte.

Le miel est aussi un remède interne contre différents petits maux.

Il mûrit rapidement et guérit les petits abcès de
l'estomac. Je ne conseillerais pas de prendre le miel

tout pur; mais je recommande de le mélanger avec
un thé approprié. Non mélangé, ce noble extrait a
une action trop vive. A peine a-t-il passé dans la
gorge, qu'il l'a déjà irritée. Si vous avez de la difficulté à avaler par suite d'un catarrhe ou d'un autre
mal pareil, faites bouillir une petite cuillerée de miel
dans un quart de litre d'eau. Tout chantre ou chan-
teur a de cette façon le meilleur et le plus doux
gargarisme. Devriez-vous en avaler une goutte, vous
n'auriez pas à craindre de vous gâter l'estomac ou
de vous empoisonner.

On connaît l'eau ophtalmique au miel, si dépurative et si fortifiante. Faites bouillir pendant cinq
minutes une petite cuillerée de miel dans un quart
de litre d'eau et trempez-y alors un linge, pour vous
laver les yeux.

Une chose encore me tient à cœur. Je connais un
octogénaire qui se prépare journellement lui-même
son vin de table. A cet effet il verse une cuillerée
de bon miel dans l'eau bouillante et fait cuire un
peu le mélange. La boisson est alors toute prête,
saine, fortifiante et délicieuse. „A mon grand âge,
je dois ma santé et ma force à cette boisson“, me
disait un jour ce vieillard. C'est possible. Ce que je
sais de ma propre expérience, c'est que le vin de
miel a une action résolutive, dépurative, nourrissante
et fortifiante; car j'ai apprêté beaucoup de vin de ce
genre, j'en ai vu boire beaucoup et j'en ai bu un
verre maintes fois. Ce breuvage ferait honneur non
seulement au sexe faible, mais aussi au sexe fort.

B. — A ce propos je songe toujours à l'hydromel
des anciens Germains. C'est, en effet, à cette boisson
qu'ils attribuaient, au dire de Tacite, leur vigoureuse
santé et leur grand âge. Ils avaient peu de vin et
ne connaissaient pas encore la bière moderne. Je
regrette toujours que l'hydromel soit si peu connu et
n'occupe pas la place de la bière, qui, gâtée à force
de raffinements et de sophistications, n'est plus un
breuvage hygiénique; c'est du moins trop souvent le
cas. Presque tous les ouvrages d'apiculture donnent
des recettes pour la préparation du vin de miel;

mais souvent j'entends des plaintes, comme quoi les essais faits sur ces recettes n'auraient pas produit de bons résultats. Voici comment, pour ma part, je procède :

Je fais mettre dans une chaudière de cuivre (bien propre) 60 à 65 litres d'eau douce (de rivière). Quand elle commence à devenir chaude, j'y laisse tomber en remuant 6 litres de miel, puis je fais cuire lentement pendant une heure et demie. Par intervalles j'écume la matière visqueuse qui surnage. Quand la cuisson est terminée, l'on verse le liquide miellé dans des vases de terre ou de zinc et, sitôt qu'il est refroidi au point qu'il est encore un peu plus chaud que l'eau exposée aux rayons brûlants du soleil, on le met dans un tonneau soigneusement purifié, sans bondonner solidement. Dans une cave qui n'est pas trop froide la fermentation commencera au bout de 5 à 10 jours. Après deux semaines de fermentation, l'on soutire, en laissant naturellement la lie de côté. Dans le second tonneau la fermentation durera 10 à 15 jours, et quand se fait le repos complet, de manière qu'on n'entende plus rien dans le tonneau, l'on bondonnera solidement. Trois ou quatre semaines plus tard le vin de miel est clair et peut servir. Si ensuite il est mis en bouteilles, bien bouché et déposé dans le sable froid, il sera mousseux au bout de peu de jours. C'est une boisson réfrigérative, ce qui fait que les malades fébricitants l'aiment tant. Un malade, ne pouvant boire ni vin ni bière, trouve toujours bon le vin de miel. Il rend service aussi aux hommes bien portants; mais il faut le boire par petites quantités, autrement il vous répugne.

Voici encore un autre procédé de fabriquer l'hydromel, procédé recommandé par les sociétés apicoles de Suisse et d'Alsace-Lorraine et ajouté par le traducteur.

Remarquons préalablement qu'on fera bien d'employer les miels les moins aromatiques, et d'éliminer ceux de bruyère et de sarrasin, dont le parfum est trop prononcé. Il faut faire l'hydromel en plein été,

afin que la fermentation, qui dure cinq ou six semaines, se fasse bien. La quantité de 250 à 300
grammes de miel par litre d'eau permet d'obtenir
une quantité suffisante d'alcool (11 à 13 %) pour
assurer une bonne conservation ainsi qu'une trans-
formation complète de tout le miel en alcool. C'est
dans l'eau tiède qu'il faut faire fondre le miel; puis
on verse au fur et à mesure dans un tonneau n'ayant
aucun mauvais goût. Il va sans dire qu'on ne remplit
pas entièrement le tonneau, à cause de la fermentation. Sur la bonde ouverte on met simplement une
tuile, et à mesure que le liquide baissera dans le
tonneau, l'on ajoute de l'eau miellée. Plus la quantité de liquide sera considérable, plus la fermentation
sera régulière et rapide. Pendant la fermentation, qui
se fait très bien à une température variant entre
16 et 23° C., l'on ajoutera environ 50 grammes d'acide
tartrique (le raisin en renferme) pour cent litres de
liquide, afin de donner au vin une légère acidité
comme celle du raisin, et en même temps l'on peut
suspendre dans un sac au milieu du liquide une
poignée de graines sèches de genièvre, que l'on retire de nouveau, sitôt que le vin en a pris un léger
arome. Après la fermentation on met le tonneau à
la cave ou dans un cellier, et l'on ferme la bonde
par une poignée de sable fin, mouillé, déposé dans
un morceau de forte toile mouillée; l'on tasse bien
en forme de cône. Au printemps l'on soutire, et cette
fois on bondonnera bien. On laissera vieillir, en n'ou-
bliant pas de remplir le tonneau de temps en temps.

40° Mille-pertuis.

(Hypericum perforatum L.)

Jadis le mille-pertuis portait, en vue de son efficacité, le nom d'*herbe des fées*. De nos jours cette
plante et ses services sont entièrement oubliés.

Le mille-pertuis exerce une influence toute spéciale sur le foie, pour lequel il fournit le meilleur
médicament théiforme. Un peu de poudre d'aloès
en renforce son efficacité, qui se traduit principale-

ment par l'urine, laquelle entraîne souvent des masses de substances corrompues.

Le thé de mille-pertuis guérit les maux de tête, quand ceux-ci proviennent d'humeurs, de mucosités ou de gaz accumulés dans la tête; il guérit l'oppression de l'estomac, les petits engorgements de la poitrine et des poumons.

Les mères de famille, à qui de petits pissenlits ont causé beaucoup d'ennuis, savent apprécier l'action corroborative de ce thé.

A·défaut de mille-pertuis on se sert, pour tous les cas mentionnés, de la mille-feuille *(achillea millefolium L.)*

41° Myrtilles.

(Vaccinium myrtillus L.)

C'est vers la Saint-Jacques que les enfants vont si volontiers dans les bois! Les myrtilles, mûres alors, offrent à la jeunesse un mets friand. Les vieux enfants également aiment ces petits fruits. Sur les marchés des grandes villes on en rencontre des paniers tout pleins; à leur vue plus d'un collégien songe au beau temps de sa jeunesse, où il accompagnait sa petite sœur à la chasse aux myrtilles, et pour quelques centimes la fruitière lui remplit les poches de ces noirauds, qui lui rappellent son pays.

Toute famille devrait faire sécher une quantité de myrtilles, afin de les conserver ensuite pour l'année entière; elles sont si utiles!

L'on introduit 2 ou 3 poignées de myrtilles dans un verre, qu'on remplit ensuite d'une bonne eau-de-vie. L'extrait de myrtilles, qu'on obtient ainsi, est une médecine d'autant plus forte et plus efficace que vous aurez laissé plus longtemps (même des années entières) les fruits en macération.

Souffrez-vous d'une petite diarrhée, prenez de temps à autre quelques myrtilles crues, mais séchées; mâchez et avalez-les. Bien souvent ce petit moyen vous suffira. J'ai vu, dans de grandes villes d'eaux, des baigneurs qui, pour prévenir certaines surprises désagréables au milieu de leurs promenades, recevaient de leur hôtelière intelligente et expérimentée de ces pilules antidiarrhéiques, avant de se mettre en route.

La diarrhée violente, opiniâtre, accompagnée de douleurs et parfois d'évacuations sanguines, peut être guérie par une cuillerée d'extrait de myrtilles, prise dans un huitième de litre d'eau chaude. Au bout de 8 à 10 heures on peut prendre encore une fois le même médicament. Une nouvelle répétition sera rarement nécessaire. Vous chercheriez en vain à la pharmacie un remède plus inoffensif et plus efficace.

Dans les dysenteries dangereuses l'extrait de myrtilles seconde puissamment l'action du traitement externe, qui consiste en compresses chaudes d'eau et de vinaigre sur l'abdomen.

La teinture de myrtilles est la première et la plus indispensable de toutes les teintures de notre pharmacie. Elle rend service dans tous les cas que nous venons d'indiquer et se signale comme un des plus chauds bienfaiteurs du ventre. On proportionne la dose à l'intensité du mal: la plus faible est de 10 à 12 gouttes, versées sur un morceau de sucre; la moyenne monte à 30 gouttes environ, et la plus forte à une petite cuillerée, prise dans 6 cuillerées d'eau chaude ou de vin.

42° Ortie.

(Urtica dioica L.)

L'ortie est la plus méprisée de toutes les plantes. Que d'âmes impressionnables se sentent piquées et brûlées au seul nom de cette herbe! Est-ce à bon droit? Je viens d'apprendre qu'un professeur ambulant de Bohême a écrit une brochure sur les orties et leur utilité. A la bonne heure! Pour le connaisseur, en effet, l'ortie a une grande valeur.

Les orties fraîches, prises sur place, séchées et prises en forme de tisane, résolvent les engorgements de la poitrine et du poumon, et débarrassent l'estomac des matériaux qui y ont séjourné trop longtemps, en les faisant rejeter principalement par l'urine.

Les racines d'ortie sont plus efficaces que les feuilles, soit qu'on s'en serve en été, quand elles sont vertes, soit en hiver, quand elles sont désséchées. Une décoction de ce genre est à même de guérir un commencement d'hydropisie et, en général, de délivrer l'organisme des humeurs morbides.

Avez-vous le sang vicié? Eh bien! mangez souvent, en été, des orties préparées à la façon des épinards. En Italie on aime beaucoup la soupe aux herbes. Les boulettes d'orties constituent un aliment non seulement nutritif, mais encore très hygiénique.

Si vous avez des rhumatismes rebelles à tout remède, frappez ou frottez chaque jour, pendant quelques minutes, avec des orties fraîches les parties souffrantes. La peur, inspirée par cette verge inusitée, fera bientôt place à la joie de sentir votre état s'améliorer.

43° Plantain.

(Plantago lanceolata L.)

Quand, dans leurs travaux, les paysans se blessent quelque part, ils ont immédiatement recours au plantain, qu'ils ne cessent de presser et de broyer jusqu'à ce que la feuille revêche ait rendu quelques gouttes de son suc. Ils introduisent alors ce suc directement dans la plaie encore fraîche, ou bien ils en imbibent un petit linge qu'ils appliquent sur la partie lésée. Si la feuille refuse son suc médical et qu'elle ne devienne par le froissement que molle et humide, ils l'appliquent elle-même. Y a-t-il un danger d'empoisonnement? Non, le plantain est inoffensif. Un pansement de ce genre est le premier et, bien souvent, le meilleur remède, puisqu'il amène une prompte guérison. On dirait que le plantain referme la plaie béante par une couture de fils d'or; car, de même que l'or n'accepte pas la rouille, ainsi le plantain n'admet point de pourriture ou de chair mortifiée.

Le plantain n'est pas moins précieux pour l'usage interne. C'est en masse qu'on devrait le récolter, au printemps et en été, pour en extraire le suc et en faire une boisson. On préviendrait, de cette façon, une foule d'indispositions, qui, nombreuses comme les champignons vénéneux, surgissent du sang et des humeurs corrompues. Ce sont des plaies qui, sans doute, ne saignent pas, mais qui n'en sont pas moins dangereuses pour cela.

Les feuilles desséchées du plantain fournissent un thé excellent pour les engorgements internes. Les journaux publient souvent de longs articles élogieux sur les magnifiques effets du plantain, et de plus longs encore sur le suc de plantain, tel qu'il est préparé chez l'un ou l'autre droguiste. On achète ces choses-là bien cher. Mais, brave paysan, pourquoi ne pourriez-vous pas vous-même cueillir et préparer ces remèdes ! Vous auriez moins de soucis et vous sauriez que votre marchandise n'est pas falsifiée.

Aux feuilles desséchées du plantain on peut mélanger la pulmonaire (*Pulmonaria officinalis L.*), à parties égales, pour en faire une infusion.

44° Potage de santé.

Quand une fois le potage de santé, que nous appelons aussi soupe hygiénique (*Kraftsuppe*), sera connu et utilisé, on pourra — j'en suis convaincu — rendre heureux un grand nombre de malheureux. Ce potage n'est pas seulement si recommandable à cause de ses éléments excessivement nutritifs, mais aussi parce qu'on peut l'obtenir à si bon marché et le préparer avec tant de facilité.

Un homme de qualité, qui avait appris à connaître le potage de santé, acheta chez un paysan deux grandes miches de pain bis. On sait que le pain bis est fait de farine de seigle et que, pour les gens de la campagne, le seigle est si bien moulu que toute substance nutritive en est extraite, de sorte qu'il reste très peu de sons. Notre homme fit couper les deux miches de pain en petites tranches, qu'il mit sur un plateau en tôle ; celui-ci fut alors placé sur un foyer chauffé, afin que le pain se desséchât autant que possible ; bien desséché et durci, il fut pilé dans un mortier et réduit en poudre grossière. Désirait-il alors un potage substantiel, il en infusait deux ou trois cuillerées dans un bouillon bien chaud, y ajouta un peu de sel et très peu (ou pas du tout) d'épices. Le potage se prépare en deux minutes, est de bon goût, fournit une excellente nourriture et ne produit que peu ou point de gaz.

En place du bouillon, le même homme se servait souvent de lait bouillant, pour y détremper sa poudre de pain. Suivant cette méthode aussi tout est fini au bout de 2 minutes. Cette seconde sorte de potage a un avantage sur la première : c'est que le lait renferme plus de substances nutritives.

N'avait-il justement ni lait ni bouillon, il faisait mettre de l'eau en ébullition et y délayait sa farine de pain. Mais dans ce cas il ajoutait, avec un peu d'épices, de la graisse de bœuf. Ce potage aussi est très substantiel et mérite également le nom de potage de santé.

Un jour — c'était dans la semaine de la fête du village — le même monsieur entra dans une maison, où l'on venait de cuire du pain d'épeautre. L'épeautre est un blé rouge qui donne une farine très blanche ; les paysans la font moudre, comme le seigle, aussi exactement que possible. Il se procura deux miches de ce pain et procéda comme pour le pain bis. Il mélangea la poudre obtenue du pain d'épeautre avec la poudre du pain de seigle, pour s'en faire apprêter des potages suivant les méthodes décrites ci-dessus. De cette manière il eut six sortes de soupes hygiéniques, toutes différentes dans leur substance et leur efficacité. On peut donc varier, afin de n'être pas exposé à éprouver de la répugnance.

Ce potage de santé convient parfaitement aux enfants très faibles, parce qu'il est de facile digestion, qu'il nourrit bien et qu'il ne produit pas de gaz. Il est à recommander aussi à la jeunesse débile, pour obvier à l'anémie, qui fait tant souffrir le pauvre organisme. Il est bon également pour les malades, puisqu'il procure beaucoup d'éléments nutritifs à la nature affaiblie. C'est à la vieillesse enfin qu'il rend d'éminents services : quand les dents font défaut et que, par conséquent, les aliments solides ne peuvent plus être convenablement mâchés, on s'en tiendra à ce potage.

Il ne devrait pas y avoir de famille qui ne fasse usage de notre soupe hygiénique. Je l'ai jadis recommandée à un employé haut placé. Dans la suite, il me disait qu'il ne connaissait pas de potage plus sain et plus substantiel.

45° Poudre de charbon.

La poudre de charbon doit toujours provenir du charbon de bois. Le bois de tilleul en fournit la meilleure et la plus fine. Les pharmaciens la fabriquent quelquefois eux-mêmes. A défaut du bois de tilleul, on se sert de n'importe quel autre bois. Plus le charbon est frais, plus l'efficacité de la poudre est grande. Le charbon le plus frais est celui qui vient de sortir du feu. Ecrasez-le finement, et vous aurez la poudre de charbon, dont nous parlons.

Cette poudre aide à remettre en bon état les organes digestifs affaiblis par la maladie. Cela semble singulier, mais c'est certain. Les convalescents prennent facilement cette poudre dans le lait un peu sucré. La quantité ne doit pas dépasser une cuillerée moyenne par jour, prise en une ou en deux fois.

Je permets aux phtisiques de prendre chaque jour (en plusieurs fois) deux chopines de lait, mélangées chacune d'une cuillerée de charbon pulvérisé.

Cette même poudre a une efficacité particulière

dans les maladies de foie. Ici encore on la prend
dans le lait.

Semé une ou deux fois par jour sur les plaies
qui suppurent et suintent, le charbon en poudre
opère la dessication et facilite la formation d'une
peau nouvelle.

46° Poudre de craie.

Qui n'a déjà remarqué que les poules et d'autres
animaux domestiques absorbent des grains de sable,
de la chaux et du mortier? Et qui n'a déjà entendu qu'il est parfois nécessaire de cacher à certains enfants la craie de l'école, de peur qu'ils ne
la dérobent pour la manger en guise de sucre?

La craie serait-elle réellement utile à l'organisme
humain? La circonstance alléguée invite à de sé-
rieuses réflexions. J'ai employé pour moi-même la
craie en grande quantité et je l'ai conseillée à beaucoup de gens. Les résultats ont été surprenants,
c'est-à-dire très favorables.

La craie contient de la chaux, du soufre et d'autres
éléments dont le corps humain a besoin, surtout
pour la structure de la charpente osseuse, magnifique et merveilleuse construction du premier des
architectes.

Chez les personnes débiles cette structure pourrait ne pas réussir ou perdre de la solidité: il leur
manque en quelque sorte la bonne chaux, qui relie
tout, sable et pierres. Eh bien! je leur donne une
fois par jour, ainsi qu'aux enfants très faibles, une
pincée de craie en poudre, dans l'eau ou dans la
nourriture. Cette farine, étant dépourvue d'odeur et
de saveur, se prend sans peine.

Ceux qui ont une digestion laborieuse et ceux
qui, malgré tous les soins, n'arrivent pas à grandir
et à prospérer, n'ont qu'à essayer la poudre de craie
à la dose indiquée plus haut.

On y a mis du plâtre, écrivait un jour Franklin,
en grands caractères, sur un magnifique champ de
trèfle, en se servant du plâtre même ou d'une poudre

semblable pour tracer ces mots. Je pourrais dire, à mon tour, de beaucoup de malades, qui ont passé par mes mains : „On y a mis de la craie.“

Avant tous les autres malades, c'est aux personnes qui ont les pâles couleurs que je recommande la craie en poudre, deux pincées par jour, l'une le matin, l'autre le soir. Sa blancheur convertira bientôt la blancheur du visage en une saine et fraîche rougeur.

Ajoutons que la poudre d'os est plus efficace que la poudre de craie : Lisez le chapitre suivant.

47° Poudre d'os.

Je prépare toujours 3 sortes de poudres d'os : la poudre noire, la poudre blanche et la poudre grise.

A. *La poudre noire.*

Je prends des os sains d'une bête saine que l'on vient d'abattre, et je les soumets à l'ignition jusqu'à ce qu'ils soient carbonisés. On pile alors finement ces noirs charbons d'os, et la poudre noire, si simple et si inoffensive, est apprêtée.

B. *La poudre blanche.*

Je calcine les os, c'est-à-dire je les brûle jusqu'à ce qu'ils aient l'apparence de la chaux fraîchement cuite. C'est, du reste, de la chaux que j'ai sous les yeux ; car les sels et d'autres éléments étrangers n'y entrent qu'à une faible proportion. On pulvérise alors les os calcinés et l'on obtient une poudre qui ressemble à la poudre de craie : je l'appelle poudre blanche.

C. *Poudre grise.*

On prend en quantités égales de la poudre blanche, de la poudre noire et de l'encens blanc réduit en poudre ; le mélange donnera à peu près la couleur grise d'où le nom de cette poudre.

* * *

Si vous avez lu ce que j'ai dit sur la poudre ou farine de craie, vous comprendrez pourquoi la poudre d'os joue dans ma pharmacie un rôle si important. C'est principalement chez les convalescents qui relèvent de maladies graves et chez les malades très affaiblis que l'action de la poudre d'os est surprenante. Bien des fois je n'ai pu retenir mon étonnement.

Vous ne vous expliquez peut-être pas pourquoi des mêmes os je fabrique 3 sortes de poudres. C'est qu'elles correspondent à trois degrés d'affaiblissement, dont peuvent souffrir les malades.

On donne la poudre noire (1 ou 2 pincées par jour, dans l'eau ou dans la nourriture) aux convalescents qui ont besoin de fortifier l'organisme dans son ensemble; de même aux enfants qui, semblables aux petits arbres rabougris de la forêt, mènent une existence misérable et n'acquièrent pas les forces proportionnées au nombre de leurs années (rachitisme).

Je prescris la poudre blanche aux patients chez qui la machine ne fonctionne que lentement et péniblement, chez qui la digestion et la formation du sang n'avancent pas, chez qui certaines parties constitutives du corps ne reçoivent qu'avec peine et sans régularité ce dont elles ont besoin pour leur développement et leur croissance, chez qui surtout la structure osseuse, semblable à une charpente ruineuse, chancelle et menace de tomber. De même que les mères font prendre à leurs nourrissons de la bouillie, nourriture parfaitement accommodée à leur bouche encore dénuée de dents et à leur petit estomac, ainsi je nourris d'os pulvérisés les os affamés et débilités, pour leur donner de nouveau, à chacun en particulier et à tous en général, de la consistance.

Enfin, comme vous l'indique le mélange d'encens, la poudre grise profite surtout aux patients et aux convalescents dont le système vasculaire est considérablement affaibli.

Voilà, ami lecteur, l'énigme de la poudre noire,

blanche, grise, dont racontent tant de personnes et
à propos de laquelle on a tant conjecturé et discuté.
Croyez-le bien, j'aurais pu m'enrichir rien qu'avec
ces 3 espèces de poudres. Mais je déteste et condamne en principe la médecine occulte et je suis
tout à fait de l'opinion de ceux qui la stigmatisent
comme du ravaudage et du charlatanisme. Mes remèdes n'ont pas à craindre la lumière du jour la
plus éclatante. Chacun veuille examiner et choisir
ce qui lui convient.

48° Prêle des champs.

(Equisetum arvense L.)

Cette plante médicinale, je ne puis assez la recommander pour son efficacité supérieure et multiple. Non seulement elle épure la vaisselle, ce qui
la fait rechercher par les ménagères; elle enlève et
guérit également les souillures du corps, à l'intérieur et à l'extérieur.

La prêle des champs rend, à l'extérieur, des services extraordinaires pour les plaies anciennes, les
ulcères fongueux, même les lésions cancéreuses,
jusqu'à la carie des os. Elle a, sur les parties atteintes, une action détersive, résolutive, caustique.
On l'emploie ou bien sous forme de décoction pour
les lotions, les emmaillotements et les compresses;
ou bien sous forme de cataplasme, en tant qu'on
l'enveloppe dans des linges mouillés et qu'on l'applique ainsi sur les parties souffrantes; ou bien
enfin sous forme de bains de vapeur. Le mode
d'emploi est indiqué dans les cas particuliers.

Les services internes de la prêle sont plus nombreux encore. Une infusion théiforme, qui ne peut
jamais faire de mal, purifie l'estomac: on en prend
une tasse de temps en temps (mais pas tous les
jours). Elle calme les douleurs de la gravelle et de
la pierre; elle remédie principalement aux embarras des voies urinaires. Sous ce rapport elle est
unique, inappréciable. Je ne fais qu'indiquer ici les
bains de vapeur de prêle, qui sont un médicament

spécifique pour ces infirmités, si fréquentes et si douloureuses. Qu'on ne perde donc pas de vue cette herbe si bienfaisante, qu'il est si facile de se procurer. Ceux qui souffrent du mal dont nous parlons, devraient boire journellement une tasse de thé de prêle, indépendamment du traitement externe nécessaire dans certains cas.

Dans les saignements et les vomissements sanguins la prêle compte parmi les meilleures tisanes. Si vous crachez du sang, allez en prendre sans retard. Je connais des cas où une trêve parfaite est intervenue au bout d'un quart d'heure.

Si l'on saigne abondamment du nez, on aspire par les narines la décoction de prêle à plusieurs reprises. Elle a une action astringente et amène une prompte guérison.

Aux femmes qui souffrent d'un flux de sang je recommande 1 ou 2 tasses d'infusion de prêle par jour.

Veuillez avoir dans votre pharmacie domestique une quantité notable de prêle des champs, pour que vous en trouviez sous la main dans les cas urgents, qui peuvent survenir quand on y pense le moins.

49° Primevère.

(Primula officinalis L.)

Il n'y a que la primevère d'un jaune foncé qui ait une valeur pharmaceutique. Déjà son parfum trahit la présence d'un suc médical. Si vous mâchez 2 ou 3 de ces corolles tubulées, vous vous rendrez compte du nectar salutaire qui y est caché.

Si vous avez une prédisposition à l'arthrite et à la maladie articulaire ou que vous en souffriez déjà, prenez pendant un certain temps de la tisane de primevère, chaque jour une tasse. Les douleurs seront atténuées et finiront par s'éteindre.

50° Prunellier.

(Prunus spinosa L.)

Les fleurs du prunellier constituent le laxatif le plus inoffensif et devraient se trouver au premier rang dans chaque pharmacie de famille. Que de fois ne sentez-vous pas l'utilité ou même le besoin d'une purge! L'état de l'estomac ou du bas-ventre ou encore l'état général de votre santé vous le dit. C'est alors qu'on va à la recherche d'un médicament léger; on le cherche parfois longtemps, tandis qu'on pourrait si facilement l'avoir sous la main.

Prenez des fleurs de prunellier, faites les bouillir pendant une minute et buvez-en, 3 ou 4 jours durant, une tasse par jour. Cette infusion agit tout doucement, sans aucune incommodité; et pourtant elle purge à fond.

Je recommande le même médicament comme stomachique, épurant et fortifiant l'estomac.

51° Renouée des oiseaux.
(Polygonum aviculare L.)

A l'entour des maisons, le long des rues, surtout dans les fermes on voit pousser une petite plante dont personne ne fait cas. On l'appelle polygone ou renouée des oiseaux, parce que sa tige a beaucoup de nœuds; parce qu'elle traîne à terre on l'appelle aussi traînasse. Cette herbe, dont les nombreuses branches s'étendent parfois à une longueur de cinquante centimètres, a une grande efficacité dans l'infirmité de la pierre: on la prend sous forme de tisane, une ou deux petites tasses par jour.

Un homme souffrait des reins pendant de longues années et évacuait de temps en temps du sable et du gravier. Après avoir pris du thé de renouée durant plusieurs jours, il raconta qu'il venait de rejeter des centaines de calculs plus ou moins grands et que toutes ses douleurs étaient disparues.

Le polygone des oiseaux n'expulse pas seulement les concrétions urinaires des reins et de la vessie; il étend aussi son action sur le foie, l'estomac et la poitrine. Il ne peut donc être assez recommandé.

52° Résine ou grains d'encens.

De même que le cierge dégoutte quelquefois, ainsi l'écorce du sapin ou du pin laisse tomber la résine par petites gouttes. Quiconque se promène dans la forêt, en été ou en automne, peut constater ce phénomène. Les perles de résine, semblables à des larmes restées suspendues dans leur chute, ont la blancheur de la cire, la clarté du miel et la fraîcheur de l'eau de source.

La résine est comme le sang du sapin et du pin: arrive-t-il que vous blessiez un peu profondément l'un de ces arbres, il saignera abondamment.

Cette résine, si foncièrement gluante et renfermant en apparence des éléments précieux et corsés, doit avoir une vertu tout à fait particulière. En effet, si, pendant un certain temps, vous prenez journellement 5 ou 6 petites boules ou larmes de résine, de la grosseur d'un pois, vous vous fortifierez la poitrine et le système vasculaire.

J'ai connu un prêtre très affaibli, qui prenait chaque jour une bonne quantité de suc résineux: „Voilà, disait-il, le sirop de santé qui me remet la poitrine en bon état.“

A défaut des pilules de résine, quand la forêt est trop éloignée, on se sert de grains d'encens blanc; car l'encens n'est en somme que de la fine résine. Six ou huit grains d'encens pris journellement, pendant une certaine période, constituent une excellente cure pectorale.

Ne craignez pas que la résine soit indigeste, quoi qu'en puisse dire une imagination exaltée. La nature élabore parfaitement les articles de cette espèce.

53° Romarin.

(Rosmarinus officinalis L.)

Aux jours de noces et aux grandes solennités tout invité est tenu de porter un petit bouquet de romarin. De même il serait malséant de n'avoir pas cette plante aromatique dans la pharmacie domestique.

Le romarin est un excellent stomachique. Apprêté et bu sous forme de thé, il débarrasse l'estomac des mucosités, remet l'appétit et la digestion.

Aimez-vous à voir parader sur votre table de nuit un verre à médecine, ce grand consolateur des souffrants ? Remplissez-le de thé de romarin et prenez-en matin et soir 2 à 4 cuillerées. L'estomac entendra bientôt raison, c'est-à-dire sera délivré des engorgements.

Le vin de romarin, pris en petites portions, a fait ses preuves dans les maladies du cœur. Il a une action sédative et provoque, dans l'hydropisie du cœur, une sécrétion abondante par les voies urinaires. Il rend les mêmes services dans l'hydropisie en général.

Dans chacune de ces deux maladies on prend matin et soir 3 ou 4 cuillerées ou un petit verre de cet agréable breuvage, auquel on sera bientôt habitué.

La préparation du vin de romarin est fort simple : on coupe une poignée de romarin en tout petits morceaux, que l'on dépose alors dans une bouteille, et l'on remplit de bon vin vieux. (Le vin blanc est le meilleur). Au bout d'une demi-journée on peut déjà décanter et utiliser le vin de romarin.

Les mêmes feuilles peuvent servir à une seconde macération.

54° Rue.

(Ruta graveolens L.)

La rue fétide ou puante est trop peu connue, c'est-à-dire qu'on ignore les vertus médicamenteuses de cette précieuse plante. Les simples nous parlent par leur senteur. Or, la rue nous témoigne clairement, par son odeur pénétrante, la bonne volonté qu'elle a de soulager les hommes, pour qui elle a été créée, et de calmer leurs différentes douleurs ; chaque feuillette de cette plante est en quelque sorte une petite langue. Si seulement nous comprenions toujours son langage !

La rue est, dans toutes ses applications, un tonique analeptique, c'est-à-dire qu'elle ranime et fortifie. Mâchez rien qu'une feuille, et vous éprouverez sur-le-champ cette action sur votre langue, tandis que son parfum délecte la bouche et s'y maintient, comme l'odeur de l'encens répandue dans une maison.

L'infusion de rue manifeste ses excellentes vertus dans les congestions (affluences du sang à la tête), les pesanteurs de tête et les vertiges, comme aussi dans les difficultés de la respiration, les battements de cœur, les embarras du bas-ventre, toutes les indispositions qui proviennent de la faiblesse de l'organisme général ou d'un organe particulier. Je recommande ce thé surtout aux personnes dont l'état trahit une prédisposition à ces sortes d'infirmités, aux crampes, à l'hystérie etc...

Si vous avez fait macérer la rue dans l'alcool, vous pourrez prendre, dans les cas indiqués, en place du thé, chaque jour 2 fois 10 à 12 gouttes d'extrait de rue sur un morceau de sucre, mais pas davantage.

On prend de la même manière l'huile de rue, qui se prépare ainsi: on fait sécher des feuilles de rue, puis on les écrase, on les met dans un bocal, on les arrose d'une huile fine à salade et on expose le bocal à la chaleur pendant un temps assez considérable. Plus tard on décante le contenu et on en use par gouttes, comme il est dit ci-dessus.

55° Santal.

Le santal ou la santaline est une poudre rouge qui sert, à proprement parler, à la teinturerie. On peut l'acheter à la pharmacie.

Je mélange toujours cet inoffensif médicament avec le thé de gui, à la dose de 2 pincées sur une cuillerée de feuilles de gui; on renforce, de cette manière, l'efficacité du gui.

56° Sauge.

(Salvia officinalis L.)

Aucun propriétaire de jardin n'oubliera, en le cultivant, d'y planter un pied de sauge: c'est une

jolie plante d'agrément. Bien des fois j'ai remarqué
que les passants en prenaient une feuille pour s'en
frotter les dents noircies. Cela indique que la sauge
a une vertu détersive.

Les plaies anciennes et suppurantes, lotionnées
avec une décoction de sauge ou pansées avec un
linge trempé dans la décoction de sauge, guérissent
certainement et rapidement.

Le thé de sauge fait disparaître les empâtements
du palais, de la gorge et de l'estomac.

La sauge, infusée dans l'eau et le vin, épure le
foie et les reins.

L'effet devient plus sensible, si on a soin d'ajouter
à la sauge une égale portion d'absinthe et de préparer le mélange en forme de thé.

La poudre de sauge, répandue sur les aliments,
comme on fait avec le poivre, le sucre, la cannelle,
rend les mêmes services que le thé dans les infirmités susnommées.

57° Son.

A. — Le monde a souvent une conduite peu rai-
sonnée. Pour n'en donner qu'un petit exemple, je
citerai la manière dont on utilise le son. Chaque
servante jette le son aux porcs, et cependant le son
renferme plus de substances saines et nutritives que
la farine elle-même. Bien autrement intelligente
serait la mère de famille qui mettrait en réserve le
son si substantiel et si thérapeutique, pour le faire
consommer à ses enfants chétifs.

Les personnes débiles, les convalescents et les
enfants n'aiment rien tant que les aliments faciles
à digérer. Or, rien de plus digestif, même pour la
nature la plus affaiblie, qu'une décoction de son,
qui est comme l'essence du grain lui-même.*

---

* Que cela ne surprenne personne. L'on sait ou l'on devrait savoir que la pelure des poires, des pommes etc. renferme plus de substance que la chair de ces fruits. Le vinaigre, selon qu'il est fabriqué avec la pelure ou avec la
partie charnue, fournit un argument en faveur de mon affir-
mation.

Prenez du son de froment ou de seigle et faites-
le cuire dans l'eau pendant trois quarts d'heure.
Ensuite exprimez le son, mélangez du miel avec la
décoction et faites cuire encore pendant un quart
d'heure. La boisson est alors prête, et le patient
devra en prendre deux fois par jour, chaque fois
un quart de litre. Le pain blanc trempé dans ce jus
doux a très bon goût. Je ne connais guère de meilleure boisson pour les enfants et les vieillards, qui
la salueront toujours avec reconnaissance. Cherchons tous à devenir plus simples, plus tempérants,
plus naturels. Nous en aurions de grands bénéfices.
Dieu nous vienne en aide !

B. — En parlant du son, il faut dire aussi un mot
du pain de son. Comment prépare-t-on le pain de
son et à quoi sert-il ?

On fait moudre au moulin le froment avec le son.
Il est vrai que les meuniers n'aiment pas faire cela
pour les raisons que l'on devine; on fera donc bien
d'examiner chaque fois la marchandise que l'on
reçoit.*

L'on prend un ou plusieurs kilos de farine de
son (suivant le nombre des personnes pour lesquelles on veut cuire), on pétrit avec de l'eau bien
chaude et on laisse reposer la pâte pendant la nuit
dans un lieu tempéré, sans y mettre jamais ni
levain, ni sel, ni autre épice. Le lendemain on en
fait de petites miches oblongues, qu'on enfourne au
degré de chaleur requis pour la cuisson du pain
ordinaire. Au bout de cinq ou six quarts d'heure

---

* Si vous faites un grand emploi du pain de son, vous
pourriez vous procurer une machine à égruger, pour ne
plus être trompés par les meuniers. Je connaissais un professeur du Tyrol qui souffrait beaucoup de l'estomac. Ne
pouvant digérer que peu d'aliments, il avait fini par devenir extrêmement faible. On lui conseilla un jour le pain
de son. Aussitôt il acheta à Vienne une petite machine et
se mit à la faire fonctionner lui-même, tandis que sa
femme lui pétrissait et cuisait le pain. Il se rétablit si
bien, et son estomac avec lui, que dans la suite il digérait
sans aucune difficulté tous les aliments.

on les retire du four, pour les déposer immédiatement dans l'eau bouillante, où on les laisse trois ou quatre secondes. Après cela on les remet au four pour un peu de temps, afin de les sécher. Cette dernière manipulation m'a été enseignée par un prieur de trappistes, qui l'avait pratiquée longtemps et de différentes manières : il avait fini par constater que cette méthode est la meilleure, attendu que de cette façon on extrait du son toute sa substance nutritive, surtout la substance sucrée.

Je connais beaucoup de personnes qui ont mangés avec prédilection du pain de son et qui en mangent encore, parce qu'il leur rend d'insignes services contre les embarras gastriques, les digestions pénibles, les hémorroïdes.

J'en ai connu d'autres qui, à la première bouchée, avaient trouvé ce pain fade et insipide et qui plus tard le recherchaient avec une certaine passion.

Le pain de son, une fois cuit, se conserve dans un endroit frais. Si la croûte devient trop dure, on peut l'envelopper dans un linge humecté.

58° Sureau.

(Sambucus nigra L.)

Dans les bons vieux temps le pied de sureau se trouvait tout à côté de la maison. De nos jours on extirpe un peu partout cet arbrisseau, et cependant il mérite de redevenir et de rester le voisin le plus proche de chaque maison, attendu que tout en lui peut servir : feuilles, fleurs, baies, écorce et racines.

Au printemps l'organisme en bon état cherche à se débarrasser de nombres d'éléments qui se sont accumulés pendant l'hiver. Qui ne connaît ces indispositions du printemps, telles que éruptions, diarrhées, coliques et autres affections similaires.

Eh bien ! voulez-vous, au printemps, purifier les humeurs et le sang, et évacuer d'une manière facile et naturelle les éléments morbides ? Prenez six ou huit feuilles de sureau, coupez-les en petits morceaux, comme on fait avec le tabac, et faites bouillir pendant environ dix minutes. Tous les matins, une heure avant votre déjeuner, vous prendrez une tasse de ce thé pendant toute la durée de votre cure printanière.

Ce simple thé dépuratif nettoie très bien la machine humaine et remplace chez les pauvres gens les pilules et les herbes alpestres qui ont cours, de nos jours, dans de jolies petites boîtes et qui produisent souvent des effets tout à fait singuliers.

Ce n'est pas seulement au printemps, mais à toute autre saison qu'on peut faire cette cure. Même les feuilles séchées du sureau fournissent un bon thé résolutif et dépuratif.

Qui n'a déjà mangé du gâteau apprêté aux fleurs de sureau ? Beaucoup de gens en font précisément à l'époque où le sureau en fleurs resplendit dans toute son éclatante blancheur, et ils prétendent que ces sortes de tartes préservent contre la fièvre.

Je connais un endroit très visité par les accès de frissonnement fébrile. Là, au printemps, on voit ces tartes de sureau ou gâteaux fébrifuges sur chaque table. Je n'ai jamais voulu aller au fond de cette manière de faire ni la critiquer. Ces braves gens peuvent s'en tenir à leur croyance, car le mets est hygiénique.

La fleur de sureau est également dépurative, personne n'en doute, et il serait bon que chaque pharmacie domestique renfermât une boîte de ces fleurs à l'état sec. L'hiver est long, et il peut survenir des cas où ce petit remède résolutif et sudorifique rendrait les meilleurs services. Au moins ce thé ne peut jamais faire de tort.

Chez les sujets menacés d'hydropisie, la racine de sureau, préparée sous forme de thé, évacue l'eau si efficacement que ce médicament peut difficilement être dépassé par aucun autre. Avec cela son action est absolument inoffensive.

Les baies de sureau, que l'on cuit en automne et que l'on mange en forme de rob (marmelade ou compote), étaient très estimées par les anciens pour leur vertu hématocathartique (dépurative ou propre à purifier le sang). Feu ma mère faisait chaque année, pendant 2 à 3 semaines, une cure de sureau.

Voilà les raisons principales pourquoi nos devanciers, il y a cinquante et soixante ans, plantaient toujours quelques pieds de sureau devant leur maison. De nos jours les riches familles s'en vont faire, au prix de l'or, une cure de raisins dans des contrées souvent éloignées, tandis que nos parents et nos aïeux se contentaient de la cure de sureau, qui les servait chez eux à bien meilleur marché et souvent avec bien plus de résultat. Il y quelques années, je passais dans une contrée alpestre de l'Autriche : là je vis, à ma grande joie, le sureau encore en honneur. „Certes, me dit un vieux paysan, nous ne laissons pas une baie de cet arbrisseau se perdre.“ Comme c'est simple et raisonnable ! Les oiseaux eux-mêmes, sur le point d'entreprendre leur pérégrination d'automne, recherchent encore de tout côté le sureau pour purifier le sang et fortifier la nature en vue de leur lointain voyage. N'est-il pas dommage que l'homme, à force de science et de progrès, ne ressente et n'écoute plus cet instinct naturel, le sens hygiénique ?

Les baies de sureau confites au sucre ou (ce qui vaut mieux) au miel sont, en hiver, d'une grande utilité pour les gens qui se donnent peu de mouvement ou qui sont condamnés à la vie sédentaire. Une cuillerée de cette confiture, délayée dans un verre d'eau, donne un excellent breuvage réfrigératif, purifie l'estomac et agit favorablement sur les reins et les voies urinaires.

Beaucoup de gens de la campagne font sécher les baies, et celles-ci, soit comme marmelade, soit en forme d'infusion, rendent de bons services dans les diarrhées violentes. Vous obtenez le même résultat en mangeant les baies à l'état sec.

C'est parce qu'on ne se souvenait plus des bons services de ce fidèle ami de la maison, autrefois si estimé, qu'on l'a négligé. Puisse-t-il être remis en honneur !

59° Tilleul.

(*Tilia grandifolia et parvifolia Ehrh.*)

Ce ne sont plus guère que les gens de la vieille école qui recueillent encore les fleurs du tilleul, autrefois si appréciées. Ils font très bien, et je désire qu'ils restent fidèles à cet usage.

L'infusion des fleurs de tilleul est, à côté de celle des fleurs de sureau, la tisane sudorifique la plus connue. On me trouvera singulier, mais je ne puis approuver la manière dont on provoque trop souvent la transpiration : on l'extorque, pour ainsi dire, au corps que l'on torture. Je fais volontiers usage des fleurs de tilleul pour les bains de vapeur provoquant la sueur et remplaçant la transpiration.

La tisane de fleurs de tilleul a une efficacité remarquable contre la toux invétérée, les engorgements des poumons et des bronches, les embarras du ventre provenant d'un engorgement des reins.

En place des fleurs de tilleul j'emploie souvent le mille-pertuis avec ou sans mélange de mille-feuille.

60° Tussilage.

(*Tussilago farfara L.*)

Le Créateur a fait germer tant de plantes très peu estimées ou même méprisées au point qu'on éprouve un certain plaisir à pouvoir leur donner un coup de pied. C'est aussi le sort du tussilage (*farfara* ou ordinaire), appelé aussi pas d'âne, qui passe ordinairement pour une très mauvaise herbe ; mais quiconque le connaît l'estimera et le traitera en bon ami.

Le tussilage, pris sous forme de thé, est un excellent remède béchique, purifiant la poitrine, dégageant les poumons, calmant la toux, soulageant l'asthme, notamment quand il y a prédisposition à la phtisie. Les feuilles de tussilage, attachées ou non attachées à un linge, peuvent être appliquées sur la poitrine : elles absorbent la chaleur du corps, arrêtent la syncope et éloignent les fièvres. Elles exercent aussi une très bonne influence sur les plaies suppurantes, dont elles enlèvent l'inflammation et la rougeur, et elles attirent au dehors les éléments morbides.

Ces mêmes feuilles ont une efficacité toute particulière sur les ulcères des pieds, dont les bords sont d'un bleu noirâtre : elles calment l'inflammation et la douleur, et l'application répétée amène la guérison complète. Dans le tussilage nous avons donc un excellent moyen de traiter les apostèmes inflammatoires, l'érysipèle et d'autres affections similaires.

Les feuilles de tussilage, séchées à l'ombre et pulvérisées ensuite, peuvent aussi être prises, à la dose d'une ou de deux pincées chaque fois, à deux ou trois reprises durant la journée. Cette poudre peut également être mélangée aux aliments.

61° Valériane.

(Valeriana officinalis L.)

La valériane renferme quelque chose de particulier : ce sont les chats qui nous l'apprennent en se roulant sur cette plante, qui les attire et les étourdit.

On n'utilise que la racine de la valériane : on la découpe pour en faire des décoctions, ou bien on la réduit en poudre. Sous les deux formes elle n'est prise qu'en petites portions.

La racine de valériane soulage les maux de tête et fait disparaître les douleurs spasmodiques, tout comme la rue. Elle possède cette efficacité, parce qu'elle évacue les gaz, qui sont la principale cause de ces deux infirmités.

62° Violette.

(Viola odorata L.)

Inutile de faire l'éloge de cette plante qui, dès le premier printemps, apparaît aussi agréable par son odeur douce et suave que par sa beauté modeste.

Au printemps, par suite des variations fréquentes de la température, les enfants ont souvent la coqueluche. C'est alors que la mère, soigneuse de la santé des siens, fera cuire une poignée de feuilles (vertes ou sèches) de violettes dans un quart de litre d'eau et donnera, toutes les 2 ou 3 heures, à l'enfant souffrant 2 à 3 cuillerées de cette infusion. Dans le même but on utilise aussi les racines de cette plante, mais il faut les piler préalablement. Les grandes personnes guérissent la vieille coqueluche en prenant 3 fois par jour une tasse de la même tisane.

Les phtisiques s'en servent également pour adoucir la toux et résoudre la pituite. Elle sert de médecine et doit être prise de même, c'est-à-dire toutes les 2 ou 3 heures 3 à 5 cuillerées.

Elle rend service aussi contre les maux de tête et les grands échauffements de la tête. En même temps on y trempe un linge pour l'appliquer sur le front, ou plutôt on s'en lave la tête, surtout l'occiput. Je sais des cas où le soulagement et le sommeil n'ont pas tardé à se présenter.

Dans les enflures du cou, cette même infusion est un gargarisme éprouvé. On y trempe en même temps le maillot de cou à employer.

Si vous avez la respiration gênée par suite d'une accumulation de gaz et d'éléments malsains dans l'estomac et les intestins, faites une petite cure de violettes, c'est-à-dire prenez, durant un certain temps, chaque jour 2 grandes ou 3 petites tasses de notre tisane de violettes.

Les feuilles de violettes, écrasées et appliquées sous forme de cataplasme, rafraîchissent et dissolvent les tumeurs ardentes.

Une décoction de violettes, faite avec le vinaigre et employée en forme de compresses, sert à guérir la podagre (goutte aux pieds).

Réjouissez-vous du parfum et du bleu ravissant de la violette ; faites-vous aussi une petite provision de cette plante médicinale et conservez-la dans votre pharmacie, afin que les malades puissent en profiter encore au temps où la belle fleur printanière aura disparu !

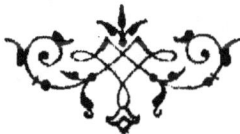

APPENDICE.

Contenu d'une petite pharmacie de famille.

1o TEINTURES provenant de : absinthe, arnica, chicorée, genièvre, gentiane, myrtilles, romarin.

2o THÉS provenant de : absinthe, althée, angélique, ansérine, aspérule, bouillon-blanc, camomille, centaurée, chicorée, écorce de chêne, eufraise, fouille-régulateur, fraise, genièvre, gratte-cul (fruit de l'églantier), gui, hièble, mauve, ménianthe, menthe, mille-feuille, mille-pertuis, ortie, plantain, prêle, primevère, prunellier, pulmonaire, romarin, rue, sauge, sureau, tilleul, tussilage, valériane, violette.

3o POUDRES provenant de : absinthe, aloès, alun, angélique, charbon, craie, eufraise, fenouil, fenugrec, graines de lin, hièble, menthe, os, santal, sauge, tussilage, valériane.

4o HUILES provenant de : amande, anis, camphre, fenouil, genièvre, girofle, lavande, olive, rue.

TROISIÈME PARTIE.

~~~~

MALADIES.

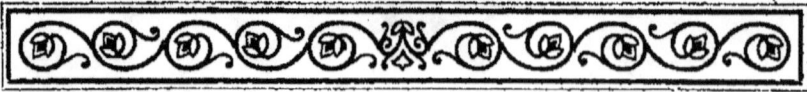

NOTIONS PRÉLIMINAIRES.

ᴇs cas de maladie que je vais citer ne sont pas imaginaires; ce sont des faits réels, observés dans la vie pratique, et je garantis l'exactitude du nom de toutes les personnes nommées ou alléguées, qui désirent non point faire du bruit, mais instruire et rendre service.

Je sais fort bien que cette troisième partie de mon travail est très défectueuse, qu'elle est loin de traiter toutes les maladies. C'est, en partie, le temps qui m'a empêché d'aller plus loin, et, en somme, je n'ai pas voulu agir autrement. Je n'ai pas voulu faire une simple et sèche nomenclature des différentes infirmités et des remèdes appropriés; eu égard aux lecteurs que j'avais en vue, j'ai préféré décrire les cas cités dans le style de la conversation, de manière toutefois que chaque cas particulier fournît un enseignement sur les symptômes de la maladie à guérir et sur le bon choix des applications.

Le jardinier, pour faire un bouquet, ne prend ni de toutes les fleurs ni de chaque sorte la même quantité; de même moi aussi je ne me suis arrêté qu'aux maladies qui nous visitent le plus fréquemment et, parmi elles, je me suis contenté de traiter les cas qui me paraissaient les plus instructifs. Ai-je réussi? Je ne le sais; l'intention du moins était bonne. Au reste, je suis persuadé que, si vous avez de la bonne volonté et que vous soyez

14

libre de préjugés, vous trouverez dans le sable plus d'un grain d'or.

Dans l'avant-propos j'ai parlé de ma manière d'écrire; ici je fais remarquer qu'en raison de la clarté je me suis quelquefois répété dans les procédés d'application, pour lesquels il sera toujours bon de consulter la première partie.

Ami lecteur, les maladies sont des croix! Chacun de nous aura, tôt ou tard, à porter au moins une de ces croix, et peut-être longtemps. Mais il nous est permis de chercher à alléger ces croix. Déjà le prophète Élisée, voulant guérir de la lèpre Naaman, général syrien, lui dit : „Allez-vous laver sept fois dans le Jourdain, et votre chair sera guérie et deviendra pure.“

Bénissez, Seigneur, ma bonne intention, ma volonté de donner un coup de main à beaucoup de porte-croix, dont le fardeau est quelquefois bien lourd!

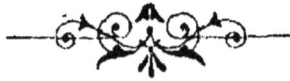

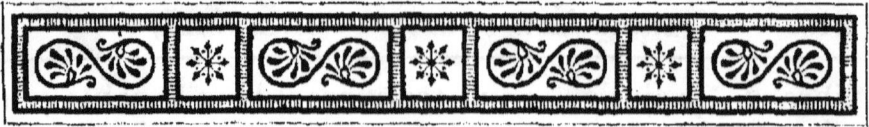

MALADIES.

~~~~~~

CHAPITRE Ier.

MALADIES DES OS.

1º Carie.

UN monsieur de la haute société eut un orteil malade. Pensant que l'ongle avait été endommagé, il n'y ajouta aucune importance. L'orteil cependant s'enflamma et rendit l'appel du médecin nécessaire. Celui-ci prescrivit, durant plusieurs semaines, différents remèdes. L'orteil n'a rien, pensait-il, quoique l'inflammation eût augmenté et que tout le pied fût enflé au point qu'il ne pût servir ni à marcher ni à se tenir debout. Le patient ne soupçonnait rien, jusqu'à ce qu'un beau jour deux parcelles d'os vinrent à se détacher. Là-dessus il se méfia de son pied et de toutes les personnes qui l'avaient déclaré en très bon état. Cet homme me connaissait, et il vint me prier de pourvoir. La carie était survenue. Je préparai aussitôt une décoction de prêle des champs, j'y trempai des linges et j'en entourai le pied malade sur toute l'étendue de l'enflure. En peu de temps la tuméfaction et la carie encore récente disparurent; la plaie se referma, et le membre guéri put servir comme auparavant.

Au bout d'un an environ le terrible mal apparut derechef, cette fois à l'autre pied et de nouveau au grand orteil. Le médecin opéra l'orteil et employa des remèdes caustiques pour refermer l'incision. Dans l'intervalle, le patient ressentit à l'autre pied une douleur continue, analogue à celle qu'il avait éprouvée avant l'apparition du premier accident. La guérison de l'orteil avança et finit par être déclarée complète et réussie, quoique l'orteil opéré et guéri restât de la moitié plus gros et toujours un peu plus rouge que l'autre. Le personnage, tout ardent à sa charge, put marcher et travailler, et que voulait-il de plus? Quant à moi, je fus évité comme un homme qui dit franchement la vérité, et je ne fus plus consulté. Je n'en étais pas fâché; car, dans une consultation j'aurais été obligé de déclarer que la maladie était levée en partie, mais pas éloignée. Il en dut résulter, tôt ou tard, un développement de la carie. Je ne m'étais pas trompé, ma prévision se réalisa. Comment aurait-il fallu traiter le pied? De toute nécessité les deux pieds devaient être traités en même temps, et le traitement ne pouvait cesser que lorsqu'il ne paraîtrait plus la moindre petite tache d'un rouge douteux et que toute trace de douleur aurait disparu.

Le traitement consiste en maillots de pieds, trempés dans une décoction de paille d'avoine : les pieds sont enveloppés plusieurs fois par jour, et les linges d'application dépassent un peu les parties malades et endolories. La guérison complète et réelle ne tardera pas trop longtemps à se présenter.

D'où vient-il que dans notre cas la carie se soit mise justement dans les pieds et non point p. ex. dans les mains ou les bras? C'est que ce monsieur avait fait autrefois une longue et grave maladie, dont les suites consistaient dans une grande faiblesse, qui se manifestait surtout dans les pieds. Il est possible qu'il y soit resté quelque matière morbide et virulente. Toujours est-il que chez ce convalescent les pieds, à cause du lourd fardeau (ils ont constamment à porter le corps, et parfois quel corps!), n'avaient jamais pu se refaire convenablement et que, étant la partie faible du corps, ils succombèrent facilement aux attaques des éléments délétères.

Notre homme vit encore. Qu'il soit sur ses gardes, s'il ne veut plus être repris de la carie. Qu'il suive, aux moindres symptômes, mon bienveillant conseil et qu'il n'hésite pas à user des compresses trempées dans une décoction de prêle ou de paille d'avoine. *Serò venientibus ossa!* Comme il est latiniste, il sourit et me comprend. Si vous ne savez pas le latin, ne vous creusez pas la tête et ne vous faites pas de soucis, si cette fois, contre mon habitude, je ne traduis pas les mots étrangers.

Je passe d'autres cas de carie, parce qu'ils concernent des personnes jeunes, chez lesquelles, dès le début du mal, la guérison s'opère facilement.

2° Exostose.

Il se produit souvent des tuméfactions dures autour des os, surtout à la mâchoire inférieure, à la cheville, au genou etc... L'on dirait que l'os lui-même s'est développé. Cette affection n'est pas sans gravité : la plupart du temps, elle rend le corps fiévreux et ne se laisse guérir que lentement (2 à 3 semaines). Le traitement de ces tuméfactions osseuses exige toujours beaucoup de circonspection, non moins que de promptitude énergique. Si l'on procède avec négligence, la carie peut s'y mettre, et alors la guérison n'est plus facile, souvent impossible.

Les remèdes les plus efficaces consistent dans des compresses appliquées sur la partie enflée et renouvelées 2 ou 3 fois. Ce qui m'a toujours donné les meilleurs résultats, ce sont les compresses trempées dans une décoction de fleurs de foin ou de paille d'avoine, puis les emplâtres de fenugrec cuit et de fromage à la pie.

Pour l'exostose à la cheville, le maillot inférieur et le demi-maillot rendront de bons services et accéléreront la guérison ; pour l'exostose au genou, ce serait l'emmaillotement de la jambe entière. Il suffit d'une application par jour.

3° Colonne vertébrale.

Un officier supérieur du train s'était enfoncé une vertèbre du rachis et, au dire des médecins, tellement lésé la moelle épinière que, la plupart du temps, il avait à endurer les plus horribles douleurs et que son état n'était supportable que par moments. Si cette infirmité lui causait des douleurs, elle exerçait une action plus funeste encore sur son moral. Il consulta les premiers médecins de la capitale, mais aucun ne put le secourir. Le plus célèbre de la ville et du pays lui déclara même qu'il n'avait plus à espérer de guérison et que le temps amènerait la phtisie.

Dans cet état l'officier malade chercha son salut dans l'eau, qui le rétablit en 6 semaines. A l'heure qu'il est, 26 ans plus tard, il jouit encore d'une bonne santé. La maladie morale a disparu complètement avec la maladie physique.

Je ne sais plus exactement quelles applications d'eau ont été employées dans ce cas spécial. Mais si jamais vous deviez, ami lecteur, avoir le même cas, je vous conseillerais la cure suivante : Prenez pendant la semaine 3 fois le manteau espagnol, 3 fois un demi-bain avec lotion du haut du corps et 2 fois une affusion supérieure et inférieure. Continuez ce traitement durant plusieurs semaines, mais très ponctuellement. L'organisme entier se remettra, s'affermira, les affections provenant de la partie lésée et malade partiront l'une après l'autre, la vertèbre effondrée restera tranquille et s'ossifiera de la même manière que, dans le cas d'une fracture d'os, la partie blessée se cicatrise. Je répète : si un organe ou une partie du corps est sérieusement malade, tout le corps en souffre ; l'organisme entier compatit en quelque sorte à la douleur du membre, grand ou petit. Jetez une pierre à l'eau, et vous verrez toute la surface de la rivière ou de l'étang se remuer et former des ondulations circulaires. La pierre, c'est la vertèbre défoncée ; les ondulations douloureuses parcourent tout le corps.

Voilà d'excellents conseils pratiques à suivre dans les procédés opératoires. En conséquence, il faut toujours, dans l'œuvre de la guérison, agir sur le corps entier, afin qu'il se fortifie et que les parties valides soutiennent, servent et soignent en quelque sorte les parties malades et débilitées. Les organes n'ont-ils pas des rapports intimes entre eux ? Ce sont les membres les plus proches d'une famille, où le bonheur ne peut exister qu'à la condition que toutes les forces s'unissent et agissent de concert.

4° Rachitisme.

Un garçon de 16 ans souffrait du rachitisme, maladie causée par le ramollissement et la déformation des os et de la colonne vertébrale : il avait le dos remarquablement courbé. Plusieurs médecins célèbres y avaient reconnu une affection de la moelle épinière et l'avaient traitée sans succès. Finalement ils adressèrent le jeune homme à un établissement d'orthopédie, où on lui mit un corset et différents autres appareils. Le résultat en fut que, après s'être rendu péniblement à pied dans cet établissement, il en sortit au bout de 17 semaines, appuyé sur deux béquilles, et que les médecins déclarèrent qu'il n'y avait plus moyen de faire davantage. Un bon ami donna *Ma cure d'eau* au père de cet enfant : l'on pratiqua les lotions avec de l'eau et du vinaigre, telles qu'elles sont indiquées dans ce livre, et l'on parvint à rétablir le jeune patient au point qu'il put, à l'aide d'une canne, de nouveau marcher assez bien. Puis on me l'amena, pour le faire guérir complètement.

Toute la cure fut terminée en 17 jours. Il marchait comme tout autre du même âge, sinon avec la même agilité, du moins avec sûreté, sans canne et sans douleur. Voici en quoi a consisté le traitement : On lui fit un gilet ou corset d'une grossière toile de lin ; on trempait ce gilet dans une décoction de paille d'avoine et on en revêtait le patient. Par-dessus le gilet mouillé on mettait un gilet sec

et on entourait le tout d'une couverture de laine.
L'appareil restait appliqué pendant toute la nuit.
Cet emmaillotement fut pratiqué d'abord toutes les
deux nuits, plus tard toutes les trois nuits. En
outre, le malade reçut chaque jour 2 affusions
supérieures et 1 affusion de genoux, remplacées
parfois par des promenades dans l'eau et un demi-
bain. Dans la suite il dut encore employer chaque
semaine: 2 demi-bains, 2 affusions supérieures et
une fois le corset.

~~~~~~

CHAPITRE II.
MALADIES DES ARTICULATIONS.
1º Rhumatisme articulaire.

Un homme se présente. Il a l'air malade. Des
peines diverses et inconnues ont imprimé sur ses
traits une profonde tristesse. Au premier abord je
me dis que cet homme souffre ou a souffert beaucoup. Son teint maladif est d'un jaune de mauvais
augure, sa tête n'a plus guère de cheveux (à peine
la vingtième partie d'autrefois). Il n'a pas encore
40 ans; c'est un modèle d'homme, calme et sérieux, mais aussi, comme je l'ai dit, un martyr.
Voici ce qu'il me relate: „Jadis j'étais pris souvent de douleurs dans le bas-ventre avec de fortes
coliques et la diarrhée. Plus tard j'eus une maladie
de reins, comme disaient les médecins. Quand les
douleurs indicibles se faisaient sentir, je tournoyais
comme une toupie. Après plusieurs années je per-
dis cette infirmité, mais j'eus, par contre, un rhumatisme articulaire. On aurait dit que toutes mes
anciennes douleurs ensemble s'étaient rejetées dans
mes membres, et que chaque membre en particulier avait sa torture spéciale. J'ai pris beaucoup
de médicaments, qui ne m'ont jamais procuré de
soulagement: l'ancien mal persistait toujours. Grâce
à de grands efforts et à de grands sacrifices, je
pus vaquer à mes occupations ordinaires jusque

dans ces derniers temps ; je ne me plaignais à personne, puisque personne ne me comprenait, pas même le médecin. Un seul sait tout ce que j'ai enduré, c'est Celui qui a promis la couronne à ceux qui souffrent. J'aurais peut-être à ajouter un mot encore : c'est que j'avais une sueur sèche aux pieds ; les remèdes, employés sur le conseil d'autrui, la firent disparaître, mais je ne m'en trouvai pas bien. J'ai également, sur le désir du médecin, pris des bains d'eau minérale ; mais ils firent empirer le mal. Ce qui m'était plus pénible que toutes ces souffrances, c'est qu'aux yeux des autres — je le constatais souvent — toute cette histoire n'était pas si terrible, que mon excessive sensibilité y jouait un grand rôle, que je devais me surmonter et passer par-dessus ces bagatelles. Souffrir sans trouver de compassion nulle part, c'est souffrir doublement.“

Ce récit, cher lecteur, a duré longtemps ; mais il est véridique et instructif. Ne soyons jamais durs et injustes envers les malades ! Un caractère de bonne trempe ne va pas tout à coup et sans raison se lamenter comme un poltron.

Qui pourrait bien nous indiquer la source de tous ces maux, nous faire voir l'intérieur de ce corps si malade ? Le secret n'est pas difficile à trouver. Le malade lui-même nous a donné les prémisses dans son exposé ; nous n'avons qu'à en tirer la conclusion. Le teint jaune, les coliques fréquentes, la sueur des pieds refoulée, tout cela nous fait conclure à un élément morbifique qui, semblable à un serpent dans sa cachette, guettait dans les profondeurs du corps, dardait parfois sa langue et sifflait, et qui maintenant, pour en finir, se jette sur sa proie, c'est-à-dire saisit tous les membres et les infecte de son venin jusque dans les articulations et la moelle des os. Ce n'est pas non plus sans raison que les cheveux tombent d'une tête bien conditionnée : un ouragan interne doit les secouer, comme le vent d'automne secoue des arbres les feuilles fanées et desséchées ; ou bien un virus quelconque ronge et tue leurs racines.

Une guérison sérieuse ne sera possible que quand ce virus, qui a tout dévasté, sera éliminé et que le corps sera si bien fortifié qu'il ne permettra plus aux éléments morbides de prendre le dessus. C'est avec la mort-aux-rats que l'on détruit les rats. Dans quelle droguerie acheter le contre-poison que nous opposerons au poison de notre cas particulier? Plus d'un le paierait à beaux deniers. L'on paie bien cher des médicaments chimiques, surtout quand ils sont nouveaux et inconnus; mais à Celui qui nous prodigue ses bienfaits on donne pour les remèdes naturels, qui sont les meilleurs, à peine un froid „Dieu merci!"

C'est dans le ruisseau limpide, dans la rivière, et à la fontaine que coule le remède si efficace. Comment l'eau doit-elle guérir? Quand la mère de famille veut blanchir sa toile, elle la trempe dans l'eau, l'arrose souvent et l'expose aux rayons du soleil. L'arrosement fréquent dissout les éléments bruts et le soleil les extrait tous. Quand la toile est blanchie d'un côté, le même procédé la blanchira de l'autre. Pour que le blanchissage soit complet, il faut que l'eau et les rayons du soleil y pénètrent d'outre en outre, de manière qu'il ne reste plus une seule tache qui ternisse l'éblouissante blancheur de la toile, orgueil de la mère de famille. C'est clair! Faisons l'application. Notre malade avec son épiderme jaune ressemble véritablement à une toile non blanchie. Une partie des applications d'eau devra faire pénétrer petit à petit jusqu'au plus profond du corps le liquide destiné à dissoudre les matières brutes, c'est-à-dire les substances morbifiques, tandis que l'autre partie devra développer le calorique qui, semblable aux rayons ardents du soleil, éliminera ce qui a été dissous. Autre chose encore. La maîtresse de maison se sert parfois de lessive, qui exerce sur la toile une action plus vive et plus prompte que l'eau. Nous aussi, nous pouvons préparer de ces lessives pour servir de résolutifs plus énergiques : nous faisons cuire dans l'eau différents végétaux, qui formeront une excellente lessive pour le blanchissage du corps, c'est-à-dire pour la guérison des maladies.

Revenons à notre cas. Le malade dut tout d'abord se revêtir du manteau espagnol; puis vint un bain de vapeur de la tête avec forte lotion, ensuite un bain de vapeur des pieds. Les deux bains de vapeur firent l'œuvre (on peut m'en croire) de la meilleure lessive, mais ne purent se succéder qu'à des intervalles bien réglés. Car, plus le corps est traité avec ménagement, plus la nature pourra supporter et aider à éliminer les éléments morbides. Après cela le malade prit chaque jour, en alternant, soit un demi-maillot, soit, pour fortifier la nature, une affusion supérieure et inférieure, et chaque nuit une lotion entière, en sortant du lit. Ce traitement fut continué pendant trois semaines. Pendant la quatrième et la cinquième semaine le patient reçut tour à tour 2 demi-bains, un bain de vapeur de la tête et des pieds et le manteau espagnol; pendant la sixième semaine enfin 2 bains chauds avec bains froids alternatifs, un demi-bain et une affusion supérieure et inférieure. Pour l'avenir je lui recommandai quelques lotions entières et l'affusion supérieure et inférieure une fois par semaine, ainsi que le bain chaud sans alternative une fois par mois.

Même dans ce cas scabreux l'eau ne démentit pas la confiance. Cette maladie si grave, qui n'aurait plus tardé à amener la mort, disparut. Le teint frais, les forces revinrent, le découragement fit place à un nouvel entrain pour les occupations ordinaires. La voix reprit son ampleur d'autrefois et me répéta souvent: „Que le bon Dieu vous le rende!" A Celui dont seul provient la santé et le succès elle chanta un joyeux „Gloire à Dieu!"

Un homme de quarante ans environ avait dans la jambe droite de telles douleurs rhumatismales qu'il était obligé de s'appuyer sur une canne pour parcourir les plus petites distances. De temps à autre il avait aussi des douleurs dans les bras et dans les épaules. Il employa toutes sortes de remèdes, mais en vain. Il eut enfin recours à l'eau, et au bout de 6 jours il se trouva passablement soulagé; il continua les applications et se rétablit complètement. Voici ce qu'il employa: 1º Pendant 6 jours journellement 2 affusions supérieures et 2 affusions sur les cuisses, 2 marches dans l'eau jusqu'au-dessus des mollets pendant 1 à 3 minutes, 1 affusion dorsale et 1 marche dans l'herbe; enfin un demi-maillot dans le courant de la semaine. — 2º Après ces 6 jours plus rien qu'une affusion supérieure avec affusion des genoux, alternant avec le demi-bain durant une minute.

Un jeune homme de vingt-huit ans me raconta: „Depuis deux ans il ne se passe pas une journée sans que je souffre. L'infirmité a débuté dans le dos, où j'éprouvais une vive cuisson. La douleur diminua peu à peu et se retira dans la jambe droite. Je passe souvent des nuits entières sans pouvoir dormir deux heures: tantôt c'est la chaleur qui me tourmente, tantôt c'est une sensation de froid qui me prend. Dans les commencements j'ai consulté plusieurs médecins, mais sans résultat. Parfois on me faisait aussi des injections, qui calmaient les douleurs pour quelque temps; mais presque chaque fois celles-ci revinrent plus fortes. Comme les médecins ne pouvaient me guérir, j'ai eu recours aux charlatans, qui me firent des frictions et des ablutions avec des spiritueux. Tout ce que j'ai fait a été inutile. Maintenant je désirerais faire un essai avec l'eau."

Je lui prescrivis le traitement suivant: 1º le matin à 8 heures une affusion supérieure avec 2 à 4 arrosoirs d'eau froide; 2º à 10 heures une affusion des cuisses; 3º à 2 heures de l'après-midi encore une affusion des cuisses; 4º dans la soirée une promenade dans l'eau.

Voilà pour le premier jour. Second jour: le matin marche dans l'eau, à 10 heures affusion des cuisses, à 2 heures affusion dorsale, à 5 heures du soir bain de siège.

Troisième jour: le matin demi-bain, à 10 heures

affusion supérieure, à 2 heures affusion des cuisses, à 5 heures marche dans l'eau.

Quatrième jour : le matin affusion des cuisses, à 10 heures demi-bain, dans l'après-midi affusion dorsale, le soir marche dans l'eau.

On continua ainsi pendant 12 jours, et le malade se trouva guéri. Pour fortifier l'organisme, que les douleurs avaient débilité, notre homme dut encore chaque semaine, pendant un espace de temps considérable, prendre 1 ou 2 demi-bains et marcher 1 ou 2 fois dans l'eau.

Le comte de N. souffrait de rhumatisme depuis 35 ans. En 1854 il prit les eaux à Aix-la-Chapelle et en éprouva du mieux. La campagne de 1870 à 1871 lui attira de nouveau, par suite des nombreux bivouacs, de violentes douleurs rhumatismales sur tout le corps. Cette fois encore les eaux d'Aix-la-Chapelle lui firent beaucoup de bien. Mais voilà que survinrent des rechutes; le patient fit une saison à Aibling, puis retourna à Aix-la-Chapelle où, cette fois, les bains chauds de longue durée le débilitèrent énormément et le réduisirent à un état lamentable. Finalement ne trouvant de soulagement nulle part, il prit le parti d'essayer la cure d'eau.

Le malade vint chez moi le 20 juin 1887, après avoir gardé le lit pendant 2 mois : il était criblé de rhumatismes dans les articulations des pieds, des genoux, des mains, des épaules, partout. Le bras droit était très enflé depuis les doigts jusqu'au-dessus du coude, les articulations ne remuaient plus; les genoux, également enflés, refusaient tout service. Le personnage, grand et beau, était épuisé par les longues douleurs.

Je lui prescrivis : 1º deux fois par semaine un maillot d'une heure et demie depuis les aisselles jusqu'aux pieds, trempé dans une décoction de paille d'avoine, de fleurs de foin et d'acicules de pin, à la température de 30º R.; 2º chaque matin et chaque soir enveloppement du bras enflé dans la même ou une semblable décoction pendant 1 à 2 heures;

3° dans la semaine 2 bains entiers aux herbes avec 3 alternatives; 4° trois fois par semaine le châle pendant une heure.

Au bout de quinze jours le patient éprouva un mieux très sensible. Il rentra chez lui et employa encore : 1° l'emmaillotement du bras comme ci-dessus; 2° le bain entier aux herbes avec alterna-tives, une fois par semaine; 3° chaque semaine 3 à 5 bains de siège de la durée de 2 minutes.

Ce traitement amena le dégonflement complet du bras et des genoux, et rétablit le mouvement. Pour rendre la santé parfaite, le mois de septembre 1887 fut consacré aux applications suivantes : 1° bain chaud de la main, enveloppement de la main dans des fleurs de foin renflées et immédiatement après ablution froide de la main; 2° bain de siège, 3 ou 4 fois par semaine; 3° bain aux herbes avec 3 alter-natives, une fois par semaine; 4° affusion supé-rieure, 4 fois par semaine.

Le résultat de cette cure fut très favorable : le gonflement et la douleur quittèrent entièrement les articulations, la raideur et la gêne des mouvements disparurent, et l'état général de la santé devint excellent. M. le comte est si bien portant que, sans se fatiguer, il peut marcher des heures entières et prendre part, au grand étonnement de tout le monde, à des chasses qui durent 9 jours de suite. Il est un chasseur passionné.

Pour rester en bonne santé, il est obligé de faire tous les jours un exercice dans l'élément humide: demi-bain, bain entier, ou promenade dans l'eau.

2° Goutte.

Si en automne vous allez à la campagne, vous verrez çà et là les paysans répandre leur fumier. Dans ces derniers temps ils ont adopté une nouvelle méthode qui échauffe la bile et fait bouillonner le sang à tout vrai cultivateur: ils ne distribuent pas également, comme jadis, la nourriture au sol affamé; mais, par suite d'une routine inouïe, ils jettent au hasard à une motte 2 ou 3 portions, tandis qu'ils en font jeûner d'autres pour toute une année. Tout ce travail ressemble au vilain jeu de la taupe. Cela produira au printemps des bourbiers engendrant une végétation luxuriante, à côté d'un voisinage triste et maigre, qui à la suite de ce traitement injuste ne rapportera rien aux greniers.

Cette image me convient parfaitement pour la goutte. En effet, ce que l'engrais est au champ et au pré, la nourriture l'est à l'homme. Peut-on se demander un instant s'il y a inégalité entre les différentes conditions de la vie? L'un nage dans l'abondance journellement et à toute heure, pour l'autre c'est, bon an mal an, toujours le carême. De quel dîner parlez-vous? demandait quelqu'un: ce n'est pas un jeûne de 40, mais de 365 jours. Si sans cesse vous accordez trop à votre corps, de manière que la nature ne peut plus le maîtriser et que les organes sont impuissants à l'élaborer, quelle doit en être la conséquence? Les os, par exemple, ont besoin de soufre et de chaux pour leur structure. Or, par une nourriture substantielle et copieuse on assemble peut-être tant de matériaux qu'on pourrait en construire et nourrir 2 ou 3 corps. Qu'arrivera-t-il et que doit-il arriver? Il en naîtra ici des bourbiers (du sang épais), là des marais (mauvaises humeurs), ailleurs des amas de sable, de décombres, de chaux et de pierres autour des os.

Les articulations se gonflent, l'inflammation s'y déclare, et c'est un supplice long et horrible jusqu'à ce que ces nodosités cartilagineuses et osseuses de la goutte soient pour ainsi dire consumées par la douleur elle-même ou écartées d'une autre façon. Autant le tourment est intense, autant le monde a généralement peu de pitié des podagres bien nourris. Ce n'est pas chrétien, mais parfois très naturel. Les gens disent: „Il a eu la jouissance, il en porte maintenant les suites!" En attendant, les pauvres aussi, même les plus pauvres, peuvent avoir la goutte. J'avais dans le temps un domestique pauvre et excessivement laborieux; il fut pris de la goutte au plus haut degré. Chez lui la cause en était le manque de propreté : sa grande activité lui faisait négliger les soins hygiéniques. Un soufflet crevassé expulse l'air à travers les fissures, au lieu de le chasser dans les tuyaux d'orgue. De même aussi les organes affaiblis et maladifs travaillent à l'augmentation de la tumeur, au lieu de produire de la chair, font croître le tophus (dépôt crétacé dans les articulations, aux extrémités osseuses), au lieu de nourrir les os.

La goutte peut provenir aussi de l'action du froid et de l'humidité, d'un excès de fatigue et d'autres causes. La goutte à l'état aigu tourmente beaucoup de monde, tandis que la goutte bénigne afflige des personnes innombrables. Les uns souffrent aux orteils, les autres à la tête, ceux-ci à l'extérieur, ceux-là à l'intérieur du corps.

Je guéris volontiers, et la plupart du temps c'est très facile, les gens simples et non encore trop amollis, dociles et ne se plaignant pas de chaque piqûre de puce. Mais chez les podagres des classes élevées je ne me fais jamais illusion. Ils sont pour moi un vrai supplice et ne se laissent presque jamais guérir par l'hydrothérapie ; car ils n'obéissent point, puisqu'ils subissent déjà le double joug de la mollesse et de l'horreur de l'eau ; autrement ils retrouveraient la santé comme les autres goutteux.

Un monsieur de rang élevé souffrait depuis 4 semaines de violentes douleurs aux pieds. Les amis le raillaient en le nommant membre de la frairie des podagres. Pour cette fois il fut guéri par la transpiration. Mais un an plus tard le mal revint et le cloua au lit pour 12 semaines. Il éprouva une vive chaleur et il transpira ferme ; mais ce liquide seul ne le guérit pas pour la seconde fois. Il me fit consulter en déclarant qu'il ferait tout ce que je désirerais, pourvu que cette affreuse infirmité ne revînt plus. La cure principale fut terminée en peu de semaines. De même que la chaux vive, arrosée d'eau, se tuméfie et tombe en poussière, ainsi dis-

parurent sous l'action des différentes applications
les tumeurs goutteuses. Dans la suite le patient
reprit de temps en temps l'un ou l'autre exercice
à l'eau et, autant que je sache, le mal ne l'a plus
incommodé dans les dernières années. Le traitement
appliqué fut le même que celui du cas suivant.

Un prêtre me fit dire que ses pieds brûlaient
comme du feu et que le mal était désespérant. Qu'y
avait-il à faire? Je lui conseillai de faire infuser
dans l'eau chaude des fleurs de foin, de les comprimer, de les étendre sur un linge, de mettre dessus
les pieds endoloris et de bien envelopper ce cataplasme aux herbes. Après 2 heures il dut renouveler le topique, c'est-à-dire tremper de nouveau les
mêmes fleurs de foin dans la même décoction, les
presser et les remettre. Il importe fort peu, la seconde fois, que les fleurs de foin soient appliquées
à l'état tiède ou froid. Le malade suivit mon conseil
pendant plusieurs jours. Dès la première demi-
journée les principales douleurs disparurent déjà,
et après 3 jours il n'en resta plus trace.

A défaut de fleurs de foin, on se servira de paille
d'avoine et on trempera dans la décoction obtenue
les maillots à mettre autour des pieds. Cette paille
aussi est pour les cas de goutte d'un excellent
effet. Remarquez que dans ces affections j'exerce de
préférence une action chaude ou plutôt résolutive.

Il faut prévenir ici contre une illusion. Le malade
est disposé à croire qu'il est guéri, dès que les
pieds ne le font plus souffrir. Ce serait une grande
faute que de se relâcher en ce moment. Aux enveloppements des pieds doivent succéder au moins
quelques applications sur tout le corps, afin d'en
extraire le mieux possible tous les éléments morbides. Le manteau espagnol, employé 2 ou 3 fois
par semaine, pendant 1 heure et demie ou 2 heures
chaque fois, rendra les meilleurs services dans les
3 premières semaines; le mois suivant on aura
recours à quelques bains chauds préparés avec

une décoction de fleurs de foin ou de paille d'avoine, avec 3 alternatives.

Un journalier s'était attiré une affection goutteuse très grave. Il prit 3 fois par semaine le sac trempé dans une décoction chaude de paille d'avoine; puis on lui prépara chaque semaine 2 bains à branches de pin (33-35° R.) avec 3 alternatives. Toutes les 2 nuits il se lava, en sortant du lit, avec de l'eau froide. C'est ainsi qu'il fut, en 3 semaines, passablement guéri; néanmoins il prit encore pour un certain temps, chaque semaine et en alternant d'une semaine à l'autre, soit 2 fois le sac soit une fois le ci-devant bain chaud. Régénéré, il put bientôt retourner à son travail, qu'il n'a plus quitté jusqu'à ce jour.

Un fontainier me montra les renflements articulaires de ses doigts et de ses orteils, qui parfois lui causaient une cuisson insupportable. — C'était la goutte provenant du froid humide. Tous les 2 jours un bain chaud, comme je viens de le décrire, tous les 3 ou 4 jours l'application du sac, voilà ce qui, en peu de temps, a complètement délivré notre homme de son infirmité. Quant aux mains, il les enveloppait pendant la nuit dans des fleurs de foin renflées.

Un pauvre père de famille ressentait des douleurs lancinantes dans ses membres. Il ne savait si c'était la goutte ou autre chose, mais il en souffrait au point qu'il ne put plus vaquer à ses occupations.

C'était juste l'époque de la fenaison. Je lui conseillai de monter à son fenil, de creuser un trou dans le foin, qui se trouvait justement en fermentation, puis de se mettre dans cette tombe de foin et de se couvrir de foin chaud, de manière à n'avoir en liberté que la tête. Il le fit et, dans un quart d'heure, il transpira tellement que son corps était tout en nage. Après 6 bains de ce genre, pris dans l'espace de 10 jours, le paysan était totalement guéri.

Je ne voudrais pas conseiller ce procédé à un chacun. Il n'y a que celui qui en a fait lui-même l'expérience qui connaisse l'effet puissant et résolutif de la vapeur du foin. Par cette méthode inoffensive on peut quelquefois éliminer des affections invétérées. Je suis d'avis qu'on obtiendrait le résultat le plus efficace de cette vapeur de foin si, immédiatement après le bain de vapeur, on prenait rapidement un demi-bain froid avec lotion du haut du corps. Cette dernière opération a une action extraordinairement confortante.

Tout cela n'est pas aussi bizarre ni aussi extravagant, que plus d'un s'imagine. Pour le prouver, je ne citerai, entre beaucoup d'autres, que deux messieurs très distingués, qui se sont si bien rétablis par une quinzaine de ces bains de vapeur de foin, qu'ils ne pouvaient concevoir comment des moyens si ordinaires et des procédés si simples pussent produire un pareil changement, une telle régénération de l'organisme. Je n'hésite pas à affirmer que les rhumatismes légers, les crampes, qui sont ordinairement la suite de maladies graves, pourraient facilement être éloignés complètement par 2 à 4 de ces bains de vapeur de foin.

Vous voyez, cher agriculteur, quels trésors vous possédez dans votre maison! Faites un essai. Au moment de la fenaison, quand vous êtes bien fatigué, jetez quelques poignées de foin ou de fleurs de foin dans l'eau bouillante, que vous laisserez devenir tiède. Un pareil pédiluve de 15 minutes vous enlèvera la fatigue de tous les membres.

Et si jamais vous éprouvez une cuisson, des douleurs rhumatismales, alors usez de raison. Vous accordez tous les jours cette herbe salutaire à vos ruminants; laissez votre propre corps en goûter aussi une fois les salutaires effets!

Un aubergiste vint me raconter: „J'ai souvent des douleurs cuisantes dans la tête, surtout quand il y a un changement de temps, au point que je suis incapable de vaquer à mes affaires. Ces douleurs se transportent dans le dos, notamment dans le haut des cuisses; quand elles se logent dans les pieds, je ne puis plus marcher. Dès que je bois un verre de bière, elles montent à la tête. Je souffre tant depuis des mois que tout travail régulier m'est devenu impossible, et que plus d'une fois déjà cela m'a dégoûté de la vie.“

Traitement : 1º dans la semaine deux bains chauds à paille d'avoine, à 30º R., d'une demi-heure chacun, suivi d'une lotion énergique ou d'un bain froid très court ; 2º tous les jours une affusion supérieure avec une affusion de genoux ; 3º dans la semaine trois lotions entières, aussi rapides que possible, en pleine transpiration ou, nuitamment, au lit ; 4º tous les matins et tous les soirs une tasse de thé préparé avec 5 ou 6 feuilles fraîches de sureau, finement découpées et cuites pendant 5 minutes.

Dans l'espace de 4 semaines, le cabaretier fut si bien guéri que ses amis le déclarèrent rajeuni de beaucoup. Pour prévenir le retour de sa maladie, il fut avisé de répéter son bain tous les mois et de se laver en entier toutes les semaines 1 ou 2 fois, en pleine transpiration ou, nuitamment, en sortant du lit.

Un industriel me raconta un jour : „J'ai les deux pieds fortement enflés et raidis, et je ne suis jamais sans douleur ; je passe souvent des nuits sans dormir une heure. C'est surtout dans les membres que j'éprouve les plus violentes douleurs ; mes bras aussi sont raides et me font excessivement mal. J'aurais de l'appétit ; mais dès que je mange, cela me bouffit tellement, que la respiration en est gênée. Je ne puis presque plus marcher et j'ai tant de vertiges, surtout à mon lever, que je ne sais où je me trouve. J'ai consulté beaucoup de médecins et avalé une masse de choses ; mais, autant que je puis en juger, mon état n'a fait qu'empirer, si bien que j'ai déjà souvent souhaité la mort.“

Le patient était passablement gros et ressemblait plutôt à un brasseur bien nourri qu'à un industriel, quoiqu'il suivît un régime bien simple et qu'il ne bût, en somme, que peu de bière. Il avait à peu près cinquante ans. D'après le dire des médecins une hypertrophie du cœur devait être la première cause de toute cette misère.

En 5 semaines ce malade fut délivré de ses nombreuses infirmités et il fut heureux d'avoir recouvré sa santé. Qu'est-ce qui l'a guéri? 1º Les pieds furent, d'abord chaque jour, puis tous les 2 jours, plus tard tous les 3 jours, enveloppés dans des fleurs de foin, c'est-à-dire les fleurs de foin furent appliquées sur la peau à nu et entourées d'un linge chaud pendant 2 à 3 heures; 2º tous les 2 jours, plus tard tous les 4 jours, il dut se revêtir d'une chemise trempée dans l'infusion des fleurs de foin. Quand l'enflure des pieds eut disparu en grande partie, le malade reçut tous les jours une affusion supérieure et une affusion de genoux, ainsi que des demi-bains. Le traitement dura 5 semaines.

3º Tumeur blanche du genou.

Une personne d'une trentaine d'années eut une jambe fortement gonflée, depuis le dessus de la cheville jusqu'au-dessus du genou. Par moments la tumeur était très douloureuse, dure et brûlante. Pendánt six mois la malade eut recours au traitement du médecin: entre autres elle se fit appliquer un appareil de plâtre, maintenu pendant 12 semaines, puis un autre durant 8 semaines. Son état empira tellement qu'elle ne put même plus poser le pied à terre; c'est surtout l'articulation du genou qui la faisait souffrir. Comme tout cela n'eut aucun résultat, on essaya d'appliquer, en forme de cataplasme, des fleurs de foin renflées, allant depuis le dessus de la cheville jusque vers le milieu de la cuisse. Les douleurs ainsi que le gonflement diminuèrent bientôt; ce dernier une fois réduit de moitié, on se mit aussi à administrer, tous les 2 jours, une affusion à la jambe souffrante. Au bout de 8 semaines, le pied put de nouveau faire ses fonctions, et, peu de temps après, la fille fut à même de reprendre son très pénible travail.

~~~~~~

CHAPITRE III.

MALADIES DES MUSCLES.

Eu égard à son siège spécial, comme à l'état symptomatique qui l'accompagne, on peut diviser l'affection rhumatismale en deux grands groupes, suivant qu'elle se trouve dans les articulations ou dans les muscles. De là le rhumatisme articulaire et le rhumatisme musculaire. Il a été question du premier dans le chapitre précédent. Parlons ici du rhumatisme musculaire.

Qui tentera d'énumérer tous les états rhumatismaux dont on se plaint en ce bas-monde ? L'un a sa douleur rhumatismale à la tête, l'autre aux orteils, celui-ci au bras, celui-là dans les jambes, elle dans le dos, lui à la poitrine etc... Le rhumatisme est véritablement le juif-errant dans le nombre des maladies.

Le cultivateur laborieux, le bûcheron, tous ceux qui font un travail pénible, ne savent rien ou peu de cette maladie, et cela, à mon avis, parce que ces gens-là, quoique souvent pris de rhumatisme, parviennent à s'en débarrasser de suite. Il s'en montre peut-être des indices dans la matinée, et dans l'après-dîner le travail les a déjà fait disparaître.

Cette observation nous indique clairement de quelle manière le rhumatisme peut et doit être guéri.

Un vétérinaire vint se lamenter un jour, se disant incapable de remplir ses fonctions, puisqu'un horrible rhumatisme s'était glissé et cramponné dans son omoplate droite. Il avait été en transpiration et s'était imprudemment refroidi. Il savait par expérience que le vilain mal ne le quitterait pas avant 6 semaines.

„Si vous le voulez, Monsieur le vétérinaire, vous
en serez quitte au bout de 24 heures", lui dis-je.
Il se mit à rire, et nous finîmes par faire un pari.
En me donnant la main, il s'engagea sur sa parole
d'honneur à faire exactement ce que j'ordonnerais.
Il rentra chez lui et se fit, par sa femme, énergiquement frotter le dos avec un linge sec, puis il se
soumit à une affusion supérieure froide. Environ
8 heures plus tard, il prit un bain de vapeur de la
tête, suivi d'une affusion froide. Les 24 heures
n'étaient pas passées, il s'en fallut de beaucoup,
quand déjà la dernière trace rhumatismale avait
disparu. Le pari était gagné.

J'ai parlé cette fois de friction sèche, ce que je
ne fais pas ailleurs. Voici pourquoi: si le rhumatisme
est la suite d'un changement subit de température,
de la succession rapide du froid au chaud ou du
chaud au froid, en ce cas les douleurs, qui ont
leur siège tantôt à la surface de la peau, tantôt dans
les profondeurs intimes, voire même, comme on
pourrait le supposer, dans la moelle des os, proviennent la plupart du temps de troubles dans la
circulation du sang, soit que le cours du sang ait
pris une marche plus lente ou plus rapide, soit que
des obstructions de sang, de légères inflammations etc... aient été engendrées à tel ou tel endroit.
Les embarras, qui en sont la suite, causent la douleur et doivent être éloignés par résolution, élimination et confortation des parties souffrantes. Quand
la baguette ne suffit plus pour guider les chantres, le
directeur se sert également de sa main gauche et de
sa tête pour battre la mesure et redresser les voix
rébarbatives. Quand dans la basse-cour l'oie ou le
canard se mêle avec les poulets et que le „va-t-en!"
n'est pas écouté, la ménagère jette une pierre ou
un objet quelconque après l'oie ou le canard. Ainsi
quand le rhumatisme a une assiette plus profonde
et se maintient plus longtemps, surtout quand il est
étendu ou qu'il fait souffrir extraordinairement,
c'est alors que j'associe la friction à l'eau. Car la
friction développe le calorique plus vite, produit

une distribution plus rapide du sang etc... Si la
partie malade était plus ou moins froide et qu'elle
reçût l'affusion, sans qu'on eût préalablement stimulé et échauffé la peau, le rhumatisme se retirerait
davantage à l'intérieur du corps, au lieu d'en sortir.

Un paysan avait de telles douleurs rhumatismales
dans les deux pieds, qu'il ne pouvait plus marcher;
les jambes lui faisaient horriblement mal. Il ne
savait où il avait attrapé cette misère.

Le patient s'enveloppa, 2 fois par jour, dans un
linge montant jusqu'aux aisselles et trempé dans
une décoction chaude de fleurs de foin, et resta
bien couvert dans son lit pendant 2 heures. Dix
de ces maillots (inférieurs) en finirent avec le rhumatisme.

Un autre cultivateur souffrait tellement aux
hanches, qu'il ne put pas même être emmailloté. Il
fut immergé dans un bain à la paille d'avoine (33 à
35° R.) avec 3 alternatives, pendant 25 minutes et
2 fois par jour. Après 72 heures il était guéri.

Je pourrais citer des cas innombrables de rhumatismes de la tête. Je les ai guéris en traitant le
moins possible la tête elle-même, mais en adminis-
trant aux pieds des bains chauds et des bains de
vapeur. Si l'on vient à refroidir la tête, le mal empire;
si, au contraire, on vient à l'échauffer, le sang afflue
davantage. La série des applications à employer est
la suivante : 1° bain chaud (avec sel et cendres),
2° châle, 3° bain de vapeur des pieds, 4° bain de
vapeur de la tête avec une affusion froide, 5° châle.
Ces applications, une par jour, guérissent le plus
fort rhumatisme à la tête, survenu par suite d'un
courant d'air, d'un refroidissement, d'une transition
rapide du chaud au froid.

Aucun rhumatisme ne doit être négligé; il pourrait
être le commencement de graves et nombreuses
maladies des poumons, des yeux, des oreilles etc...
ou donner occasion à des inflammations, à une intoxication, à des abcès etc...

Un étudiant qui avait trop bu et s'était, dans cet état, exposé à l'air frais, eut subitement un rhumatisme à la poitrine. Il s'imagina que ce fâcheux contretemps ne ferait pas de tort à sa bravoure et à sa jeunesse et qu'il disparaîtrait de soi-même. Mais le bobo se transforma en une grave maladie accompagnée d'une toux sèche, dont le caractère inspirait de l'inquiétude à toute la famille. Deux mois plus tard, cette vie florissante et d'un brillant avenir était éteinte. Ah ! si le jeune homme s'était lavé chaque jour 4 ou 5 fois la poitrine et le ventre avec de l'eau froide, il aurait été hors de danger au bout de 2 jours.

Anne, tenue à un travail assidu et pénible, eut une enflure autour du genou. Pendant plusieurs jours elle n'y fit point attention; plus tard, quand les douleurs devenaient vives, elle appliqua dans son ignorance d'épaisses compresses froides. Elle ne s'en trouva pas mieux; au contraire, le genou empira, et elle alla consulter un médecin. Celui-ci prescrivit un onguent, qui demeura sans résultat. Pour comble de malheur, l'os de la jambe, au-dessous du genou, prit une courbure intérieure. Afin d'empêcher la raideur, le médecin ordonna de bien frictionner chaque jour la jambe avec du saindoux, pendant 2 semaines, et plus tard de la laver avec de l'acide phénique; mais le genou devint de plus en plus malade. Enfin il entoura le membre d'un appareil de plâtre et promit, jusqu'à l'enlèvement, une guérison certaine. Or, après 9 longues semaines l'appareil fut enlevé, mais la pauvre domestique ne put ni marcher ni même se tenir sur la jambe. Ce malheureux état persista jusqu'à ces derniers temps.

Les tumeurs et indurations aux os et autour des os ne peuvent être guéries que par résolution au moyen de fomentations de fleurs de foin renflées (en forme de cataplasme), appliquées toujours à l'état chaud et pendant un espace de temps assez long. Une fois la résolution opérée, le sang pénétrera de nouveau dans ces parties, pour les nourrir et y ramener les forces. Notre malade, après avoir employé pendant 8 jours la dite fomentation, fut à même de se tenir sur la jambe; et 8 à 10 semaines plus tard elle put marcher sans gêne.

Un homme de distinction vint me dire : „Je suis, depuis la tête jusqu'aux pieds, rempli de rhumatismes et de crampes, et j'ai toujours un catarrhe, tantôt plus fort, tantôt plus faible, soit que je me trouve dans la chambre ou au dehors; je ne sais plus comment faire. La plupart du temps le sommeil me fuit, ainsi que l'appétit; si cela dure encore un peu de temps, je serai obligé de résigner mes fonctions. Il y a longtemps que je porte chemise et caleçon de laine (système Jæger). Sur cette chemise j'en porte une autre de futaine de laine, la meilleure étoffe que j'aie pu trouver. Je porte de même un second caleçon de laine de la plus solide qualité, puis un gilet de drap avec une épaisse doublure de laine, ensuite un pantalon de drap, enfin un habit et un pardessus. Mon corps tout entier est généralement froid et couvert d'une sueur fétide, odeur de goudron. Il n'y a peut-être pas de créature plus malheureuse que moi."

Comment faut-il traiter par l'eau un malade de cette catégorie? Tout d'abord une affusion supérieure doit purifier la peau crasseuse, puis vient une affusion de genoux avec lotions. Ces applications furent faites 6 fois en 3 jours, donc 2 fois par jour. Au troisième jour on jeta la première chemise et le premier caleçon, puis le patient prit un demi-bain et, une heure après, une affusion supérieure. Au cinquième jour le deuxième caleçon fut échangé contre un caleçon de toile. Au septième jour la seconde chemise de laine fit place à une chemise de toile; le gilet muni de manches évacua également le terrain, tandis que les demi-bains alternaient journellement avec 2 affusions supérieures et inférieures. — Au bout de quinze jours l'organisme était quitte de tout rhumatisme et de toute crampe, la peau transpirait comme chez tout le monde, le sommeil et l'appétit se présentèrent d'eux-mêmes, et le fonctionnaire fut heureux de pouvoir reprendre, en bonne santé, son service d'autrefois. Il répétait parfois : „Si moi-même j'avais aggravé tellement ma petite infirmité, je ne pourrais que me fâcher contre moi-même ; mais je n'ai rien fait sans l'avis des plus célèbres médecins."

„Toute la partie supérieure de mon corps, dit un autre malade, est pleine de rhumatismes : le côté droit n'est jamais exempt de vives douleurs, et si parfois j'y éprouve un petit mieux, c'est que la douleur se transporte dans une des deux épaules ou même dans les deux à la fois. Je deviens alors tellement raide, que je ne puis plus remuer les épaules. Quand, au contraire, la douleur se loge dans l'estomac, c'est comme si tout se tordait en moi, et alors je ne puis rien manger du tout. La douleur se fait le plus vivement sentir au derrière de la tête, du côté gauche. Mes pieds ne parviennent plus à se réchauffer. C'est ainsi que ma vie devient de plus en plus misérable, et je ne suis plus à même de remplir les devoirs de ma charge. Les médicaments que j'ai déjà employés m'ont coûté beaucoup d'argent, sans me rendre le moindre service. Depuis au delà d'un an je porte, sur l'avis du médecin, des chemises de laine, ce qui n'a fait que me rendre plus sensible."

Traitement : 1º Mettre 3 fois par semaine, pendant une heure et demie, une chemise de grosse toile, trempée dans une infusion de fleurs de foin ; 2º appliquer 2 fois par semaine un maillot, trempé également dans une décoction chaude de fleurs de foin et descendant depuis les aisselles jusqu'en bas ; 3º se lever de nuit 2 fois par semaine pour se laver entièrement à l'eau froide et se remettre au lit sans s'essuyer. — Après 2 semaines de ce traitement, je prescrivis : 1º de prendre journellement une affusion supérieure et une affusion de genoux ; 2º de se promener chaque jour dans l'eau pendant

2 à 4 minutes et de se donner ensuite du mouvement; de se laver entièrement 2 fois par semaine.

Au bout de 4 semaines notre patient était délivré de son infirmité, mais continuait toujours à prendre 2 demi-bains par semaine.

Le directeur d'une maison d'éducation écrit: „Je souffre constamment de douleurs indicibles aux bras, aux épaules et aux pieds. Tantôt je suis criblé tout entier de rhumatismes, tantôt ce ne sont que des parties individuelles qui souffrent. L'asthme me reste presque toujours; il est parfois si fort que je crains d'étouffer. En outre, j'ai des congestions. Je jouis rarement d'une heure de satisfaction. — J'ai été magnétisé et électrisé, et j'ai employé des médicaments, tout en vain. C'est le traitement par l'eau qui, en 10 jours, m'a enlevé toute douleur, et de mon infirmité je ne sens plus que des traces insignifiantes, que, j'en ai la ferme conviction, de légères applications finiront par emporter complètement.“

Le traitement avait été: 1o chaque jour une affusion supérieure et deux affusions des cuisses; 2o au second jour le manteau espagnol; 3o à partir du quatrième jour un demi-bain au lieu de l'affusion supérieure; 4o un bain de vapeur de la tête par semaine.

Un homme de quarante-six ans raconte: „Je souffre toujours quelque part, soit au flanc droit, soit au haut de l'épaule. La douleur ne reste jamais longtemps à la même place : quand elle se loge dans la tête, je suis pris de vertiges et l'eau me découle de l'œil droit en grande quantité; quand elle se porte dans la jambe, celle-ci se raidit complètement; quand elle s'en prend à ma poitrine, je ne puis presque plus respirer. Je souffre ainsi depuis des années. J'ai parfois trouvé du soulagement, mais jamais la guérison.“

Ce malade fut guéri en 5 semaines par le traitement qui suit: 1o demi-maillot d'une heure et demie, 3 fois par semaine; 2o lotion entière, en sortant du lit, 4 fois par semaine; 3º deux fois affusion supérieure.

Après quinze jours le traitement fut modifié. Le patient prit: 1º chaque jour une affusion supérieure et une affusion des genoux; 2º un demi-maillot et deux lotions totales par semaine.

Pour conserver sa santé, il s'habitua à prendre chaque semaine un demi-bain et deux affusions supérieures avec affusions des genoux.

~~~~~~

CHAPITRE IV.

MALADIES DU TISSU CELLULAIRE.

1º Inflammation en général.

Voici un bambin qui sait à peine marcher; il voit sa mère faire de la lumière. Il se donne toutes les peines du monde pour attraper une allumette, il veut également faire du feu. Le petit malfaiteur y réussit et devient ainsi, avec une simple allumette, l'auteur d'un grand incendie. La maison avec tout ce qui s'y trouve est réduite en cendres.

Des milliers d'hommes reposent en paix au cimetière: il s'était allumé dans leurs corps un débris de matière morbide, et l'étincelle s'était convertie en flamme. Le sang affluait de toutes parts vers la partie échauffée et alimentait le feu. C'était de l'huile sur la braise, la flamme devint un grand incendie. On n'avait peut-être pas pris les bonnes dispositions pour éteindre le feu, et la pauvre demeure de l'âme humaine se consumait misérablement. Des milliers d'animaux périssent ainsi tous les ans, et un nombre d'hommes non moins considérable subit le même sort. Comme cela marche vite parfois! Votre gorge a pris feu quelque part, elle est enflammée. Par hasard un petit vent frais survient, joue le rôle du soufflet de forge et attise le feu; les vaisseaux sanguins fournissent de nouveaux aliments, et en peu d'heures toute la gorge est en flammes. N'est-ce pas ainsi que les choses se passent? Que faire? Que font les hommes quand il y a un incendie? Ils crient au feu et commencent par sauver ce qui est à sauver. Puis ils éloignent, s'il en est temps encore, du foyer de l'incendie tout ce qui pourrait alimenter le feu et ils font marcher la pompe jusqu'à extinction du feu. Comprenons-le et profitons-en.

S'il se déclare en quelque endroit une inflammation, tâchez de refouler au plus tôt l'afflux du sang et de préserver de l'inflammation le sang qui n'est pas encore échauffé. Agissez en même temps sur la partie enflammée, pour diviser et détourner, autant que possible, le sang accumulé dans la fournaise.

Il n'y a pas longtemps; au moment où j'allais m'endormir dans mon lit, le bois se mit à prendre feu dans mon poêle. „Quelle fatalité! me dis-je; la moitié de la nuit sera perdue pour mon sommeil, jusqu'à ce que toute cette masse de bois ait fini de craqueter et de pétiller.“ Mon voisin fut plus avisé. „Ce n'est pas cette crépitation, mais le repos qu'il me faut“, murmura-t-il. Et que fit-il? Il sortit le bois du fourneau, morceau par morceau, et c'en était fait du feu. C'est clair.

Revenons maintenant à l'inflammation de la gorge. Tâtez-vous les pieds, peut-être sont-ils froids comme la glace. C'est souvent le cas. Le sang abonde davantage là où la chaleur est grande. Il a, par conséquent, déserté en quelque sorte les pieds et s'est précipité vers la gorge, foyer de l'incendie. Enveloppez vos pieds dans des linges que vous aurez trempés dans l'eau mêlée d'un peu de vinaigre, et vous ne tarderez pas à ressentir une grande chaleur. Le maillot des pieds attire le sang vers les extrémités inférieures, et voilà une partie du combustible enlevée au feu. Continuez ensuite de détourner toujours le sang de la partie supérieure du corps, et cela au moyen d'un grand linge, que vous tremperez comme le maillot des pieds et que vous appliquerez sur le ventre. Ce linge vient-il à s'échauffer beaucoup, il faut le tremper de nouveau dans l'eau froide, et cela aussi souvent qu'il devient chaud et que la chaleur est forte. Cette seconde application enlève à la gorge menacée plus de combustible que la première ; à présent vous pourrez vous attaquer à la gorge même, qui est le véritable foyer. Plongez un linge dans l'eau la plus froide possible et entourez-en le cou, mais ne laissez pas votre linge devenir trop chaud*, retrempez-le chaque fois qu'il s'est échauffé considérablement.

Si vous le laissez devenir bien chaud, la chaleur se développera de nouveau à la gorge, et le sang, qui a été éloigné ou qui reste encore à éloigner, y affluera derechef et menacera de raviver le feu. Si vous partagez ma manière de voir en ce point, qui a déjà été beaucoup discutée, vous serez bientôt, après une courte pratique, votre meilleur médecin. Vous sentirez, mieux que n'importe qui, d'où le calorique a été chassé et à quel moment il faut renouveler la compresse ou le maillot. C'est sur votre propre sensation que vous réglerez et répéterez les applications d'eau. Le degré de chaleur vous guidera : le thermomètre marque-t-il zéro, c'est-à-dire, le feu est-il éteint, vous resterez tranquille ; si, au contraire, il monte, c'est-à-dire si le feu augmente, vous aurez hâte de recourir de nouveau à l'eau pour éteindre.

2° Abcès.

Les inflammations peuvent se produire non seulement à l'intérieur du corps, mais aussi à la surface extérieure. Elles forment, en particulier, le cortège presque inséparable des différents abcès. Quand il y a un incendie quelque part, le voisinage accourt. Quand le feu est sur un point du corps, ne serait-ce

---

* Mon expérience de 30 ans m'autorise à dire cela. Celui qui laisse les compresses toute la nuit peut constater le lendemain que le mal a empiré, au lieu de diminuer. On aime alors à alléguer la vaine excuse que la compresse avait été mal entourée. Non, la plupart du temps la raison est tout autre. Lisez, pour plus de détails, le chapitre *Maillots du cou.*

que le plus petit, les parties voisines ne restent pas indifférentes. Un globule de sang se hâte d'avertir l'autre; et les curieux, qui affluent, se brûlent les doigts et autre chose encore. Surgit-il sur un membre quelconque, p. ex. sur un orteil, un petit abcès, ne fût-il pas plus gros qu'une lentille, immédiatement on a mal non seulement à l'orteil, mais encore à une partie plus ou moins considérable du pied; parfois la douleur s'étend même jusque dans le haut du corps. Cela me fait l'effet du paysan qui, pendant la nuit, met une allumette en feu: le petit brin de bois projette sa lumière bien loin dans la cour.

Anna a horriblement mal au pouce. On n'y voit pas grand'chose: il est légèrement enflé et un peu plus rouge que les autres doigts. Ce n'est pas seulement au pouce, mais encore sous l'épaule qu'elle éprouve une vive douleur. „Prends garde, bientôt ton corps tout entier ne se trouvera plus bien! Il doit y avoir quelque chose là-dessous.“ Ainsi lui dit son père. Mais oui, il doit y avoir quelque chose là-dessous et là dedans. Naturellement la fille enveloppe soigneusement son pouce* et observe pendant 3 à 6 jours ce qui pourra bien en résulter. Il devient gros, la main aussi se tuméfie, un gros abcès se forme, et elle en éprouve un mouvement spasmodique dans le doigt, dans le bras, dans le corps. Il se passe beaucoup de temps jusqu'à ce que toute la matière puriforme en soit sortie et que le pouce de la main malade soit guéri.

Comment la jeune fille aurait-elle dû soigner son pouce d'après ma méthode? Dès qu'elle remarque que le doigt non lésé lui fait mal, elle doit faire comme sa mère qui, ne voulant pas qu'un tout petit feu de l'âtre prenne de grandes proportions, souffle dessus ou l'éteint à l'aide d'un peu d'eau. Peut-être arrivera-t-elle ainsi à son but.

---

* L'enveloppement tient chaud et chauffe encore davantage. Par là l'affluence du sang à l'endroit enflammé est augmentée, et il se passe du temps jusqu'à ce que tout le sang arrêté au foyer de l'incendie soit converti en pus.

Quand ce n'est pas seulement le doigt, mais aussi la main qui fait mal, alors le feu est plus grand, il a envahi et le doigt et la main. Est-il permis, dans ce cas, de tenir la main sous le tuyau de la fontaine pour calmer et pour éteindre le feu? Pas le moins du monde! Car le mal ne consiste pas seulement dans la chaleur, qu'il s'agit d'éloigner, mais plutôt dans les humeurs morbifiques qu'il faut dissoudre et éliminer. Il faut donc envelopper le doigt et la main dans un linge mouillé d'eau froide, et renouveler ce maillot aussi souvent qu'il devient chaud. Sans doute le doigt sera malade, c'est-à-dire que le pus se fera jour au dehors; mais tout ce que l'emmaillotement aura extrait, n'aura pas besoin de se convertir en pus, et il y a certes une grande différence entre un abcès de la grosseur d'une noisette et un abcès qui a les dimensions d'une noix ou davantage encore.

Si la sensation du malaise s'étend à tout le corps, il faudra prendre tous les jours, pendant un certain temps, le manteau espagnol. L'état général ne tardera pas à s'améliorer.

3° Panaris.

Les gens de la campagne savent raconter beaucoup d'une espèce d'abcès connu sous le nom de *panaris,* qui est une inflammation phlegmoneuse des doigts. Le traitement d'un doigt malade de cette façon nous montre une fois de plus combien les hommes sont aveugles et agissent sottement. Ils s'y prennent avec si peu de bon sens qu'ils paraissent, pour un moment, avoir perdu la raison. Les remèdes qu'on emploie contre le panaris sont les uns plus insensés que les autres; chacun veut connaître un onguent spécifique, et, quand les onguents sont épuisés, on a recours à toutes sortes d'autres moyens cabalistiques. Il y a des gens superstitieux qui, avant toute médication, cherchent à attraper une taupe: car s'ils parviennent à la tenir vivante et à la laisser mourir dans la main, mais seulement entre le pouce et les autres doigts, c'en est fait du panaris. Quand enfin on a assez graissé et frictionné, assez jasé et hâblé, employé tous les remèdes bizarres des commères et des charlatans; quand, après de longues semaines de douleurs inénarrables, le panaris est devenu mûr, qu'il crève, que le pus s'en échappe épais et dur, alors on s'imagine avoir fait merveille. Est-il possible de pousser plus loin la bêtise humaine?

Qu'est-ce donc qu'un panaris? Rien autre chose qu'un grand abcès, qui est à traiter suivant la méthode marquée plus haut. La plupart du temps le panaris se manifeste chez les gens dont le corps renferme beaucoup de matières puriformes. Voilà pourquoi il faut agir non seulement sur le doigt et la main, mais aussi sur l'organisme tout entier. Pour la main et le doigt on emploie le maillot, c'est-à-dire on emmaillote le doigt, à 2, 3 ou 4 tours, d'un linge trempé dans une décoction de prêle des champs, pour obvier à la carie du petit os, tandis que la main et le bras sont enveloppés, à 2 tours, dans un linge mouillé avec une décoction de fleurs de foin ou de choux (ce qui vaut mieux que l'eau pure). Le maillot doit être renouvelé toutes les fois que la chaleur ou les douleurs augmentent. Une action favorable sur le corps tout entier sera exercée, chaque jour, par 1 ou 2 demi-maillots et le manteau espagnol de la durée d'une heure. Quand la première semaine sera passée, les maillots ne seront plus appliqués que tous les 2 ou 3 jours. Quant aux affusions supérieures et inférieures, il faut y aller avec précaution et ne les employer que plus tard comme confortants, quand on aura assez résous et éliminé. Sitôt que le doigt sera mûr, c'est-à-dire quand il devient bleuâtre et mou d'un côté, il ne faudra pas hésiter à l'ouvrir et à le comprimer, et ne pas s'effrayer du sang qui s'écoule avec le pus. Ce sang se convertirait tout de même en pus, et ainsi il n'y a pas de mal que cette élaboration lui soit épargnée et que le doigt soit soulagé pour autant. La peur d'ouvrir trop tôt un abcès est passablement superflue dans le traitement par l'eau (grande propreté); elle est fondée, au contraire, quand on traite par le moyen des onguents.

La guérison du panaris peut être effectuée aussi de la manière suivante, que, pour gagner du temps, j'ai employée souvent: on immerge, 2 ou 3 fois par jour, le doigt et l'avant-bras dans un bain chaud (pas trop chaud) de fleurs de foin pendant une demi-heure, tandis que l'emmaillotement du doigt, du bras et du corps est le même que pour le procédé antérieur.

Le jardinier André avait le pouce de la main droite dans un état horrible. Enormément tuméfié, le doigt tout entier avait perdu le derme, il était comme une masse de chair mortifiée et remplie de pus, et l'os apparaissait en plusieurs endroits. Le médecin avait déjà déclaré que, pour sauver la vie du patient, il faudrait lui amputer la main. Je regardai cette main et je me dis: „Grand Dieu! pussé-je sauver la main à ce malheureux!" J'examinai davantage le cas et je réfléchis: l'os mis à nu (la principale chose pour moi) a une très bonne apparence, il n'est donc pas encore entamé; le pouce, si affreusement enflé et dégoûtant, est comme un cloaque dans lequel le corps déverse ses humeurs corrompues; ces matières âcres augmentent l'enflure, rongent la chair et empoisonnent tout ce qu'elles touchent. Il faut donc que sur le pouce à moitié pourri j'exerce une action plus énergique que sur le corps, afin qu'il cesse de s'empoisonner et de se gangrener soi-même. Après avoir réfléchi, je me mis à agir.

Le pouce et toute la main reçurent des maillots trempés dans une décoction de fleurs de foin et de prêle (les 2 herbes étant infusées ensemble); je renouvelai ces maillots 4 à 5 fois par jour. Le corps malade fut gratifié tous les jours d'un demi-maillot et chaque semaine 3 fois du manteau espagnol. Je fis arroser chaque jour le doigt ulcéré avec de l'eau d'alun très étendue, qui enleva toute cette ordure. Il ne s'était pas passé 4 semaines que déjà le doigt et la main se trouvaient hors de danger : il se forma autour de l'os, qui en réalité n'avait pas la gangrène, une nouvelle masse charnue, en tout semblable au pouce des plus beaux jours de la vie, hormis l'ongle. Le brave homme put de nouveau, comme par le passé, vaquer à ses travaux de jardinier. Il vécut encore de longues années.

4° Cancer.

Une maladie bien fréquente de nos jours, c'est le cancer, qui présente plusieurs formes et plusieurs variétés. Il n'y a presque pas une partie du corps qui ne puisse être rongée par le cancer ou les tumeurs cancéreuses. Quand ce mal a pris de l'extension, je n'ose plus rien faire avec l'eau : le sang et les humeurs sont alors déjà trop altérés.

Le cancer est contagieux, surtout quand dans le sang et les humeurs d'un individu il existe déjà une prédisposition congéniale ou acquise.

Je connais des époux qui ont fait visite à une tante atteinte du cancer à la langue. N'ayant eu le moindre soupçon de cette terrible maladie, ils furent épouvantés tous deux à la vue de ses horribles ravages. Chez la femme, la moitié de la langue prit une enflure morbide dans l'espace de 3 jours ; chez l'homme, la lèvre inférieure s'enflamma et devint ulcérée. „Nous avons gagné le mal“, gémirent-ils en venant chez moi : ils avaient la mort dans l'âme. Après avoir cherché à les encourager et à les dissuader de leur manière de voir, je leur conseillai de bien laver, un jour, à 4 reprises différentes toute la bouche, surtout les parties atteintes, avec de l'eau d'alun ; de répéter la lotion, au second jour, avec de l'eau d'aloès, et de continuer ainsi un certain temps ; en outre, de prendre, tous les 2 jours, un bain de vapeur de la tête et de mettre, alternativement avec le bain de vapeur, un maillot au cou. Les deux personnes furent débarrassées de leur infirmité. Je n'aurais pas cru qu'une grande terreur pût provoquer, par l'effet de la contagion, cette épouvantable maladie. J'appris plus tard qu'un médecin avait réellement déclaré que les deux malheureux avaient gagné le cancer.

J'ai eu plusieurs cas de maladies cancéreuses, soit au début seulement, soit déjà un peu avancées. Tout mon traitement consistait exclusivement à purifier le sang et les humeurs, et je suis arrivé, sans peine, à guérir tous ces cas.

Les régions d'élection du cancer sont principalement la poitrine, les lèvres, les joues, la langue, l'estomac etc.

Parlons dès maintenant du cancer de l'estomac, qu'on rencontre souvent. Mais disons de suite que les vomissements fréquents, la cuisson dans l'estomac etc..., ne sont pas des symptômes certains du cancer stomacal.

Les personnes atteintes de cette infirmité ne doivent absolument rien manger d'aigre; elles doivent saler, poivrer et épicer très peu leurs aliments. Une nourriture très ordinaire et une boisson plus ordinaire encore, surtout le régime lacté, voilà leur meilleur remède.

Au reste, le traitement des petits ulcères extérieurs nous indique la manière de guérir les ulcères dans l'intérieur du corps. Je puis très bien guérir un ulcère, une tumeur, un abcès au doigt, en l'entourant assidûment d'un morceau de linge trempé dans l'eau: cela déterge et guérit. Pourquoi des plaies internes ne devraient-elles pas guérir aussi, si, pendant un certain temps, on absorbe chaque demi-heure une cuillerée d'eau, ou si on se fait préparer une infusion de plantes médicinales pour en prendre une cuillerée par heure ou par demi-heure, au lieu de vider la tasse d'un trait? Faites-en l'essai avec l'infusion d'absinthe et de sauge, séparément ou mélangées à parties égales. Ou bien encore prenez une petite pincée de poudre d'aloès, faites dissoudre dans un quart de litre d'eau et goûtez cette médecine, une cuillerée par heure. Mais, remarquez-le bien, il ne faut se servir de cette dernière médecine que pendant une demi-journée chaque fois et avec des interruptions de 2 ou 3 jours.

Un excellent remède domestique, dont le plus pauvre n'est pas privé, c'est l'eau de choucroute, que vous trouverez dans chaque tinette remplie de choux en tout ou en partie. On mélange une cuillerée de cette eau de choucroute avec 6 à 8 cuillerées d'eau ordinaire, et de ce mélange on prendra une cuillerée par heure. En règle générale cette potion a de l'effet, et, lors même qu'une fois elle n'aurait pas de succès, elle ne sera jamais préjudiciable. Une pareille médecine est toujours plus utile et plus sûre que toutes les drogues plus ou moins empoisonnées. Une infusion de plantain ne serait pas à dédaigner non plus.

Comme moyens externes je recommande aux malades de cette catégorie d'appliquer sur le ventre, pendant une heure et demie ou deux heures, une compresse pliée en 2 ou en 4 et trempée dans une décoction de fleurs de foin, de prêle, de pousses de pin, plutôt que dans l'eau ordinaire.

Si, au contraire, les tumeurs cancéreuses ont pris racine et se sont développées dans l'estomac, il ne faut plus songer à une guérison. L'œuvre de destruction fera alors son chemin et ne se laissera plus arrêter que par la mort.

5° Hydropisie.

Quand la pluie continue de tomber longtemps et que le soleil se montre peu, l'eau finit par ne plus s'infiltrer dans certains terrains et n'est pas absorbée par les rayons solaires. Il se forme alors des flaques et des mares, où l'eau stagnante s'altère, pourrit et exerce finalement une influence peu favorable à la végétation.

Il en est à peu près ainsi dans le corps humain au moment où l'hydropisie va prendre. Cette maladie se développe principalement dans l'organisme

dont le sang et les humeurs sont trop aqueux et
n'ont plus de forces vitales. Or, c'est le sang qui
nourrit tous les organes; il est une source de vie,
où toutes les parties constitutives du corps puisent
ce dont ils ont besoin. Mais un sang malade, semblable à l'eau croupissante du margouillis, ne peut
pas fournir les substances qui donnent de la vie et
des forces. De là la chair mollasse, les vaisseaux
flasques et les obstructions, signes précurseurs de
l'hydropisie.

Les dehors décèlent clairement l'état pathologique; les personnes jeunes paraissent subitement
âgées; un tel, une telle a vite vieilli, comme on
dit; le teint est flétri; les muscles et les nerfs
pendent aux os comme les cordes rompues à l'ins-
trument de musique; en différents endroits, notamment autour des yeux, il se forme des kystes séreux
(poches d'eau). On n'a qu'à toucher la peau du
malade, et on sentira les globules d'eau céder et
se retirer sous le doigt. Le corps tout entier porte
une quantité de ces sacs, comme s'il mendiait du
sang, tandis qu'il ne reçoit que de l'eau.

Il y a plusieurs sortes d'hydropisies. Se produit-il
des obstructions entre la peau et la chair, nous
sommes en présence de l'hydropisie sous-cutanée
(anasarque). Si c'est l'abdomen qui est inondé
dans un ou plusieurs endroits, c'est l'hydropisie du
ventre (ascite). L'épanchement séreux envahit-il le
cœur, on l'appelle *hydropéricarde*, tandis que l'hydropisie de la poitrine (*hydrothorax*) est l'accumulation de sérosité dans une ou dans les deux plèvres
(membranes qui tapissent l'intérieur de la poitrine).

L'hydropisie se déclare volontiers à la suite de
certaines maladies; dans ces cas le malade ne fait
généralement pas long feu. Pour beaucoup de personnes l'hydropisie est la messagère de la mort et
du tombeau; elle est quasiment la dernière lame
qui fait chavirer la barque déjà brisée de la vie.
C'est surtout aux convalescents de la scarlatine
que l'hydropisie s'en prend, si la guérison n'a pas
été complète, s'il est resté des principes virulents

dans le corps, qui n'a pas eu assez de forces pour s'en débarrasser parfaitement. Le corps entier se met alors à se tuméfier.

Si l'hydropisie a déjà fait de grands progrès et atteint un degré élevé, il est rare qu'on puisse espérer la guérison, parce que le sang est trop appauvri. Au début, tant que la décomposition n'est pas encore avancée, on arrive souvent à guérir promptement, en cherchant à évacuer l'eau par des moyens internes et externes. Des exemples feront connaître la méthode d'opérer cette guérison.

Une femme de la campagne, âgée d'environ quarante-huit ans, voit enfler tout son corps ; elle ne peut plus marcher qu'avec peine ; l'affaiblissement est déjà considérable, la respiration pénible. — Je lui conseille de faire macérer du romarin dans le vin et de boire chaque jour 2 verres (un quart de litre en tout) de ce liquide. Ce vin aromatisé réconforta extraordinairement, comme elle disait, la malade, et fit partir beaucoup d'eau. Extérieurement elle employait journellement, plusieurs jours de suite, le demi-maillot, chaque fois pendant une heure et demie, et pendant 4 semaines chaque jour 2 demi-bains, d'une minute chacun, avec lotion du haut du corps. — La paysanne guérit et put de nouveau, sans aucune gêne, vaquer à toutes ses occupations.

Un garçon de douze ans avait eu la scarlatine et, de l'avis de tout le monde, en était guéri. Six semaines après il eut l'hydropisie, tout son corps était gonflé. — Une chemise trempée dans l'eau salée et portée, 3 jours de suite, chaque fois pendant une heure et demie, lui rendit la santé parfaite.

Une femme de cinquante-quatre ans fut prise de l'hydropisie du ventre. Les pieds, les jambes et le corps étaient, comme on me rapportait, extrêmement enflés. — J'ordonnai à la fille de la malade de faire bouillir chaque jour, pendant 3 minutes, **2 pincées de racines d'hièble réduites en poudre et** mélangées avec un demi-litre d'eau, et de lui donner cette décoction, en 2 ou 3 portions, à différents intervalles de la journée. En outre je fis appliquer, pendant une semaine, chaque jour un maillot inférieur de la durée d'une heure. Pendant les 10 jours suivants le maillot ne fut employé que tous les 2 jours, et tous les 3 jours seulement pendant les 2 semaines qui suivirent. — La malade évacua de grandes quantités d'urine et se trouva en parfaite santé après 3 semaines.

J'ai reconnu que dans l'ascite* les racines d'hièble fournissent le meilleur remède interne. Dans l'hydropéricarde et l'hydrothorax, je préfère le romarin. — Comme applications d'eau dans l'hydropéricarde je recommande les compresses supérieures et inférieures 1 fois par jour; pour l'usage interne le vin de romarin, comme il est dit plus haut, à la dose d'un quart de litre par jour.

George, un homme de trente-six ans, vit tout son corps prendre, dans l'espace de huit jours, une distension remarquable. Les pieds, les jambes, les mains, le cou et la tête étaient tuméfiés, et sous la peau se trouvait accumulée une masse d'eau. — Il se revêtit du manteau espagnol pendant 8 jours, 2 fois par jour; pendant les 9 jours suivants 1 fois par jour, et pendant les 10 derniers jours 1 fois seulement tous les 3 jours. „Je suis devenu tout espagnol, disait-il en riant. Le climat n'était pas tout à fait espagnol, mais il m'a fait du bien. Je me sens très bien rétabli.“

Un cabaretier m'écrivit: „Tout mon corps est passablement enflé. Le médecin prétend que j'aurai l'hydropisie. J'ai déjà pris beaucoup de médicaments; mais le mal empire de jour en jour. Ma jambe gauche, surtout la cuisse, a pris une très forte

---

* Les graines du genévrier, infusées et bues sous forme de thé, passent pour un excellent remède domestique. Cette infusion exerce une action bonne, mais toujours faible. L'effet des racines d'hièble est beaucoup plus fort et plus durable.

distension. La jambe droite commence aussi à grossir. La soif me tourmente beaucoup; mais la bière l'augmente davantage, et l'eau ne l'étanche pas non plus. Faut-il que je meure, ou existe-t-il encore un remède pour moi?"

Je lui répondis d'employer le traitement qui suit: 1º Chaque jour 1 affusion supérieure et 1 affusion de genoux; 2º pendant la semaine 3 demi-maillots, durant une heure et demie et le linge plié en 4 ou en 6; 3º chaque nuit une lotion totale, en sortant du lit et en se recouchant sans s'essuyer. — Continuez ce traitement pendant 3 semaines, puis écrivez de nouveau.

Les nouvelles furent très favorables et, pour la suite, je lui ordonnai les applications suivantes: 1º chaque semaine 3 demi-bains, d'une minute chacun; 2º chaque semaine 3 affusions dorsales; 3º le manteau espagnol 2 fois, pendant une heure et demie; 4º tous les jours 1 tasse de thé, à prendre en 3 portions et préparée avec des grains de genièvre pilés et un peu de prêle, le tout cuit pendant 10 minutes.

Six semaines plus tard le malade était complètement remis. Trois mois après la cure, l'aubergiste, qui comptait cinquante ans, m'écrivit qu'il se portait à merveille, le sommeil et l'appétit étant excellents.

N'oublions pas de placer ici une observation importante, puisque c'est précisément à propos de cette maladie que les débutants dans l'hydrothérapie pourraient se tromper et tromper les autres. *Dans l'hydropisie il ne faut jamais employer l'eau chaude,* ni sous forme de bains de vapeur ni sous forme de bains ordinaires. La maladie aurait par là une grande avance, puisque l'eau chaude rend mou et flasque, et que la mollesse et l'indolence des organes offrent le plus de danger dans l'hydropisie. *Les applications d'eau les plus froides sont les meilleures* dans ce cas; seulement il ne faut pas trop les prolonger et ne jamais aller à l'encontre des prescriptions; car, quand le sang est appauvri, la chaleur naturelle est faible.

CHAPITRE V.

MALADIES DE LA PEAU.

Comme membrane d'une texture bien compliquée, la peau jouit de propriétés vitales très actives et est exposée à des maladies aussi nombreuses que variées et complexes.

1° Transpiration.

A. Sueur fétide des pieds. — „Ah! quelle fatalité que cette sueur des pieds, qui depuis si longtemps s'attache à mes pas et me poursuit partout!" Ainsi s'exclament beaucoup de personnes. „Qu'est-ce donc? demande-t-on, — si souvent les pieds tout froids, un picotement, une cuisson, et cette odeur!"

Oui, c'est fatal, mais plus fatales encore sont les suites qu'on provoque la plupart du temps en arrêtant la sueur des pieds. Je connais un homme à qui, pour chasser cette sueur, on a conseillé de laver les pieds à l'eau froide plusieurs fois par jour. Le résultat en fut que la sueur diminua et finit par disparaître complètement. Mais les suites? Une maladie gênante et dangereuse vengea la disparition de la sueur des pieds. Est-ce possible autrement? Quiconque veut faire sortir le renard de son repaire, ne bouchera pas la tanière. Les passereaux siffleraient un pareil chasseur, et les lièvres lui feraient un pied-de-nez!

La sueur des pieds consiste simplement dans les humeurs putrides, qui empestent et putréfient à moitié les vaisseaux où elles sont renfermées. Voilà la raison de cette terrible odeur que fuient les hommes et même les animaux, et qui isole les malheureux qui en sont atteints.

Que faire? Si un vêtement est tombé dans le goudron et répand au loin une mauvaise odeur, on ne s'avisera pas, pour le purifier, de le nettoyer de temps en temps avec une éponge. On fera, au contraire, une bonne lessive, qui le pénétrera d'outre en outre et en éloignera la gluante substance. De même aussi, on ne se rendra maître de la sueur des pieds qu'en expulsant, par une action résolutive et éliminatrice, toutes les humeurs pourries et pourrissantes, à quelque profondeur qu'elles se soient infiltrées. En outre, il faut guérir et fortifier la peau et les vaisseaux, en tant qu'ils ont été altérés.

Le meilleur et le plus sûr traitement consiste à envelopper les deux pieds de linges trempés dans une décoction de fleurs de foin ou de pousses de pin. Ces deux plantes ont une action sanitaire et confortante, et ces fomentations attirent et absorbent les éléments putrides. Prenez 5 ou 6 de ces fomentations en 10 jours ; après cela chaque jour, pendant 2 semaines, un bain de pieds. chaud (montant jusqu'aux mollets et durant 10 minutes) avec triple alternative, suivi chaque fois d'une ablution froide qui ne dure pas plus d'une minute. Dans la suite il suffira d'un maillot de pieds ou d'un bain de pieds (opérations qui viennent d'être mentionnées), une fois par semaine. Quand la sueur aura disparu, on ne saurait mieux faire que de se promener, de temps à autre, pieds nus dans l'herbe mouillée pendant un quart d'heure. Si vous ne le pouvez, alors le soir, avant d'aller vous coucher, arpentez votre chambre nu-pieds pendant quelques minutes. Vous ne pouvez croire combien l'air rafraîchit, réconforte et endurcit les pieds dégagés des bas de laine et jouissant de quelques instants de liberté. *Probatum est!* L'exercice fait le maître.

B. Sueur malsaine. — Il n'y a pas seulement la sueur des pieds qui sente mauvais ; on rencontre parfois aussi une sueur fétide du corps. Un personnage de rang élevé transpirait tellement chaque nuit, qu'au réveil son matelas était trempé, que l'oreiller et la couverture dégouttaient : une croix bien lourde, dont il se lamentait tous les soirs, à l'heure du coucher.

A cette affliction s'associait un autre inconvénient, non moins gênant : malgré tous les soins avec lesquels il s'emmitouflait, notre homme ne pouvait se défaire du catarrhe pendant tout l'hiver. Avec cela la transpiration continuelle ; l'odeur des habits se faisait sentir au loin. Certes, une infirmité bien incommode ! Et puis, que de recettes de la pharmacie !

Dans un cas pareil il ne faut pas songer à une prompte guérison ; il ne peut être question que d'un rétablissement progressif du corps épuisé par tant de sueur, d'une élimination lente des humeurs morbides. Le malade ne doit pas s'impatienter. Le nôtre a prouvé ce dont l'emploi permanent et exact de l'eau est capable. La récompense de sa persévérance fut la santé parfaite. Cela ne me suffit pas, dira un de mes lecteurs ; car, si je me trouvais dans le cas, que devrais-je faire ? Mettez 3 fois par semaine, lui répondrai-je, le manteau espagnol. Si vos occupations ne le permettent pas pendant la journée, mettez-le en guise de chemise de nuit, pendant une heure et demie ou deux heures. Lavez-vous 2 ou 3 fois par semaine ou, si vous avez des insomnies comme notre malade, faites-le 2 ou 3 fois dans la même nuit, en sortant du lit. Si vous étiez en transpiration, lavez-vous d'autant plus énergiquement, mais en toute hâte, recouchez-vous aussitôt sans vous essuyer et couvrez-vous bien. Il serait préférable, si faire se peut, de ne pas dormir dans une chambre entièrement froide. Remarquez-le bien : c'est par le manteau espagnol que vous devez commencer les applications. Quand vous aurez éprouvé son action bienfaisante, la reconnaissance vous obligera — pour votre plus grand avantage — à le prendre au moins une fois par semaine, chaque fois pendant une heure et demie ou deux heures. Si vous ajoutiez une lotion totale par semaine, vous en tireriez également du profit. Je pourrais nommer un grand nombre de personnes qui, ayant déposé le préjugé d'après lequel de pareilles applications ne peuvent faire que du mal, sont devenues les amis de l'eau, après en avoir été les ennemis. Comme le bichon résiste, se met à

gémir et à haleter, quand je vais le jeter à l'eau!
J'ai vu beaucoup de ces héros, qui jadis claquaient
des dents à la vue de l'eau, sont néanmoins devenus
d'excellents nageurs.

C. Sueur abondante. — Il y a des natures qui
transpirent facilement et beaucoup, qui sont tout
mouillées au moindre effort et qui, par conséquent,
abstraction faite de la faiblesse et de la fatigue,
sont très exposées aux catarrhes, aux refroidissements, aux inflammations...

Un employé vint me trouver un jour et dit en
gémissant qu'il ne se portait pas bien, qu'il souffrait d'une respiration très pénible et que les médecins supposaient qu'il avait le foie et les reins
malades. „Pour comble de malheur, ajouta-t-il, je
ne supporte aucune médecine, et je rejette chaque
cuillerée que j'ai absorbée." — „Pour comble de
bonheur, voulez-vous dire, répondis-je à ce patient,
dont les habits sentaient le bouquin de très loin.
Vous êtes en moiteur, n'est-ce pas? le matin à
votre réveil, et vous transpirez beaucoup en marchant." — „Mais oui, d'où savez-vous cela?" répli-
qua-t-il tout étonné. Au lieu de satisfaire sa curio-
sité, je lui donnai le conseil de faire remplir une
baignoire, afin que, rentré chez lui tout couvert de
sueur, il pût se déshabiller rapidement et s'asseoir
dans le bain jusqu'au niveau de l'estomac, en se
lavant vite et ferme le haut du corps. Toute l'opération ne doit pas durer une minute. „Puis, dis-je,
sortez de l'eau, habillez-vous promptement, sans
vous essuyer, et promenez-vous en chambre pendant un quart d'heure." — „Quoi! s'écria le fonctionnaire, vous vous moquez de moi, Monsieur le
Curé! Dieu m'en garde! Cela provoquerait certainement un coup d'apoplexie à l'heure même!
Combien de fois n'ai-je pas été prévenu contre la
moindre humidité et le moindre refroidissement, et
voilà que vous voulez me faire entrer dans une baignoire pleine d'eau froide! N'est-ce pas une amère
dérision?"

Je restai calme; mais il fallut toute mon éloquence pour le persuader de l'innocuité de mon procédé. Je lui dit entre autres choses: „Quand vous rentrez chez vous tout en nage, tellement que l'eau salée vous découle du front et du visage et que vos doigts restent collés les uns aux autres, craignez-vous de vous laver les mains et la figure?“

— „Oh! non: je le fais chaque fois.“

— „Y avez-vous jamais trouvé le moindre inconvénient?“

Il réfléchit un moment, craignant sans doute ma conclusion, et proféra alors un *non* bien catégorique.

— „Eh bien! continuai-je, accordez une fois ce bienfait à tout votre corps en transpiration; promettez-moi de le faire, à tout le moins une fois.“

Après un moment de silence, il me le promit. Quinze jours plus tard je le rencontrai de nouveau.

— „Ah! ça, vous vivez encore? Comment allez-vous?“

— „Je vous suis bien reconnaissant, Monsieur le Curé. Toute peur est partie. Comme cette opération me fait du bien! Pourrai-je la répéter souvent?“

Oui, elle lui a fait du bien: toutes ces misères corporelles lui furent peu à peu enlevées. Il vit encore, approche des quatre-vingts. Si toutes les personnes, à qui j'ai donné le même conseil si bienveillant, avaient été aussi dociles — bien souvent, hélas! on se moque de moi, on me rit au nez — elles auraient échappé à beaucoup de souffrances et vivraient peut-être encore aujourd'hui. La conservation d'un bâtiment n'est pas difficile, pourvu que chaque année on le revoie d'un bout à l'autre et qu'on répare les défauts du toit et des murs. Les caprices de tous les jours, les travers d'esprit, la mauvaise humeur, ce sont des défauts de structure pour notre pauvre personne, et combien de fois par semaine, par mois, par an l'homme ne se trouve-t-il pas dans ces sombres dispositions?

La plupart du temps toutes ces bizarreries ont

leur source dans de petits malaises, dans des embarras intérieurs du corps. Ce sont des lézardes aux murs ou de la mousse sur le toit de la fragile tente de votre âme : cela n'est pas dangereux, mais incommode, et la bonne humeur, la gaîté, le contentement intérieur se perdent bien souvent pour cette raison. D'autres fois ces inconvénients finissent par être préjudiciables au corps et à l'esprit, ils dégoûtent de la vie. La seule et unique application, telle que le susdit fonctionnaire la pratiquait, suffit pour modifier les dispositions de bien des hommes et pour leur rendre la bonne humeur. Plus d'un se moquera de cette observation : mais peu m'importe, cela ne fera pas de tort à la vérité.

Je vais placer ici une autre observation. Il n'y a peut-être rien au monde que beaucoup d'hommes, même des hommes intelligents, redoutent tant que l'emploi de l'eau froide en pleine transpiration. Ce préjugé provient sans doute de ce que telle ou telle personne qui, se trouvant en nage ou s'étant mouillée d'une façon quelconque, s'est exposée à une atmosphère froide ou à un courant d'air, a ruiné sa santé pour toujours. Je l'accorde volontiers ; car, en ce point comme en beaucoup d'autres, ce n'est pas la chose elle-même qui importe seule et en première ligne, mais c'est le *comment* qui est de conséquence, c'est-à-dire la manière dont l'application de l'eau est faite. Voici à ce sujet mes principes basés sur une bien longue expérience :

a) Si on est mouillé soit par la sueur soit par la pluie, il ne faut pas s'exposer au froid ou au courant d'air. On en pâtirait.

b) Si on est sous l'impression du froid, il ne faut rien entreprendre avec l'eau.

c) Si on est trempé par la pluie, il faut changer de vêtements le plus vite possible.

d) Si, au contraire, on transpire, soit à cause d'un état maladif, soit par suite d'une marche ou d'un effort de travail, il est permis de prendre un bain froid ou de se laver entièrement à l'eau froide, mais en y employant aussi peu de temps que pos-

sible, et, sans s'essuyer, il faut mettre des habits
secs et se donner du mouvement jusqu'à ce que la
surface cutanée soit entièrement séchée. Puissent
les esprits les plus rétifs se calmer enfin et comprendre !

2° Eruptions de la peau.

Sous cette dénomination nous entendons tout cet
ensemble de boutons, de pustules, de taches, de
rougeurs qui se forment à la peau et qu'on ne saurait bien définir, mais qui souvent viennent et disparaissent dans l'espace d'une nuit ou d'une journée. On n'y fait point ou peu attention. Parfois cependant ces éruptions peuvent devenir incommodes,
c'est qu'alors elles tourmentent la poitrine, le dos,
les bras, les jambes ou d'autres parties du corps.
On peut avoir à les endurer de longues années,
sans que pour cela on devienne malade ou qu'on
soit gêné sensiblement dans ses occupations. Je
connais des personnes dont l'état mental baissait
toutes les fois que les éruptions disparaissaient.
J'ai même connaissance de 2 cas de folie furieuse,
arrivés à la suite de la cessation subite des éruptions. L'emploi d'un traitement, tel qu'il est marqué
pour les abcès et les dartres, provoqua de nouveau
l'éruption et fit cesser les troubles cérébraux. Ainsi
ces riens ne sont tout de même pas à négliger ;
ils peuvent avoir, si l'on n'y prend garde, surtout
au point de vue de la propreté, de grosses et graves
conséquences. Outre les troubles de l'esprit, il y a
la consomption, la phtisie, les maladies du foie et
des reins et d'autres qui peuvent en naître. Là où
le principe morbide et son virus se logent, ils gâtent,
rongent, détruisent tout.

Si vous êtes molesté de la sorte, je vous con-
seillerai de faire, en temps opportun, alors que vous
ne ressentez encore aucun des susdits effets, chaque
semaine (1 fois tous les 3 jours) quelques légères
applications d'eau. Ce sont d'après l'ordre d'emploi:
les lotions froides entières, le manteau espagnol et

le demi-maillot. Ne vous effrayez pas si après l'une ou l'autre de ces applications les éruptions deviennent plus fortes. C'est une bonne preuve de l'efficacité du remède. Gardez-vous bien de suspendre les applications ; continuez, au contraire, avec d'autant plus de confiance.

Si vous suivez ce conseil, vous éprouverez la vérité de l'adage : la fin couronne l'œuvre, c'est-à-dire la fin du traitement bien appliqué sera la cessation de l'éruption. Que chacun juge, en toute impartialité, s'il vaut mieux employer pour ces sortes de dépurations et d'abstersions les abominables onguents, appelés lait de beauté, baume merveilleux ou autrement, plutôt que l'eau pure et cristalline. Quelle utilité peut-il donc y avoir à toutes ces drogues prônées et annoncées dans presque tous les journaux ? Plus d'un et plus d'une rougiraient de honte, si ses collègues, ses amis ou sa parenté savaient que lui aussi, qu'elle aussi a eu recours au charlatan. Et cependant, je le sais, tout cela ne sert à rien. Le monde a frictionné et le monde frictionnera. *Mundus vult decipi*, ce qui veut dire que le monde continuera à graisser et à frictionner. *Habeat sibi !*

Un cultivateur raconte : „Depuis plus de deux ans j'ai une éruption à la figure et à tout le corps. Parfois l'on voit peu de chose ; mais ensuite cela devient très fort à tel ou tel endroit. Au reste, je me porte bien ; mais si cette éruption devait s'étendre davantage, comme elle menace de le faire, je ne sais ce qui m'adviendra. J'ai usé déjà d'un grand nombre et d'une grande variété de remèdes, tout en vain.‟

Je lui prescrivis le traitement suivant : 1º deux bains chauds à la paille d'avoine par semaine, pendant 15 minutes, suivis chacun d'un bain froid d'une minute ou d'une lotion énergique ; 2º trois fois par semaine une lotion froide entière, pendant la nuit ou au lever ; 3º tous les jours une pincée de poudre blanche, qui est décrite dans la pharmacie. Continuer ainsi pendant 3 ou 4 semaines, puis se laver 1 ou 2 fois par semaine tout le corps ou prendre un demi-bain.

3° Scarlatine.

La fièvre scarlatine fait, chaque année, une ou deux apparitions et de nombreuses victimes. Ordinairement elle s'attaque aux enfants, mais ne ménage pas non plus les grandes personnes. Les prodromes sont: mal de tête, pression exercée sur l'estomac et la poitrine, courbature, alternative de froid et de chaud. Quelque grand que soit le nombre des enfants que cette maladie enlève, le remède cependant n'est pas difficile. La plupart du temps les enfants sont mis hors de danger dans l'espace de 2 jours; pour les adultes, il faut un peu plus de temps. La fièvre scarlatine peut être guérie facilement de deux manières différentes.

Si un enfant, soit qu'on le porte encore sur les bras ou qu'il aille déjà à l'école, présente tous les symptômes de cette maladie, alors plongez une chemise dans l'eau chaude mêlée d'un peu de sel, tordez-la de façon que l'eau n'en dégoutte plus, et mettez-la à l'enfant, qui se trouve au lit. Enveloppez le patient dans une couverture de laine, pour que l'air n'ait aucun accès, et laissez-le tranquillement couché pendant une heure. Puis ôtez la chemise à l'enfant, dont le corps sera semé de rougeurs exanthématiques. Si la chaleur devenait trop forte, lavez l'enfant tout entier, mais promptement, et remettez-le au lit. Dans les cas difficiles, où la chaleur augmente et où le malade devient anxieux, la chemise mouillée peut être mise 2 ou 3 fois en un seul jour, voire même 4 fois. Cela dépend uniquement de la chaleur et de l'intensité de la fièvre. La chaleur et la fièvre diminuent-elles, on peut prolonger les intervalles qui séparent le renouvellement de la chemise trempée. Remarquez que, pour ces applications ultérieures, on emploie toujours l'eau froide mêlée de vinaigre, et qu'il faut soigneusement — mais jamais trop — envelopper et couvrir le malade. La chemise mouillée étant éloignée, on lui met une chemise propre et sèche. Par ce traitement on guérit complètement la scarlatine dans l'espace de 4 ou, tout au plus, de 6 jours.

Intercalons ici une observation. L'enfant a rarement de l'appétit; ne lui imposez pas de manger. (Comme l'éruption perce à l'extérieur, de même aussi elle existe à l'intérieur.) La soif est ordinairement forte. Le meilleur moyen de l'étancher est l'eau, qu'on peut sucrer ou mélanger d'un peu de vin (blanc ou rouge). Les enfants de la campagne préfèrent le lait. Songez au principe : boire peu, mais souvent. Je ne crois pas qu'un enfant traité de cette manière soit enlevé par la mort.

Louis, un garçon de 10 ans, ne peut plus parler, tant la fièvre est intense. La figure est brûlante; il se plaint d'avoir mal partout. Comme la chaleur est forte et l'anxiété grande, on lave Louis une fois par heure, et cela pendant 2 jours. Au troisième jour l'enfant se remet déjà à manger. La lotion n'a plus lieu que 2 fois par jour. Au cinquième jour Louis se sent à son aise; le lendemain il se promène dans la chambre et bientôt après il fréquente de nouveau les autres enfants.

Marie, âgée de vingt ans, ne peut plus marcher, souffre d'un violent mal de tête, se sent fatiguée, les membres brisés. Elle a une toux sèche et une pression terrible à la poitrine. Elle est inquiète, ne sait que faire, ne peut quitter le lit un instant. Elle a un dégoût de toute nourriture, mais elle ne saurait boire assez.

Marie va avoir la scarlatine à un degré très élevé. Que faire? Après chaque heure il faut lui laver énergiquement le dos avec de l'eau froide, dans laquelle on a jeté un peu de sel; de même aussi la poitrine et le ventre. Quand elle est ainsi lotionnée en toute hâte, il faut la couvrir convenablement, pas trop lourdement.

Ces lotions furent continuées pendant 2 jours, tandis qu'elle ne mangeait rien du tout, mais buvait d'autant plus: la gorge brûlait toujours. La scarlatine disparut en laissant des croûtes. La soif diminua. La malade doit, pendant 2 à 4 jours encore, être lavée 2 fois ou, si la chaleur persiste, 3 fois par jour. Marie était quitte de la scarlatine 3 jours plus tard.

Jean, un garçon de treize ans, n'a plus de vie depuis quelques jours, plus d'ardeur au travail; la gaîté d'autrefois a disparu. Voilà que tout d'un coup le corps entier se met à enfler, la tête et les pieds grossissent, le ventre se gonfle d'une façon inquiétante. L'enfant aura l'hydropisie. Que faire? Il s'est relevé de la scarlatine il y a 6 semaines, mais celle-ci n'était pas arrivée à son développement régulier.

Le malade a mis, en 8 jours, 6 fois une chemise trempée dans l'eau chaude salée et s'est fait envelopper chaque fois dans une couverture de laine. Au bout de 10 jours il fut de nouveau gai et bien portant. Disons à cette occasion que, si la fièvre scarlatine n'est pas foncièrement guérie et qu'il reste des éléments morbides dans le corps, l'hydropisie en naît volontiers; mais elle se laisse traiter et extirper par les susdits procédés.

Crescence, une femme de soixante-cinq ans, est alitée depuis 2 jours: elle se plaint d'un violent élancement dans le dos, d'une cuisson et d'un picotement à la poitrine. Parce qu'elle a eu affreusement froid, dit-elle, elle s'est couchée et se sent maintenant toute réchauffée. Elle ne peut pas manger, mais souffre de la soif. — Voici ma recette pour cette malade: „Lavez-lui le dos à l'eau froide une fois par heure pendant le premier jour, tandis qu'elle-même peut se laver la poitrine et le ventre. Le lendemain la même opération n'est plus nécessaire que 4 fois, et au troisième jour 2 lotions suffiront." On se conforma à ma prescription, et la malade sentit, le quatrième jour, un mieux considérable.

Les mêmes opérations furent encore répétées plusieurs fois pendant 3 jours, et la santé était revenue.
La malade a mangé peu, elle a bu de l'eau et du
lait caillé.

Une fille d'environ vingt-quatre ans, très bien
portante jusqu'ici et passablement forte, fut atteinte de la scarlatine. L'éruption augmenta dans
l'espace de huit jours à tel point qu'on a vu rarement des cas pareils. La malade demanda immédiatement à être traitée par l'eau, qui lui inspirait
beaucoup de confiance, d'autant plus que sa sœur
avait été guérie d'une grave maladie par les procédés hydrothérapiques. On lui conseilla de se laver
ou de se faire laver, à chaque heure, le dos, la
poitrine, le ventre, puis les bras et les jambes.
L'intervalle d'une heure lui parut trop long. La
fièvre devint si intense que, plus de 5 jours durant, il fallut réitérer la lotion chaque demi-heure.
La personne n'a presque rien mangé, elle buvait
peu et à petites doses. La fièvre ne fut, malgré
l'emploi très exact de l'eau, vaincue qu'au bout de
10 jours; l'éruption disparut peu à peu, mais il
fallut deux semaines pour refaire entièrement la
santé.

Quel eût été le sort de cette malheureuse, si dans
une fièvre aussi ardente, dans un feu pareil qui
consumait le corps, on n'eût administré, pour l'usage
interne, que des potions par cuillerées? Quel rafraîchissement cela aurait-il produit? Que chacun
réponde soi-même et n'oublie pas que dans une pareille fièvre l'organisme est inactif à l'intérieur. De
cette guérison de la fièvre scarlatine à un si haut
degré on peut conclure à la guérison de cette même
maladie à des degrés moins élevés. L'eau, exactement employée, en délivre sûrement et facilement.

4° Erysipèle.

L'érysipèle est un virus qui s'amasse entre la
peau et la chair et cherche une issue quelque part.

Il peut se manifester à la jambe, au bras, à la tête, ou à toute autre partie du corps. Il est toujours accompagné d'une grande tension, comme si la peau était trop étroite et devait éclater. Parfois il tarde longtemps à se présenter à la surface, et souvent il fait souffrir beaucoup. Quand il se montre, on voit d'abord se former de petites vésicules renfermant un liquide violacé; ces vésicules se multiplient à l'infini, grandes et petites, dont le poison ronge des parties entières de la peau. L'érysipèle peut devenir dangereux et amener la mort, s'il n'arrive pas à se développer à l'extérieur, s'il produit à l'intérieur une intoxication du sang, qui s'étend rapidement, puisque le sang afflue à la partie enflammée. Bien souvent on remarque aussi que l'érysipèle, s'il se développe à l'extérieur, s'éloigne de l'endroit primitif et se loge intérieurement à une autre place. Ces sortes de cas conduisent ordinairement à la mort.

J'ai connu un domestique qui eut un érysipèle au bras. Il n'ajouta pas d'importance à son „petit bobo", comme il disait. L'érysipèle disparut, mais prit place, un peu plus tard, dans le cerveau, et le malade ne tarda pas à succomber.

Je connaissais de même un ecclésiastique qui eut un érysipèle à une jambe. Je ne sais comment il l'a soigné. Mais l'érysipèle disparut, et le patient s'en crut délivré. Or, le parasite reparut bientôt, cette fois à l'arrière-bras. Il disparut de nouveau, mais pour se transporter dans la tête. Après 4 jours l'ecclésiastique était mort.

Tous ceux qui ont observé attentivement cette maladie, auront certainement vu un certain nombre de cas de mort arrivés par suite du manque de soins, parce qu'on a négligé l'érysipèle.

Dans le traitement il faut avant tout bien faire attention, pour que l'érysipèle ne voyage pas. C'est à la partie où il se montre d'abord qu'on doit au plus tôt l'attaquer, pour l'affaiblir et pour extraire les éléments morbifiques. Il faut aussi, autant que possible, empêcher ou diminuer l'afflux du sang.

Si vous avez un érysipèle au pied ou à la jambe,
.prenez un demi-maillot, qui coupera les vivres à la
partie atteinte. Après le demi-maillot, vous enve-
lopperez la jambe, au haut de l'érysipèle (vers le
corps), d'un autre maillot. On peut aussi attaquer
l'érysipèle directement, en trempant un linge usé
et très souple dans l'eau chaude, en couvrant la
partie enflammée et en enveloppant le tout d'un
linge sec ou d'un molleton. Cette fomentation résoud et élimine.

Quelqu'un a-t-il un érysipèle au bras, c'est encore le cas de chercher à détourner le sang par
un demi-maillot; puis il prendra un châle et le
renouvellera plusieurs fois, suivant l'intensité de l'inflammation. Si, au contraire, il s'en prend directement à la partie malade, comme il est dit pour
l'érysipèle de la jambe, personne ne pourra le
blâmer.

L'érysipèle apparaît-il à la tête, la compresse
supérieure fera une énergique révulsion vers le bas
et un maillot de cou diminuera promptement les
éléments érysipélateux. Quand ces applications auront été pratiquées plusieurs fois, on pourra agir
directement sur la partie atteinte, d'abord au moyen
de l'eau chaude et, sitôt qu'une grande portion des
éléments morbifiques aura été détournée (ce que
la diminution de la rougeur et de l'enflure indiquera), au moyen de l'eau froide. Les applications
de l'eau se feront toujours sous forme de compresses ou de maillots.

„Mon mari va avoir un érysipèle à la face: il a
une forte fièvre; toute la figure est enflée et rouge
comme du feu, et sur tous les points de sa surface
apparaissent de petites vésicules. Cela fait pitié de
l'entendre gémir.“ Ainsi se plaignit un jour une
femme. — „Allez vite lui appliquer un châle trempé
dans l'eau chaude, lui répondis-je; après trois quarts
d'heure enlevez ce topique, retrempez-le et appliquez-le de, nouveau. Répétez cette opération 3 fois,
ce qui prendra à peu près 3 heures. Trois ou quatre

heures plus tard, vous tremperez dans l'eau fraîche un linge plié en quatre, vous le tordrez convenablement et vous le lui appliquerez sur le bas-ventre pour une durée de 3 heures ; mais après chaque heure il faut enlever le linge, le replonger dans l'eau et le remettre en place. Au bout des 3 heures, quand la fomentation sera enlevée, vous ferez coucher le malade, pendant 1 heure, sur un drap plié en plusieurs doubles, plongé dans l'eau froide et bien tordu. Ces 3 applications peuvent être ainsi pratiquées tour à tour jusqu'à ce que toute la chaleur soit calmée et que la matière morbide soit éliminée. Quant aux plaques érysipélateuses de la figure, on se contentera, quand la tension de la peau devient trop gênante, de lotions à l'eau tiède. Si la soif est bien grande, l'eau pure ou sucrée sera la meilleure boisson, mais prise à petites doses."

Autre manière de guérir l'érysipèle de la figure : On applique au malade 2 fois par jour le châle, pendant 3 heures chaque fois, mais en renouvelant après chaque heure ; pendant le reste de la journée on lave, chaque fois après trois quarts d'heure, le dos, la poitrine et le ventre, ou bien (ce qui vaudrait mieux) le corps tout entier du malade avec de l'eau mêlée d'un peu de vinaigre, opération qui ne doit jamais durer au delà d'une minute. Si la fièvre baisse considérablement, il suffit d'administrer la lotion toutes les 2 ou 3 heures, plus tard 1 fois seulement par jour. Si l'on s'est servi d'eau chaude avec vinaigre dans les commencements, on pourra prendre plus tard de l'eau froide. Pour les vésicules de la face, on ne doit les laver de temps en temps qu'avec de l'eau tiède.

C'est suivant ces deux méthodes que j'ai déjà guéri beaucoup de personnes de l'érysipèle, sans qu'il en soit résulté un préjudice quelconque.

Joséphine, âgée de vingt-deux ans, très bien portante et vigoureuse, est prise d'une violente fièvre à la suite d'une lassitude subite. A la surface exté-

rieure elle est toute brûlante, à l'intérieur elle éprouve
des frissons, souffre de la soif et manque absolument
d'appétit. Au début, toutes les fois que la chaleur
augmentait, on la lavait avec de l'eau chaude, puis
avec de l'eau froide, sur le corps tout entier, cela
pendant 3 jours. Les frissons cédèrent alors, toute
la tête se gonfla et l'érysipèle apparut d'une façon
excessive : la figure se couvrit de grandes vésicules
et la bouche surtout enfla fortement, — Pendant
4 jours on pratiqua des lotions 6 à 10 fois par jour
et l'on appliqua également le châle 2 fois par jour,
les 2 premières fois à l'état chaud, puis à l'état
froid. Au bout de 3 jours survint une grande sueur,
qui dura 2 jours, et alors Joséphine était guérie;
pendant la période de transpiration on entreprit la
lotion 2 fois par jour. La sueur se déclara de soi-
même, et les lotions la favorisèrent beaucoup. Le
traitement dura 8 jours. La malade n'a pris aucune
potion. Quant à la tête, elle n'a fait, pendant les
3 derniers jours, que se laver la figure 2 fois par
jour avec de l'eau tiède.

Un ecclésiastique de M. m'écrit : „J'étais pris d'un
érysipèle très considérable à la face, sans doute à
la suite d'un refroidissement. La chaleur du corps
était grande, la sueur abondante, la figure excessivement enflée. Dans cet état je me faisais laver
4 ou 5 fois par jour, en pleine transpiration et avec
de l'eau froide, la poitrine, le ventre, le dos et les
bras, parfois aussi les jambes, mais jamais la figure.
Plus tard les lotions furent moins nombreuses. Le
résultat de ce traitement fut très heureux : je m'en
trouvais bien, et la santé fut rétablie. La fièvre était
déjà passée au bout de 4 jours, et dès le 9e jour je
pus de nouveau quitter la chambre. Comme je con-
tinuais encore, pendant quelque temps, à transpirer
durant la nuit, je me levais, me lavais tout le corps
à l'eau froide, mettais une chemise fraîche et me
recouchais aussitôt. J'avais eu dans le temps la
même maladie; mais cette fois-là je ne fus guéri
qu'après 4 semaines de traitement, tandis que cette

fois-ci l'eau me remit sur pieds dans l'espace de 9 jours."

5° Dartres.

Il y a des milliers de personnes qui sont affligées d'affections dartreuses, qu'elles l'avouent ou qu'elles ne l'avouent pas. Les dartres, ces parasites extrêmement incommodes, se glissent volontiers sous les cheveux, sur le dos, la poitrine etc... Elles ne redoutent pas non plus le grand jour et s'attachent comme des sangsues aux bras, aux pieds, surtout dans l'intervalle des doigts. Les affections dartreuses peuvent être un héritage, mais aussi l'effet d'une vie déréglée, d'une mauvaise nourriture et d'une mauvaise boisson, qui gâtent les humeurs.

Il est très grave et très dangereux d'attaquer cet hôte malpropre par des moyens caustiques, servant soit aux lotions ou frictionnements (savon vert etc.), soit à l'usage interne (mercure, arsénic etc...). Il est facile de faire rentrer les dartres, mais alors les suites peuvent devenir très fâcheuses, abstraction faite des ravages que causent à la surface et à l'intérieur de la peau les remèdes caustiques.

Voici ma méthode de guérir les dartres : *A l'extérieur je n'emploie que l'eau tiède* à l'effet d'enlever la crasse ; tout le reste est mauvais et nuisible. Pour l'usage interne je demande *des aliments faciles à digérer,* simples, non recherchés, mais de nature à fournir des humeurs saines et à améliorer les humeurs existantes. Il faut s'abstenir, autant que possible, de tout ce qui est aigre, salé et épicé, et de toute boisson alcoolique ; il y a dans le sang déjà assez de matières âcres. Quant au traitement hydrothérapique, voici : administrez à la tête du malade, au premier jour, un bain de vapeur, et faites-lui prendre le manteau espagnol ; au second jour vient le bain de vapeur des pieds et le maillot inférieur ; au troisième jour, de bon matin, encore le manteau espagnol et, dans l'après-midi, le demi-maillot. Le quatrième jour sera un jour de répit. Au cinquième, le malade

se tiendra au lit et se lavera en toute hâte, toutes
les deux heures, le corps à l'eau froide. S'il était
empêché d'agir ainsi, il pourra se lever, mais devra
alors prendre la lotion 3 fois par jour, matin, midi
et soir, pour se donner ensuite du mouvement ou
se mettre à un travail manuel. Les applications d'eau
diminueront de force et de fréquence au fur et à
mesure que la formation des dartres, c'est-à-dire la
transsudation et l'exhalaison des humeurs morbides,
cessera et qu'une nouvelle peau se formera.

Ajoutons ici une observation : la différence entre
les dartres humides et les dartres sèches n'a pas
d'importance pour le mode du traitement. Je pré-
sume que les deux dénominations désignent une
seule et même chose. Les dartres sèches sont celles
qui sont accompagnées d'un écoulement moins sensible, de sorte que le liquide écoulé se réduit aussitôt
en croûte sur la surface cutanée. Les dartres humides sont celles qui coulent davantage : elles sont
pour ce motif d'autant plus désagréables, dangereuses et difficiles à guérir.

Les suites de dartres refoulées et rentrées (humeurs morbifiques) sont incalculables. Les suites
les plus immédiates sont de graves maladies, qui
amènent la langueur et plus tard la mort; parfois
aussi, ce qui est pire, cette langueur conduit à
l'aliénation mentale, comme l'expérience le prouve.

Un théologien avait à la joue gauche une plaque
ronde, comme tracée au compas. La plaque consistait dans une croûte qui couvrait la chair vive et
s'ouvrait plusieurs fois à l'heure pour laisser écouler
2 ou 3 gouttes de pus. La figure du patient était
pleine; à la tête on remarquait plusieurs petites
pustules. Il avait consulté plusieurs médecins et
employé différents remèdes, mais sans résultat. Je
lui demandai s'il s'était blessé quelque part, et sa
réponse négative, à laquelle il ajouta que l'affection
était venue d'elle-même, me fit tout comprendre.
Le teint pâle et maladif de la figure, plus encore
que l'écoulement d'une masse de pus, acheva de

m'enlever tout doute. La matière virulente provenait du corps.

Il y a quinze ou vingt ans, nombre de personnes établissaient et entretenaient artificiellement des exutoires, appelés communément *cautères* ou *fonticules,* aux bras ou aux jambes. C'était comme des cloaques dans lesquels le corps déversait toutes les humeurs malsaines; c'est pourquoi l'ulcère suppurait toujours. Dans notre cas particulier la nature vigoureuse s'était elle-même creusé une ouverture et l'avait pourvue d'un couvercle.

Pendant 2 semaines le malade dut prendre, tous les 2 jours, un bain de vapeur de la tête et autant de fois un bain de vapeur des pieds; puis vint le tour du demi-maillot et du manteau espagnol, de façon qu'il y eut 2 ou même 3 applications d'eau par jour. A l'intérieur ce fut le thé de sauge, d'absinthe et de menthe qui contribua à amener un prompt succès. Bientôt il se forma sous la croûte une peau nouvelle, preuve bien certaine de la guérison, c'est-à-dire de la complète résolution et élimination de tous les éléments morbides. Au bout de 3 semaines, on pouvait à peine distinguer sur laquelle des deux joues s'était trouvée la plaque.

Une fille de vingt-cinq ans raconte : „J'ai de fortes éruptions à toute la tête, un grand nombre de petites pustules sous les cheveux; mes oreilles sont remplies de grosses écailles et, quand de temps à autre elles tombent, mes oreilles n'ont plus de peau. J'ai par-ci par-là très mal à la tête, tandis que d'autres fois je ne sens rien du tout. Mes yeux brûlent comme du feu, et il s'en échappe la plupart du temps un liquide chassieux. Depuis longtemps je ne puis plus respirer par le nez. J'éprouve sur tout le corps une démangeaison et une brûlure si fortes qu'elles me réveillent souvent pendant la nuit."

Traitement: 1º Dans la semaine deux bains chauds alternatifs à la paille d'avoine : d'abord 15 minutes dans le bain chaud à 30º R., puis une minute dans

l'eau froide ou une lotion froide entière ; 2º deux
bains de vapeur de la tête par semaine, pendant
20 à 25 minutes ; 3º deux lotions entières par semaine ; 4º deux fois par jour 25 gouttes d'absinthe
dans 8 à 10 cuillerées d'eau.

Au bout de 4 semaines les dartres, avec ce qu'il
y avait d'éléments morbides dans tout le corps,
étaient passablement éloignées ; mais pour achever
l'élimination et pour fortifier la nature, on employa
encore 2 autres semaines pour faire la moitié des
susdites applications.

Un négociant assez obèse, âgé d'environ quarante
ans, me raconta ce qui suit :

„Depuis deux ans j'ai de grandes dartres aux
avant-bras et aux mains (les doigts exceptés), ainsi
qu'aux jambes ; j'ai également des taches au dos
et à la poitrine. Cela fait que maintes fois je ne
puis dormir qu'une ou deux heures pendant la nuit.
Au reste, j'ai bon appétit et je suis fort.“

Je lui prescrivis les applications suivantes : 1º Une
lotion entière chaque nuit ; 2º chaque semaine deux
bains alternatifs (28º R.) à la paille d'avoine, pendant une demi-heure, avec lotion entière après
chaque durée de 14 minutes et à la fin du bain ;
3º chaque jour une affusion supérieure, suivie immédiatement d'une affusion des genoux ; 4º chaque
jour deux pincées de poudre blanche.

Au bout de 4 semaines notre homme revint parfaitement guéri ; mais, pour prévenir le mal dans
la suite, il dut se laver nuitamment 2 fois par semaine, et prendre par mois un bain comme ci-dessus. Il me répondit : „Quand même ces applications
ne seraient pas nécessaires, je les pratiquerais
quand même pour conserver la force et la fraîcheur
qu'elles m'ont procurées.“

6º Eczéma-dartre du cuir chevelu.

Une jeune paysanne raconta : „Depuis environ
deux ans j'avais sans cesse des éruptions à la tête,

même sur toute la figure, tantôt plus, tantôt moins ;
sous les cheveux se formaient beaucoup d'abcès,
grands et petits, d'où découlait un liquide âcre.
J'éprouvais fréquemment de fortes démangeaisons
à tout le corps ; à l'intérieur je constatais une chaleur continue.

„Après avoir pris beaucoup de remèdes, surtout
des purgatifs, sans être guérie, j'ai eu recours au
traitement par l'eau, qui m'a complètement rétablie
dans l'espace de 6 semaines, au moyen des applications suivantes : 1º je dus 3 fois par semaine me
lever de nuit, me laver le corps tout entier et me
recoucher immédiatement après ; 2º revêtir 2 fois
par semaine une chemise trempée dans l'eau salée ;
3º administrer chaque semaine un bain de vapeur
à la tête, pour la guérir radicalement et la fortifier ; 4º mettre une fois par semaine la chemise
mouillée et me laver entièrement 1 ou 2 fois par
semaine ; 5º pour l'usage interne je pris 2 fois par
jour 20 gouttes d'extrait de genêt dans un verre
d'eau.“

7º Variole.

La variole est en grand ce que la scarlatine est
en petit. La première est plus infectieuse que la
seconde ; vulgairement appelée petite vérole, elle
est bénigne chez les uns, maligne chez les autres.
Le traitement est le même pour les deux variétés.
L'on dit communément que si la vérole ne sort
pas, le malade en meurt. Il faut par conséquent
mettre tous ses soins à attirer le virus à la surface
de la peau, afin de prévenir le pire des empoi-
sonnements et de provoquer une prompte élimination.

Six personnes malades de la petite vérole bénigne furent guéries par des lotions répétées aussi
souvent que la chaleur devenait très forte et l'angoisse presque insupportable. Au commencement
il fallut opérer toutes les heures, plus tard toutes
les 2 heures, plus tard encore seulement 2 ou 3
fois par jour. Au septième jour les six malades

étaient totalement guéris. Ils n'ont à proprement
parler rien mangé, ce qui vaut mieux ; mais ils ont
bu passablement, ce qui ne peut nuire, à condition
que l'on ne boive que par petites portions. Remarque importante pour tous les malades : boire
beaucoup à la fois n'éteint guère la soif, mais augmente l'angoisse.

Moi-même je m'étonnais souvent combien les
simples lotions attirent toujours la petite vérole à
la surface cutanée. Elle est caractérisée par de petites élevures pointues, surgissant au-dessus de la
peau, à la façon des grenouilles qui sortent la
tête de l'eau. Qu'on lave sans la moindre appréhen-
sion ! Plus on procède vite et exactement, plus les
pustules se développeront rapidement et plus l'humeur purulente sera expulsée promptement. Avant
de pouvoir former des ulcères, le virus est, pour
ainsi dire, enlevé et éloigné par le lavage.

Encore une chose. Procurez au malade le bon
air frais, qu'on lui refusait et qu'on craignait tant
jadis : soignez pour une ouverture, quelque petite
qu'elle soit, pour le laisser pénétrer sans cesse.

La lotion doit se faire en toute hâte, ne jamais
durer au delà d'une minute. De cette façon la petite vérole peut être guérie chez les grandes personnes aussi facilement que la scarlatine chez les
enfants. Remarquez encore que l'application la plus
douce est la meilleure.

Quatre personnes souffraient de la petite vérole.
Elles en furent guéries en se servant, à la place
des lotions, de la chemise mouillée 2 ou 3 fois par
jour. Le manteau espagnol aurait fait le même
service. Au bout d'une heure la chemise était enlevée, pour n'être reprise que lorsque la chaleur et
l'angoisse augmentaient de nouveau, ce qui, dans
les derniers jours, n'arrivait qu'une ou deux fois.
Au bout de huit jours tout le traitement était terminé, et des terribles cicatrices couturées, qui défigurent maint visage pour la vie, on ne vit la
moindre trace.

Frédéric ne peut plus marcher; ses membres sont fatigués et brisés. Sa mine fait peur à voir. Un violent mal de tête et des envies de vomir s'emparent de lui; la poitrine est extrêmement oppressée. — On appelle le médecin. Il déclare reconnaître les symptômes certains de la petite vérole, qui a besoin de 3 jours encore pour se développer; en attendant une purge ne peut pas nuire; quant au reste, il n'y a rien à faire. Frédéric ne fut pas satisfait de cette ordonnance. Comme il avait entendu parler de l'hydrothérapie, il se fit apporter dans la chambre une baignoire, tout près de son lit, et on y mit de l'eau. Après chaque heure il se lève, se met dans le bain et se lave à l'aide d'une grosse serviette; le travail se termine chaque fois en peu de temps, une minute à peine. Dans l'espace de 18 heures le malade s'est baigné 18 fois, n'a rien mangé, s'est contenté de boire de l'eau. Frédéric fut ainsi rétabli et radicalement guéri de sa petite vérole avant que le médecin revînt.

Je viens d'apprendre qu'un de mes amis, fidèle à mes conseils, a guéri en peu de jours, de la même façon, 4 ou 5 personnes qui avaient été prises subitement de la fièvre et qui avaient été en danger d'être atteintes de la petite vérole.

Si la petite vérole, la scarlatine, des maladies éruptives règnent quelque part et qu'il s'en montre quelques symptômes, il ne faut pas tarder à appliquer le traitement. La méthode expectante, pour savoir ce qui va en résulter, est toujours périlleuse : en attendant, le feu se répand et consume les forces. Si on éteint sans retard, on éteint aisément. Attendre quelques jours, c'est s'exposer à venir trop tard.

Sitôt qu'un enfant ou une grande personne se plaint de céphalalgie, d'oppression, de gêne dans la respiration, de toux, en affirmant que son courage et ses forces sont brisés, vous avez autant d'indices qui vous disent que le moment des ap-

plications est arrivé. Même dans le cas où l'on se
tromperait, ces applications ne pourront jamais
porter préjudice.

Je vais répéter ici les règles générales qui se
rapportent au traitement des maladies éruptives :
Les lotions doivent être aussi courtes que possible et s'étendre à tout le corps du sujet.
Après l'application, il faut se couvrir avec soin,
se garantir de l'air extérieur, sans rien exagérer
pourtant. On doit veiller à ce que l'air soit toujours renouvelé (bonne aération), mais éviter de
le faire arriver directement au visage du malade.
Réitérez exactement les lotions toutes les fois
que la chaleur et l'angoisse augmentent.
Ne pressez jamais un malade, surtout pas un
malade gravement atteint, de manger. L'estomac
indiquera par la sensation de la faim le moment
où il sera de nouveau disposé au travail. Il laisse
intacte la nourriture qui lui a été imposée ; celle-ci
gêne et est parfois un grand obstacle à la guérison,
parfois la seule cause d'une rechute.
Quelles sottises ne fait-on point à cet égard, bien
souvent par ignorance, surtout à la campagne ! Un
chacun s'approche du malade et, dans un zèle mal
éclairé, quoique avec la meilleure intention, force le
malade à manger et à boire. L'on apporte au malade toutes sortes de douceurs qui, dans l'état de
maladie, font l'effet du poison. L'on fait des impru-
dences incroyables et l'on commet, sans le savoir,
des crimes contre la santé.
Si l'appétit s'annonce et que le malade demande
du solide ou du liquide, donnez-lui très peu de
nourriture, des aliments simples (peu salés et peu
épicés), adoucissants et faciles à digérer, jamais
jusqu'à entière satiété. Comme accessoires je recommande notamment des fruits bien cuits. De
l'eau, un peu de vin dans l'eau, du lait, voilà ce
qu'il y a de plus bienfaisant. Gardez-vous, pour
approvisionner le malade, d'aller chez le confiseur
ou le pâtissier.

Dans bien des endroits on a commencé à employer l'eau comme remède contre l'épidémie de la variole, malheureusement d'une façon beaucoup trop rude et décourageante. Il serait à désirer que l'emploi de l'eau se répande davantage et que son application devienne plus douce, pleine d'égards ; l'on pourrait sauver ainsi la vie à beaucoup de personnes.* Fondé sur l'expérience que j'ai acquise, j'ose avancer qu'aucun malade atteint de la variole, qui n'a pas une autre maladie encore, n'en mourrait (à peu d'exceptions près). Quand je lis combien de centaines et de milliers d'hommes sont enlevés dans le courant d'une année par cette maladie ou plutôt par les fièvres qui la précèdent et l'accompagnent, je suis saisi chaque fois d'une grande tristesse. Le moyen d'éteindre le feu est là, mais trop souvent on n'en emploie pas une seule goutte pour le calmer et pour l'étouffer. Comprenez-vous ? Puisse la vertu curative de l'eau être enfin reconnue et utilisée !

La guérison de la petite vérole au moyen de l'eau a encore l'avantage particulier que le virus ne pénètre jamais profondément ; voilà pourquoi, après ce traitement, les cicatrices caractéristiques de la vilaine maladie ne défigurent jamais le visage pour toute la vie.

Les lotions, que nous avons prescrites dans les cas ci-dessus, peuvent être remplacées par le manteau espagnol, que l'on met 2 fois par jour, 3 fois dans les grandes fièvres, chaque fois pendant une heure ou une heure et demie. Il ne faut jamais oublier, après chaque application, de laver soigneusement le linge, parce qu'il contient chaque fois une quantité de matières morbides.

Une autre application, qu'on peut employer aussi, consiste, après que le patient s'est mis au lit, à

---

* L'on brise la force du taureau le plus furieux par un petit anneau qu'on lui met aux narines : on peut le mener où l'on veut. L'application d'eau la plus modérée ressemble à l'anneau que l'on insère, pour ainsi dire, dans les narines de la maladie la plus dangereuse.

tremper dans l'eau un gros linge plié en double, à l'appliquer sur la poitrine et le bas-ventre, en forme de compresse supérieure, et à faire suivre ensuite, de la même manière, la compresse inférieure. En cas de forte chaleur, on peut répéter cette application 2 ou 3 fois dans l'espace d'une demi-journée.

8° Vaccination (effets de la).

Un paysan bavarois vint me raconter : „J'ai à la maison un enfant dont le corps est tout enflé. Les pieds sont très gros, le ventre a le double de la circonférence qu'il devrait avoir ; la tête, comme le haut du corps, tout est gonflé. Voilà 9 mois que le petit n'est plus bien portant, et le mal empire de jour en jour. Il lui arrive par-ci par-là de petits abcès qui s'ouvrent promptement et se referment tout aussitôt ; puis je vois en venir d'autres en des endroits différents. J'ai consulté trois médecins à Munich et d'autres ailleurs, et j'ai cherché du secours partout où je pensais en trouver, toujours en vain."

J'ai donné à ce paysan les conseils suivants : Faites bouillir des fleurs de foin pendant une demi-heure, trempez dans la décoction une chemise en toile, tordez-la, revêtez-en votre enfant, envelop-pez-le dans une couverture de laine et laissez-le dans ce maillot pendant une heure et demie. Re-nouvelez cette opération 2 fois par jour. Tous les 3 jours vous donnerez à votre enfant un bain chaud, en y laissant une grande quantité de fleurs de foin. Le bain doit avoir une température assez élevée pour que l'enfant y aille avec plaisir et y reste volontiers pendant 25 à 30 minutes.

Après quinze jours de ce traitement l'enfant se trouva passablement rétabli, fut gai et prit de l'ap-pétit. Les applications ultérieures furent : tous les 3 jours un maillot, comme ci-dessus, pendant une heure ; le 4e jour un bain chaud, au sortir duquel une ferme et rapide lotion. — L'on procéda ainsi pendant 10 à 15 jours, et l'enfant était guéri.

Un monsieur raconte: „Je n'ai jamais été malade de ma vie. Il y a dix ans, la petite vérole sévissant dans mon entourage, je me fis vacciner comme bien d'autres. Le vaccin ne fit pas d'effet, mais la place de l'inoculation au bras droit resta toujours un peu rougie, et à l'entour se produisit un petit exanthème. Pendant huit ans je remarquais seulement que l'endroit enflammé s'agrandissait, et maintenant, après dix ans, cet humide herpès m'incommode tellement que je ne trouve aucun repos pendant des nuits entières. Il se développe tantôt à un bras, tantôt à l'autre, et la même alternative a lieu aussi aux pieds. J'ai employé beaucoup de remèdes, sur la surface cutanée les onguents du plus fort poison, et à l'intérieur une quantité de médicaments, tout sans résultat."

Traitement: Il est sûr que, dans ce cas, le sang et les humeurs sont viciés; celles-ci se font jour par les éruptions. Il faut donc agir sur le corps tout entier, résoudre et éliminer tout ce qu'il y a de morbide dans le sang et les humeurs. Donc: 1º 3 fois par semaine se lever la nuit, se laver tout le corps et se recoucher sans s'essuyer; — 2º bien lotionner chaque jour 2 ou 3 fois les parties affectées avec une décoction de fenugrec (en place du fenugrec, on peut se servir avec avantage d'aloès dissous dans l'eau chaude, sur un litre d'eau une petite cuillerée d'aloès); — 3º mettre 2 fois par semaine le manteau espagnol.

Quand ce traitement aura duré 2 à 3 semaines, on se contentera, à l'avenir, d'un bain chaud suivi d'un bain froid, à prendre tous les huit ou tous les quinze jours. Il serait bon, pendant cette cure, de prendre tous les jours 2 fois une infusion d'absinthe, à la dose de 3 à 4 cuillerées.

9º Gale.

La gale, une infirmité abhorrée, peut exercer beaucoup de ravages à l'extérieur et à l'intérieur du corps. Il est surtout déplorable que, pour se débarrasser de cet hôte malfaisant, on ait souvent recours à des moyens qui, au lieu de guérir, font beaucoup de tort et réduisent le corps maltraité à l'état le plus pitoyable. Qui pourrait nommer tous ces onguents graisseux, préparés avec du soufre, de l'eau-de-vie et je ne sais quoi encore? Ces dégoûtantes pommades réussissent tout au plus à fermer radicalement les pores, à empêcher par la crasse la transpiration si nécessaire au bien-être de l'organisme, à refouler la sueur et l'évaporation dans le corps, à empoisonner ainsi le sang et les humeurs et à provoquer de graves maladies, parfois la mort. Cela n'est pas exagéré; c'est désolant, quand on sait avec quelle facilité et promptitude on pourrait, sans aucun danger, guérir la gale.

Un homme de vingt-huit ans, bien constitué, vint un jour implorer mon secours. Son aspect me fit aussitôt songer à une planche vermoulue d'outre en outre. Il n'avait trouvé la guérison nulle part. On ne savait au juste ce qui lui manquait. Je lui demandai, s'il n'avait jamais eu la gale. Il répondit affirmativement et ajouta: „Mais elle fut guérie en 3 jours." Ce n'est pas ainsi que je veux guérir, moi; Dieu m'en garde!

C'est justement dans ces maladies dégoûtantes qui, plus que toutes les autres, permettent de conclure à une intoxication qu'il faut appliquer le principe suivant: Ce qu'il y a de trop dans le corps doit en être expulsé. Faire le contraire, ce serait à peu près comme si on cultivait la vermine dans les habits et les cheveux, l'escarbot dans les parterres, les souris dans le champ. C'est d'après le susdit principe que se règlent les applications propres à attirer à la surface et à éliminer ce qu'il y a de morbide dans le corps, en même temps qu'elles fortifient l'organisme pour s'en faire un aide puissant.

Notre malade prit tout d'abord, à 3 jours consécutifs, un bain-chaud (33° R.) fait d'une décoction de pousses de pin*, avec 3 alternatives. L'usage

---

* L'extrait des acicules de pin serait bon aussi. Moi, comme tout paysan et les pauvres gens, je me contente des pousses de pin, qu'on a facilement à sa disposition.

du savon lui rendit d'excellents services, pour ouvrir les pores et éloigner la crasse. Il faut une bonne fois nommer les choses par leurs noms, quand même — je n'en puis rien — certains nerfs en sont désagréablement affectés. Aux bains s'ajoutaient encore, dans la première semaine, des lotions totales de nuit, en dehors du lit, et un quatrième bain chaud avec ablution froide, afin de fortifier; dans la seconde semaine un bain chaud avec ablution froide, et un demi-bain froid avec lotion de la partie supérieure du corps; dans la troisième semaine un bain froid entier; dans la suite quelques bains chauds par mois. Si le rétablissement devait tarder on pourrait continuer à pratiquer les deux dernières applications. Même un bain chaud par semaine ne pourrait que produire de bons résultats.

Au bout de 6 semaines, le malheureux était guéri et put enfin choisir une profession. La forte santé se maintient, il n'a plus senti la moindre atteinte du mal qui l'avait tourmenté jadis. Voilà comment on traite la gale rentrée.

Si l'on se trouve extérieurement atteint de la gale, il faut prendre un bain chaud à 33 ou 34° R. et se frotter vigoureusement avec du savon, de préférence avec du savon vert, qu'on peut se procurer dans toute pharmacie. Après 15 minutes de bain, il est temps de se laver avec de l'eau pure (froide ou chaude) et avec du savon de toilette. Si le malade pouvait s'immerger sur-le-champ dans un second bain chaud, différent du premier, et faire succéder de nouveau la lotion (chaude ou froide), il en ressentirait d'excellents effets.

Comme la gale est excessivement contagieuse et se communique par le linge, les vêtements etc..., il est important, après les bains, de changer le linge du corps, les vêtements et les draps de lit. Autrement toutes les applications seraient inutiles.

De cette manière on peut guérir la gale en 3 ou 4 jours.

10° Brûlures.

L'incendie s'est déclaré dans la demeure d'un paysan. Le propriétaire, occupé à sauver ses effets, tomba dans le feu et se brûla tellement les mains et le visage, qu'il en était tout à fait défiguré. Le médecin lui appliqua des emplâtres sur les endroits endommagés, notamment sur le cuir chevelu totalement dévasté. La peau et la chair se détachèrent des doigts et de l'avant-bras. Désespéré et souffrant horriblement, le malheureux appelait la mort, tandis que le médecin déclarait la guérison impossible.

Le hasard voulut que le curé de la paroisse fût justement absent. Je le remplaçai pendant 3 jours, ce qui m'amena auprès du malheureux. Il me fit pitié et je cherchai le moyen de le soulager au moins un peu, afin qu'il pût mourir tranquillement. Je fis donc éloigner tous ces petits et raides emplâtres, je préparai à la hâte, en agitant avec une plume, une marmelade composée de blanc d'œufs, d'huile de lin et de crème aigre, et j'appliquai, pour couper l'accès à l'air extérieur, une épaisse couche de cet onguent sur les parties endolories. Puis je mis dessus de vieux morceaux de toile, usés, bien mous et trempés dans l'eau froide; enfin je couvris soigneusement le tout d'un linge sec. Après chaque intervalle de deux heures, le linge sec fut soulevé avec précaution et le linge humide, au moyen d'une éponge, de nouveau humecté doucement, mais abondamment, pour l'empêcher de sécher et de s'attacher à la peau. Matin et soir on enlevait tout l'appareil, pour ajouter en toute hâte de la nouvelle bouillie à la vieille. On a de la peine à croire combien il fallut peu de temps pour le rétablissement du jeune père de famille. Dès la première application je conçus de l'espoir, sans rien dire toutefois : car dès le premier quart d'heure les affreuses douleurs baissèrent un peu, et les convulsions si dangereuses, dont l'imminence s'annonçait déjà par les palpitations inquiétantes de tout le corps, ne se déclarèrent pas. — Pour l'usage interne je fis donner deux fois par jour une cuillerée d'huile d'olive, qui rafraîchit. L'huile à salade aurait fait le même service. Sous l'onguent se forma bientôt une peau nouvelle. L'extrême propreté — après les premières journées de souffrance on lavait journellement plusieurs fois les plaies avec de l'eau tiède, pour les déterger et en éloigner toutes les matières puriformes — contribua pour sa part à la guérison. Après quinze jours le paysan se trouva presque remis. Le médecin lui-même déclara qu'il regardait ce retour à la santé presque comme un miracle : il n'aurait jamais cru à la possibilité de guérir de si énormes brûlures.

Un domestique se brûla horriblement le haut du corps à une flamme d'alcool, si bien que l'un des bras, la moitié de la poitrine et un côté de la tête étaient tout couverts de plaques noires, jaunes et rouges, et que la peau se laissait enlever partout. L'aspect était affreux, et le malheureux souffrait des douleurs désespérantes. Le même traitement, indiqué dans le cas précédent, le sauva : au bout de 4 semaines il put retourner à son travail.

Soustraire les parties brûlées à l'air extérieur, maintenir les compresses à l'état humide, renouveler l'onguent réfrigératif, observer une grande propreté, voilà les conditions essentielles de la guérison sûre et rapide des brûlures.

Comme remède domestique contre les brûlures superficielles — c'est spécialement important pour les cuisiniers et les cuisinières — on a en première ligne la choucroute et le liquide contenu dans la tinette. La choucroute est appliquée toute fraîche sur la partie brûlée, tandis que l'eau de la tinette sert à mouiller la compresse. Si le liquide de la tinette à choucroute est trop âcre et mordicant, on pourra l'étendre avec de l'eau ordinaire. Certaines personnes donnent la préférence aux pommes de terre, qu'elles râpent et appliquent sous forme de cataplasme; il y en a qui aiment mieux l'huile de lin ou d'autres huiles, qu'elles appliquent et recouvrent d'un plumasseau d'ouate. Tous ces petits moyens sont bons.

Une personne occupée à la cuisine eut le malheur de se brûler, avec de l'eau bouillante et au feu qui s'élevait en flammes, une main et un bras jusqu'au coude. Le médecin accourut immédiatement; mais, malgré tous ses soins, il ne put guérir la plaie. Après bon nombre de semaines la personne eut recours aux moyens que je viens d'indiquer: ils calmèrent les douleurs dès le premier jour et amenèrent peu à peu la guérison.

Traitement: 1° toute la partie brûlée fut recouverte d'une couche épaisse d'onguent composé du blanc de l'œuf et d'huile, puis bandée avec un linge humide; dans les premiers temps l'appareil fut renouvelé deux fois par jour. 2° Ce qu'il y avait de mortifié, de gangrené et de puriforme fut résous et éliminé par une application de fleurs de foin renflées. Il se forma, pendant la guérison, plusieurs abcès, qui furent traités par une décoction de fenugrec. Ce sont ces moyens, employés alternativement, qui sauvèrent une main qu'on avait regardée comme perdue.

11° Ulcères et phlegmons aux pieds et aux jambes.

Un pauvre journalier avait durant des mois une jambe ulcérée, l'ulcère mesurant la longueur d'un doigt et une largeur de 2 à 3 doigts. Il se trouvait encore à la fleur de l'âge, mais souffrait presque toujours de grandes douleurs et ne pouvait que rarement dormir quelques heures. Il avait le teint très malade, et tout courage lui était tombé. Je lui conseillai d'appliquer sur les parties lésées du fenugrec cuit et étendu sur un morceau de linge, en forme d'emplâtre, de recouvrir celui-ci, depuis le haut de la cheville jusqu'au-dessus des mollets, par des feuilles fraîches de tussilage et de mettre les bas par-dessus. Tous les matins et tous les soirs il dut renouveler l'emplâtre et les feuilles et prendre en outre, toutes les deux heures, 2 cuillerées d'une infusion de fenugrec. Avec cela il put, sans interruption, vaquer à ses occupations. Au bout de deux semaines les deux tiers de la plaie étaient guéris, et notre homme avait le teint sain et frais, ne ressentant plus de douleurs et pouvant bien dormir. Trois semaines plus tard la jambe était totalement guérie. Pour prendre le fenugrec sous forme de tisane, on en met une petite cuillerée dans une chopine d'eau, on fait cuire une minute, on décante et on en fait usage par cuillerées. Cette potion enlève la chaleur intérieure et exerce son action curative *ab intus.*

Un fonctionnaire se plaint d'une jambe ouverte depuis longtemps, qui le gêne extrêmement dans ses occupations. „La plaie au-dessous du mollet, dit-il, est considérable et il en découle journellement beaucoup de pus; ce qui me paraît encore plus effrayant que la plaie et l'inflammation, c'est la couleur de la jambe, qui est tout à fait livide. J'ai consulté plusieurs médecins, qui, entre autres choses, me firent boire beaucoup d'eau minérale. Tout fut inutile.“

Cet homme, âgé d'environ 45 ans, a une forte constitution, une prédisposition à l'obésité, le teint assez cramoisi; je reconnus immédiatement le buveur de bière. Les coins des yeux étaient troubles, les yeux eux-mêmes un peu jaunes, les oreilles très foncées. Je lui demande si, pour le reste, il se porte bien. Il répondit: „Il ne me manque absolument rien, j'ai le meilleur appétit possible, je ne suis pas un buveur, mais volontiers je bois 2 à 4 verres de bière par jour. Mon mal est localisé, c'est un de ces ulcères cutanés qu'on rencontre si souvent.“

Tous les malades de cette catégorie (l'exception est aussi rare que le corbeau blanc) ne se plaignent jamais que de douleur à la partie suppurante et

trouvent qu'il faudrait la faire cicatriser pour guérir.
C'est le procédé contraire qui est le meilleur. Gué-
rissez d'abord le corps, éliminez-en toutes les humeurs morbides, et l'embouchure du cloaque, la
plaie de la jambe, se fermera d'elle-même. En effet,
il n'y a pas, à mon sens, d'aveuglement plus funeste et de sottise plus nuisible que de vouloir
guérir un ulcère, de fermer une porte par laquelle
seule l'organisme malade peut encore trouver son
salut. Dans les montagnes les eaux se ramassent,
puis font une brèche et donnent naissance à une
source limpide. Il en est de même dans plus d'un
corps : les humeurs morbides affluent vers un point,
s'y accumulent et s'y pressent jusqu'à ce qu'il en
résulte une rupture à la peau. La nature elle-
même indique comment elle peut et veut pourvoir.
Nous lui lions, pour ainsi dire, mains et pieds ;
par nos onguents nous lui fermons les chemins
par lesquels le secours doit venir. Étonnez-vous
alors, si tout cela aboutit à la catastrophe !

Je conseillai au fonctionnaire de prendre tous les
jours, durant une quinzaine, un maillot inférieur
pendant une heure et demie, de se laver énergiquement le haut du corps 2 fois par jour et d'administrer à sa tête un bain de vapeur de la durée
de 20 minutes, 1 fois par semaine. Ces applications
devaient purifier le corps et le rendre en même
temps assez fort pour éliminer les humeurs mauvaises. Au bout de quinze jours, le malade revint ;
ses premières paroles furent : „J'ai dit dernière-
ment que je n'étais pas malade ; à présent je sais
que j'étais très malade. Je ne pouvais plus monter
les escaliers qu'avec peine, tellement la respiration
était pénible. J'étais sans cesse boursouflé d'une
façon extraordinaire. Lorsque, plein d'anxiété, j'en
parlai au médecin, il me fit remarquer que j'avan-
çais peu à peu en âge. A présent je me sens tout
autre, je suis rajeuni. La respiration est facile et
je me sens à l'aise. La morosité m'abîmait jadis, à
présent je suis de nouveau gai et j'ai plus d'appétit que jamais. Qu'on ne m'ait pas dit cela plus

tôt! Dans ces quinze jours j'ai évacué une quantité énorme d'urine, et mon corps, surtout l'abdomen, est extrêmement allégé; déjà les douleurs de la jambe diminuent et l'ulcère semble également se cicatriser. Que dois-je faire pour guérir la jambe complètement!"

L'employé prit dans la suite 2 maillots inférieurs par semaine, de la durée d'une demi-heure chacun, et une puissante affusion supérieure par jour. Quant au pied, il y appliqua 3 ou 4 fois par jour un morceau de linge mouillé dans l'eau tiède; en dehors de cela il ne dut absolument rien faire pour la jambe. Une fois que la source n'est plus alimentée, elle tarira et l'écoulement cessera de soi-même. Deux semaines après, le fonctionnaire revint tout joyeux: le corps sain avait de nouveau une jambe saine. Depuis lors il n'a jamais cessé de louer la vertu curative de l'eau. Une personne guérie d'une pareille infirmité doit — cela est très important — continuer un certain temps de prendre l'une ou l'autre des applications bienfaisantes, pour empêcher l'accumulation de nouveaux éléments morbides. Elle n'a qu'à choisir parmi celles dont elle s'est trouvée le mieux.

Agathe avait mal depuis des années à une jambe, qui s'ouvrait de temps en temps, pour se refermer ensuite d'elle-même. Je ne dirai plus rien des inévitables onguents, cela ne ferait que me fâcher. Un médecin promit la guérison à la malade, pourvu qu'elle voulût se soumettre fidèlement à ses prescriptions. La jambe fut placée de telle manière qu'elle se trouva dans une position plus élevée que le ventre. Les douleurs cessèrent presque instantanément. On appliqua sur la plaie je ne sais quoi, et on pansa. La malade sentit un mieux considérable, plus de douleur au membre malade, la guérison faisait de grands progrès. La plaie se ferma. Tout à coup Agathe sentit une lourdeur dans la tête, un peu de vertige; toutefois elle n'y attacha guère d'importance. Dans la nuit cependant elle fut prise d'une telle prostration que le médecin, appelé en toute hâte, déclara qu'un marasme foudroyant avait envahi la malade, qui s'en allait rapidement. A minuit elle dut encore être administrée. Elle resta pendant 5 jours sans mouvement, sans connaissance, respirant péniblement. Au sixième jour la présence d'esprit se rétablit, elle put articuler quelques mots. Spontanément elle entoura elle-même de maillots humides son corps et sa jambe malade. Le lendemain la jambe se mit à enfler considérablement et commença à faire mal. Mais la tête s'en trouva d'autant mieux. Agathe remit courageusement les maillots sur le ventre et sur la jambe. Celle-ci s'enflamma vivement et au bout de 5 jours la plaie se rouvrit. Agathe fut traitée par l'eau, comme je l'ai décrit plus haut, et revint à sa santé d'autrefois.

Mais que signifiait donc la crise par laquelle elle a dû passer? Ce n'était pas du tout un marasme. Le gamin qui se met sur sa tête y fait affluer le sang. Les humeurs, détournées du pied (par la position élevée) et poussées vers le haut, montèrent à la poitrine et à la tête et occasionnèrent le fatal accès. Les maillots les ramenèrent dans les régions inférieures, l'eau rouvrit la plaie, et les éléments morbides, en retrouvant leur ancienne issue, laissèrent la poitrine respirer librement et la tête jouir de ses facultés.

Prenez garde à tout cela, si vous êtes affligé de pareilles infirmités! Je le sais bien, beaucoup de médecins de la nouvelle école jugent différemment. Ils tiennent à leurs idées; quant à moi, je ferai de même, je tiendrai aux miennes. Toute solution de continuité à la peau, que la nature s'est creusée elle-même pour expulser ce qui est superflu et malsain, je l'appelle, aussi longtemps qu'elle suppure, une assurance sur la santé et la vie. Qui ne connaît nombre de cas où les gens sont morts rapidement après que des plaies aux jambes s'étaient fermées? Qui ne sait que, si un ulcère pareil vient à se cicatriser dans la vieillesse, la mort n'est plus bien loin? Dans une lettre, que j'ai sous les yeux, je lis textuellement: „Mon mal de jambes reprend. Depuis qu'il est revenu, je suis quitte des douleurs rhumatismales à la tête et aux dents, dont je souffrais horriblement il y a quinze jours. J'ai toujours l'une ou l'autre partie de mon corps en souffrance. Chez moi domine un double mal: j'éprouve de violentes douleurs tantôt dans le corps, surtout aux dents, tantôt aux jambes, si bien que je ne saurais dire lequel des deux est le plus atroce. De plus, si l'un de ces deux maux ne se développe pas avec une force et une intensité considérables, je ne me trouve pas bien dans tout le corps.“ Voilà cette communication.

De même que le mercure dans le baromètre monte et descend, ainsi il y a des maladies qui changent de siège, qui se déplacent d'un endroit du corps à l'autre. La goutte et l'érysipèle sont de ces parasites ambulants, auxquels s'associe l'infirmité en question. Celle-ci toutefois ne se trahit pas au dehors, comme la goutte et l'érysipèle, mais voyage à l'intérieur par des chemins secrets.

C'est par une triple attaque qu'il faut procéder contre ces ennemis perfides.

Dans notre cas particulier le demi-maillot attaque les tirailleurs, c'est-à-dire il emporte tous les matériaux qui voyagent de la tête aux pieds ou des pieds à la tête. Employé fréquemment, il les élimine et leur enlève ainsi la possibilité de circuler dans le corps. En seconde ligne, il agit également sur la partie souffrante, parce qu'il saisit au passage les éléments qui en viennent et qu'il les empêche d'y retourner. Le bain de vapeur des pieds, suivi de l'affusion inférieure, se prend à l'une des ailes de l'ennemi, à l'ulcère même, sur lequel il exerce une action résolutive et éliminatrice. Les lotions froides, ou, à leur défaut, le manteau espagnol, dressent les batteries contre le centre, contre le corps tout entier; mais c'est pour lui rendre des services d'ami. Les lotions fortifient le corps, pour qu'il puisse contribuer à une rapide guérison.

Les applications d'eau seraient donc à pratiquer dans l'ordre suivant : le demi-maillot, deux lotions entières dans la même nuit, puis encore le demi-maillot, le bain de vapeur des pieds et enfin le manteau espagnol. Comme armée auxiliaire à l'intérieur, on prendra une tisane de centaurée, de sauge et de menthe. Les deux premières herbes sont des dépuratifs, la menthe avec son principe amer vient en aide au suc gastrique.

Je vais citer encore deux autres méthodes de guérir les ulcères aux jambes et aux pieds : la première pourra peut-être rendre service à plus d'un paysan, à l'homme du peuple, qui n'est pas organisé pour les bains ; la seconde conviendra même au monde distingué.

Un petit paysan bien nourri, d'un air malin et clignant des yeux, vint me dire : „Monsieur le Curé, j'ai aussi un ulcère à la jambe ; n'avez-vous pas également pour moi un petit filet d'eau?“ — „Mais si, mon cher ami, lui répondis-je. Faites ce que je vais vous dire : rentrez chez vous et étendez sur votre lit un tapis de laine ou un très gros drap. Puis cherchez parmi vos sacs à blé le plus vieux, le plus usé et partant le moins raide. Plongez-le hardiment dans l'eau froide, tordez-le un peu et entrez-y dans le costume d'Adam, ou, si vous préférez, revêtez-vous du sac comme d'un élégant pantalon. Après cela sautez vite sur votre couche et couvrez-vous chaudement de la couverture de laine ou du drap grossier et du lit de plumes.“ Les yeux clignotants devinrent grands comme des roues de charrue et se mouillèrent déjà, rien que par horreur de l'eau : le brave homme eut la chair de poule. „Et cela, continua la sévère sentence, pour le premier essai, 1 fois par jour pendant une semaine ; le séjour dans le sac durera chaque fois 2 heures.“

L'homme des champs partit en suant; néanmoins il fit ce que je lui avais dit. Dans l'espace de 50 jours il pratiqua 25 fois l'opération singulière du sac, et sa jambe fut rétablie. Il tressaillait de joie, moins d'avoir sa jambe guérie, que d'avoir retrouvé dans le sac son humeur enjouée. Il vint me remercier, et je lui conseillai de répéter à l'avenir son exercice l'une ou l'autre fois. Je n'eus pas besoin de le lui dire deux fois. „C'est par un sentiment de joie et de reconnaissance, s'écria-t-il, que je vais continuer l'histoire du sac toute une année.“ Et il a tenu parole.

Autant ce traitement-là (ce n'est cependant pas si terrible) inspire de l'effroi aux nerfs faibles, autant le suivant est court et noble. Ecoutez: on prend a) 2 fois par semaine un bain chaud avec une triple alternative — le meilleur serait le bain à la paille d'avoine; b) de même 2 fois par semaine le maillot inférieur d'une heure et demie, ou bien le manteau espagnol de la même durée.

Pour votre gouverne je signale le cas suivant: Un homme assez gros et très bien portant, qui n'avait guère son semblable, eut une bien gênante ulcération à une jambe. Il fit appel au traitement par l'eau et en usa pendant 12 jours. Il ne put assez s'étonner combien il s'en trouvait bien. „Mais cette ennuyeuse plaie à la jambe, dit-il, ne voulez-vous pas me la guérir?“ Je lui répondis: „Quiconque vous la guérira, vous abrégera la vie; pour moi, je ne le ferai jamais, au grand jamais.“ Cela le peina, et il partit. C'était en automne. Au printemps suivant il se rendit, comme je l'ai appris plus tard, à une station d'eaux minérales et, rentré chez lui, il usa de différents remèdes pour boucher la plaie. Il réussit et, durant 6 à 8 semaines, il s'en félicitait. Mais voici qu'il se forma un énorme abcès à la partie supérieure de la colonne vertébrale, au milieu du dos. Les médecins le prirent pour un anthrax et firent une incision. Au lieu de trouver du pus, ils heurtèrent contre une forte et grosse plaque. En 12 jours une infection purulente du sang mit fin à cette vie si florissante. Les exemples de ce genre abondent.

J'arrivai dans une maison. Le jeune propriétaire était, sur la prescription du médecin, en train de tenir son pied jusqu'au genou dans l'eau à la plus haute température possible. Les douleurs déjà fortes furent singulièrement augmentées par l'eau chaude. Le pied se trouva enflé du double depuis la cheville jusqu'au mollet, et l'enflure au-dessus de la cheville se colora et s'enflamma au point que la peau menaçait de crever. Je ne comprends pas ce que l'eau chaude, qui serait capable d'échauder à moitié une personne bien portante, doit faire dans une inflammation déjà si vive d'un membre, surtout si elle est appliquée, non pas seulement une fois et pour un moment, mais souvent et pendant un temps relativement long. Le patient exaspéré déclara qu'il n'en pouvait plus et qu'on devait emporter l'eau. Je fis tranquillement exécuter ses ordres; après cela je lui conseillai de prendre, en place du liquide bouillant, de l'eau de choucroute, d'y plonger un morceau de vieux linge et de l'appliquer directement sur l'endroit le plus enflammé, puis de prendre un second linge, plus grand, très souple aussi, de le tremper dans l'eau froide, de l'enrouler autour de la jambe, depuis la cheville jusqu'au mollet (par-dessus naturellement une couverture sèche), et de renouveler les deux fomentations froides aussi souvent que la jambe recommencerait à brûler et à faire mal. Le jeune patient fit selon mon conseil, et au bout de 2 jours il put de nouveau marcher. La tumeur creva. Pour résoudre plus vite et attirer au dehors les matières puriformes, il entoura l'endroit blessé d'une pochette de toile remplie de fleurs de foin renflées par la cuisson. Au bout de 8 à 10 jours la jambe était guérie et fit de nouveau ses fonctions avec fidélité et vigueur, comme dans le jeune âge.

Un monsieur me raconta: „J'éprouve chaque année un mal de pieds qui dure 2 à 3 semaines, puis je me porte de nouveau très bien pour toute l'année. Mes pieds sont toujours un peu sensibles.

Avant que le mal me prenne, ils sont brûlants, et quelquefois je sens un violent picotement. Puis pieds et jambes se gonflent assez fortement jusqu'aux genoux. Dès que la tuméfaction commence, la douleur diminue un peu, je demeure néanmoins incapable de travailler n'importe quoi. Ne peut-on pas remédier à cette infirmité ?"

Ma réponse fut : „Oui, au moyen des applications suivantes : 1° Tremper une ou deux fois par semaine des bas de toile dans une infusion de paille d'avoine, les mettre à une température agréable, les envelopper d'un linge sec et garder ce maillot pendant 2 heures; cela peut se faire le soir. 2° Appliquer une fois par semaine un demi-maillot trempé dans l'eau froide et le garder pendant une heure et demie. Ce traitement, suivi pendant 5 à 6 semaines, obviera certainement à votre infirmité."

Un campagnard arrive et montre ses pieds enflés, qui, depuis le bas jusqu'aux genoux, sont durs au toucher et couverts de grandes taches livides. Ces jambes gonflées lui font très mal et l'empêchent, des nuits entières, de fermer l'œil. En outre, depuis que cette enflure existe, il est mélancolique au point que souvent déjà il s'est souhaité la mort. De plus, mauvais appétit, mine très malade.

Traitement : 1° Dans la première semaine prendre 2 bains de vapeur des pieds, un seul dans chaque semaine qui suivra. 2° Mettre chaque semaine pendant une heure et demie, une chemise trempée dans une infusion de paille d'avoine. 3° S'emmailloter 2 fois par semaine tout entier, depuis le dessous des bras, pendant une heure et demie. 4° Entourer chaque nuit les jambes jusqu'aux genoux de linges trempés dans l'eau où l'on a fait bouillir 2 cuillerées de fenugrec. — C'est justement cet emmaillotement qui, par son action résolutive, a le plus contribué à atténuer les douleurs et à les faire disparaître. Pour l'usage interne, il prit une décoction de fenugrec, 2 pincées par chopine d'eau, à boire en 3 ou 4 portions dans le courant de la journée.

Une femme avait depuis des années mal aux jambes, dont l'une s'ouvrait de temps en temps et laissait écouler une grande quantité de pus; plusieurs semaines après, la plaie se cicatrisait de nouveau. Comme un tout chacun désire avoir la santé, de même cette femme voulut être délivrée de son infirmité. Elle employa les moyens suivants : 1º Lotion entière 3 fois par semaine, en se levant de nuit et en se recouchant immédiatement après. 2º Manteau espagnol, une fois par semaine. 3º Enveloppement des jambes, depuis le matin jusqu'à midi ou jusqu'au soir, dans un linge mouillé d'une décoction de fleurs de foin et fortement tordu, pardessus une couverture de laine ou un molleton. 4º Sur la partie endolorie, longue et large de 3 doigts environ et dépourvue de peau, elle mit du fenugrec cuit et étendu sur des morceaux de linge, ce qui attire les éléments malsains, enlève la chaleur et la douleur et, les substances morbides étant évacuées, opère la guérison. Tous les 2 ou 3 jours elle appliqua à nu sur la jambe malade des fleurs de foin (renflées, puis séchées un peu) à l'état chaud, mais pas brûlant, durant 2 heures. 5º Pour l'usage interne, elle prit tous les jours une pincée de poudre grise et une tasse de thé fait de 4 ou 5 feuilles vertes de sureau.

CHAPITRE VI.

MALADIES DU SANG.

Ce chapitre serait sans contredit le plus étendu, si nous devions décrire ici toutes les altérations que subit le sang, soit dans sa nature, soit dans sa circulation. Mais nous ne rattacherons directement à l'état du sang que les affections bien caractérisées.

1° Anémie et chlorose.

Comme le corps entier est formé par le sang et qu'il tient du sang sa taille, sa force et sa consistance, il faut que l'homme, qui veut rester bien portant et vivre longtemps, ait du sang en bon état et en quantité suffisante. La nature apprête le sang nécessaire moyennant les aliments et la boisson, et l'on peut dire à bon droit : Qui a du bon sang, est bien portant ; qui a beaucoup de sang, est résistant ; là où s'élabore peu de sang ou un mauvais sang, peuvent se produire toutes les maladies possibles.

Pour une bonne sanguification il faut avant tout un air bien conditionné, beaucoup de lumière, une nourriture capable de produire du sang, le mouvement nécessaire, l'activité du corps. Si ces conditions indispensables font défaut, le sang viendra à diminuer et, si les aliments ne sont pas bons, il se formera en outre un sang malade.

Il peut encore y avoir anémie quand on a perdu du sang à la suite de blessures, de saignées ou d'une autre manière. Si on est pauvre de sang, on est faible ou malade. La chlorose est l'effet de l'anémie. Le visage du chlorotique est blême, pâle, souvent jaunâtre, brunâtre ; les lèvres surtout et les gencives sont altérées ; les paupières sont ternes, et ainsi prédominent partout la faiblesse, la maigreur, le manque de chaleur, le corps penché : image de la maladie. Les autres conséquences sont : battements de cœur, respiration pénible (surtout en montant un escalier), mal de tête, douleurs lombaires, syncope, spasmes, crampe d'estomac, mauvaise digestion. Les personnes chlorotiques ont souvent du goût pour des aliments qui ne peuvent ni profiter à la nature ni donner du bon sang.

Le seul remède connu contre l'anémie consiste à se tenir autant que possible à l'air libre, à séjourner peu dans la chambre, et celle-ci ne doit jamais être trop chauffée ; l'habillement de l'anémique ne doit être que modérément chaud, mais

www.ingramcontent.com/pod-product-compliance
Lightning Source LLC
Chambersburg PA
CBHW070736270326
41927CB00010B/2014